Preventie en gezondheidsbevordering door paramedici

Preventie en gezondheidsbevordering door paramedici

M. van der Burgt
E.J. van Mechelen-Gevers

Bohn Stafleu van Loghum
Houten, 2008

© Bohn Stafleu van Loghum, 2008

Alle rechten voorbehouden. Niets uit deze uitgave mag worden verveelvoudigd, opgeslagen in een geautomatiseerd gegevensbestand, of openbaar gemaakt, in enige vorm of op enige wijze, hetzij elektronisch, mechanisch, door fotokopieën of opnamen, hetzij op enige andere manier, zonder voorafgaande schriftelijke toestemming van de uitgever.

Voor zover het maken van kopieën uit deze uitgave is toegestaan op grond van artikel 16b Auteurswet 1912 j° het Besluit van 20 juni 1974, Stb. 351, zoals gewijzigd bij het Besluit van 23 augustus 1985, Stb. 471 en artikel 17 Auteurswet 1912, dient men de daarvoor wettelijk verschuldigde vergoedingen te voldoen aan de Stichting Reprorecht (Postbus 3051, 2130 KB Hoofddorp). Voor het overnemen van (een) gedeelte(n) uit deze uitgave in bloemlezingen, readers en andere compilatiewerken (artikel 16 Auteurswet 1912) dient men zich tot de uitgever te wenden.

Samensteller(s) en uitgever zijn zich volledig bewust van hun taak een betrouwbare uitgave te verzorgen. Niettemin kunnen zij geen aansprakelijkheid aanvaarden voor drukfouten en andere onjuistheden die eventueel in deze uitgave voorkomen.

ISBN 978 90 313 5116 9
NUR 890

Ontwerp omslag: Wim Bottenheft, Marijenkampen
Ontwerp binnenwerk: Studio Bassa, Culemborg
Automatische opmaak: Pre Press, Zeist

De vorige druk van dit boek is in 2002 uitgekomen onder de titel *Preventie: samen werkt het!* Deze nieuwe druk is geheel herzien.

Bohn Stafleu van Loghum
Het Spoor 2
Postbus 246
3990 GA Houten

www.bsl.nl

Inhoud

	Voorwoord	9
	Inleiding	11
1	**Gezondheid en gedrag**	12
1.1	Gezondheid: gezond zijn en gezond blijven	12
1.2	Determinanten van gezondheid	14
1.3	Oorzaken en gevolgen van ongezond gedrag en een ongezonde omgeving	16
1.4	Gedrag en verklaringsmodellen van gezondheidsgedrag	17
1.5	Werken aan behoud of bevordering van gezondheid	20
1.6	Paramedici bevorderen gezond gedrag	23
	Sites	28
2	**Een programma uitvoeren**	29
2.1	Inleiding	29
2.2	Oriëntatie op een programma	29
2.2.1	Doelgroep	29
2.2.2	Doel	31
2.2.3	Inhoud en vorm	33
2.2.4	Zender	35
2.3	Bekijken van het programma	36
2.4	Voorbereiding van de uitvoering (organisatie)	37
2.4.1	Het programma is voor mensen uit een organisatie/instelling (bijeenkomst type 1)	38
2.4.2	Mensen zijn niet op één plaats te bereiken (bijeenkomst type 2)	39
2.5	Materiaal	42
2.6	Uitvoering	42
2.7	Evaluatie van een programma	44
2.7.1	Bekijken van het evaluatiedoel	44
2.7.2	Oriëntatie op de evaluatie	46
2.7.3	Uitvoeren van de evaluatie	46
	Sites	48
3	**Preventie- en gezondheidsbevorderingsprogramma's**	49
3.1	Inleiding	49

3.2	Valpreventieprogramma's	49
3.2.1	In balans	50
3.2.2	Valtraining en valpreventie, gebaseerd op 'Vallen, verleden tijd'	52
3.3	Beweegprogramma's	53
3.3.1	Beweegprogramma van het KNGF	54
3.3.2	Beweegprogramma 'Diabetes in beweging' van de Vereniging Topfysiotherapie®	55
3.4	Gezondheidsbevordering	58
3.4.1	Big!Move	58
3.4.2	Bewegen op Recept	60
3.4.3	Integrale benadering vrouwelijke migranten met chronische pijnklachten (migrantenprotocol)	60
3.5	Preventie en gezondheidsbevordering in bedrijven	65
3.5.1	Transferscholing voor personeel in verzorgings- en verpleeghuizen	66
3.5.2	Gezondheidsbevordering in bedrijven	69
	Sites	72
4	**Handvatten voor een voorlichtingsbijeenkomst**	**74**
4.1	Inleiding	74
4.2	Oriëntatie op voorlichting	74
4.3	Het programma	74
4.4	De boodschap	76
4.5	De vorm	76
4.5.1	De basisstructuur	77
4.5.2	Didactiek	77
4.5.3	Effectieve elementen in een groepsbijeenkomst	78
4.6	De zender	80
4.7	Voorlichting aan een groep	82
4.7.1	Communicatievaardigheden zijn het basisgereedschap	82
4.7.2	Beïnvloedingsmethoden	87
4.7.3	Overzicht van werkvormen	87
4.8	Voorbereiding van de uitvoering (organisatie)	87
4.9	Ondersteunend materiaal	87
4.9.1	Materiaal ontwikkelen is vakwerk	89
4.9.2	Een pretest uitvoeren	95
4.9.3	Niet pretesten, wel feedback vragen	95
4.10	Uitvoering en evaluatie	95
	Sites	97
5	**Werkvormen in een voorlichtingsbijeenkomst**	**98**
5.1	Inleiding	98
5.2	Presentatie (lezing)	98
5.3	Groepsgesprek	100
5.3.1	Vragen aan elkaar	102
5.3.2	Subgroepen en plenaire rapportage	103
5.3.3	Rondje	103
5.3.4	Denkpauze	103
5.3.5	Brainstorm	103

5.3.6	Werken met plakbriefjes	104
5.3.7	Situatiebespreking	104
5.4	Andere werkvormen in een groep	104
5.4.1	Demonstratie	104
5.4.2	Oefeningen	105
5.4.3	Spelen van situaties (oefenen van communicatievaardigheden)	107
5.4.4	Opdracht en spel	109
6	**Een project opzetten: het voortraject**	**111**
6.1	Inleiding	111
6.2	Probleemverheldering	112
6.2.1	Analyse van het (gezondheids)probleem	112
6.2.2	Analyse van gedrag en omgeving	114
6.2.3	Analyse van gedragsdeterminanten	116
6.2.4	Het probleem in kaart gebracht	117
6.3	Oppakken en samenwerken	118
	Sites	123
7	**Een project ontwerpen en uitvoeren**	**124**
7.1	Inleiding	124
7.2	Kiezen van de doelgroep	124
7.3	Vaststellen van het doel	126
7.4	Kiezen van interventie(s)	127
7.5	Materiaal selecteren of ontwikkelen	131
7.6	Plannen	132
7.7	Uitvoeren	134
7.8	Evalueren	134
7.8.1	Evaluatie opstellen	134
7.8.2	Effectevaluatie	135
7.9	Implementeren	136
	Sites	138
8	**Grootschalige projecten**	**139**
8.1	Inleiding	139
8.2	Campagnes	139
8.3	Digitaal advies op maat	145
8.4	Hartslag Limburg	146
	Sites	149
9	**Professioneel kader**	**151**
9.1	Inleiding	151
9.2	Ethisch kader	151
9.3	Beroepsprofiel als kader	152
9.4	Beleidskader	153
9.5	Financieel kader	156
9.5.1	Subsidie	158
9.5.2	Sponsoring	159
	Sites	160

Verklarende woordenlijst	161
Literatuur	168
Bijlage 1 Checklist 'verzoek om een voorlichtingsprogramma voor een groep te verzorgen'	173
Bijlage 2 Checklist 'verzoek om een voorlichtingsbijeenkomst op te zetten en/of uit te voeren voor een bestaande groep'	175
Bijlage 3 Pretest (beknopt) Vragenlijst over de folder '…'	177 177
Bijlage 4 Evaluatieformulier van een bijeenkomst Toelichting bij het invullen	179 179
Bijlage 5 Evaluatieformulier van een cursus	181
Bijlage 6 Open dag (open huis)	183
Bijlage 7 Stand	184
Bijlage 8 Persbericht voor een cursus voor mensen met chronische klachten	186
Register	187

Voorwoord

Bij de eerste druk, of beter voorganger van dit boek, getiteld *Preventie: samen werkt het!*, waren paramedici die een preventieprogramma of gezondheidsbevorderingsactiviteit uitvoerden schaars. Inmiddels bieden verschillende organisaties valpreventieprogramma's aan, heeft het KNGF beweegprogramma's, zijn er wijkgerichte gezondheidsbevorderingsactiviteiten en is gezondheidsbevordering in bedrijven geen zeldzaamheid meer.

Opnieuw zijn we het land ingetrokken om paramedici te interviewen over hun preventie- en gezondheidsbevorderingsactiviteiten. Zij waren bereid om hun ervaringen met ons te delen en vertelden er zonder uitzondering enthousiast over. Hun ervaringen zijn in het boek verwerkt. We wilden immers een boek waarin preventie en gezondheidsbevordering herkenbaar zijn voor studenten en voor de praktijk. Een boek waarin de praktijk laat zien hoe de theorie werkt. Dat boek ligt voor u.

In dit boek ligt het accent op groepsgerichte activiteiten: een beweegprogramma voor groepen patiënten, een beweegprogramma met voorlichting voor mensen met een inactieve leefstijl, een cursus en/of training voor mensen met een verhoogd risico om te vallen, een voorlichtingscyclus, programma's in bedrijven om de gezondheid te bevorderen. Aan bod komen de planmatige opzet, de methodiek, randvoorwaarden en beleidsontwikkelingen rondom preventie en gezondheidsbevordering. Andere vormen en aspecten van preventie vallen buiten het bestek van dit boek, zoals screening, health checks, opstellen van risicoprofielen, middelen die bijdragen aan preventie zoals alarmeringssystemen en heupbeschermers, opzetten van een valpoli.

Het boek is bedoeld voor de praktijk: voor studenten en voor professionals die taken op het gebied van preventie en gezondheidsbevordering (gaan) uitvoeren. Zij vinden in dit boek praktische handvatten zoals een methodiek, checklists, tips en verwijzingen naar bronnen. Theorie wordt besproken om het werk in de praktijk te onderbouwen. Citaten uit de interviews bieden een blik in de praktijk en maken de theorie concreet. We bedanken de mensen die hun expertise met ons hebben gedeeld: Marijn Aalders, Elsbeth Arendse, Anne-Marie Arendsen, Peter Bär, Victorien Barendrecht, Theo van der Bom, Hera Borst, Cora de Bree, Marten Galenkamp, Vincent Gerris, Paula Hansma, Janneke Harting, Gerry Hoeks, John Hurkmans, Gerry Kramer, Selma Kutlar-Eroglu, Trudi van Laake, Marjolijn van Niekerk, Arend Petersen Nobbe, Jacqueline Pluyter, Geeta Ramsaransing, Mjon Schriemer, Lieke Timmermans-Heinen, Nel Visser, Marlies Welbie en Cecile Zwaans. Zij laten preventie en gezondheidsbevordering in hun praktijk zien. Mede dankzij hun bijdragen vinden paramedici in dit boek informatie op maat.

We willen paramedici uitnodigen en uitdagen met preventie, gezondheidsbevordering en gezondheidsvoorlichting aan de slag te gaan. We hopen dat de vele praktijkvoorbeelden inspireren.

Vanwege de leesbaarheid spreken we de lezer soms rechtstreeks aan. We hebben daarin gekozen voor de aanspreekvorm 'je' omdat die past bij dagelijks spraakgebruik.
Wij houden ons aanbevolen voor opmerkingen en suggesties ter verbetering.

Marieke van der Burgt, Utrecht
Els van Mechelen-Gevers, Eindhoven
oktober 2007

Inleiding

Preventie en gezondheidsbevordering door paramedici biedt praktische informatie aan fysiotherapeuten, oefentherapeuten Cesar, oefentherapeuten Mensendieck en diëtisten. De informatie is toegespitst op de domeinen beweging en voeding. De methodiek van preventie en gezondheidsbevordering die in dit boek wordt besproken is ook bruikbaar voor andere paramedici, docenten sport en beweging en andere professionals.

Het accent in dit boek ligt op situaties die paramedici (vrijwel) allemaal tegenkomen. Wanneer zij niet zelf preventie- of gezondheidsbevorderingsactiviteiten ontwikkelen, is het toch belangrijk te weten hoe die worden opgezet. De paramedicus is immers een schakel in de cyclus van ontwikkeling, uitvoering, evaluatie en bijstelling. Ook maken preventie en gezondheidsbevordering steeds vaker deel uit van ketenzorg. Daarom komt in het boek de systematiek van preventie en gezondheidsbevordering aan de orde, vanaf het begin (een gezondheidsprobleem) tot en met de evaluatie van een project. Tot slot worden grootschalige projecten en landelijke campagnes belicht vanuit de vraag 'Hoe kan ik daarbij aansluiten?'

Lezers kunnen het boek op verschillende manieren gebruiken: als introductie in preventie, gezondheidsbevordering en gezondheidsvoorlichting, als leerboek, als handvat en als naslagwerk. De lezer kan onderdelen selecteren die aansluiten bij zijn taak of belangstelling.

Het boek is als volgt opgebouwd.
Na een oriëntatie op theorieën over gedrag en gezondheid in hoofdstuk 1, komt het uitvoeren van een preventie- of gezondheidsbevorderingsprogramma in hoofdstuk 2 aan bod. In hoofdstuk 3 wordt een aantal preventie- en gezondheidsbevorderingsprogramma's gepresenteerd. Hoofdstuk 4 beschrijft een voorlichtingsbijeenkomst, hoofdstuk 5 werkvormen tijdens een voorlichtingsbijeenkomst. Hoofdstuk 6 en 7 gaan in op het opzetten van projecten: in hoofdstuk 6 komt de voorbereidingsfase (het voortraject) aan bod, in hoofdstuk 7 het ontwerpen en uitvoeren van een programma. In hoofdstuk 8 komen grootschalige activiteiten, zoals campagnes, aan de orde. Ter afronding beschrijft hoofdstuk 9 de kaders waarbinnen preventie en gezondheidsbevordering zich afspeelt. Tot slot licht de verklarende woordenlijst de gebruikte begrippen toe.

Gezondheid en gedrag

1.1 Gezondheid: gezond zijn en gezond blijven

Paramedici verleggen hun focus van ziekte naar gezondheid
Paramedici onderzoeken en behandelen mensen met gezondheidsklachten. Hun focus ligt daarbij op ziekte en klachten, al hebben ze daarnaast aandacht voor gezondheid: gezond zijn en gezond blijven. En paramedici begeleiden steeds vaker groepen voor mensen met gezondheidsproblemen, zoals fysiofitness of cardio-fitness. Zo zijn er beweegprogramma's voor patiëntengroepen (mensen met artrose, COPD, diabetes type 2), ontwikkeld door het Koninklijk Nederlands Genootschap voor Fysiotherapie (KNGF) in samenwerking met TNO. Ook zijn er groepen voor mensen met overgewicht, begeleid door een diëtist.

Meer oog voor gezondheidsbevordering
Paramedici zijn zich steeds meer bewust van de rol die ze kunnen vervullen om de leefstijl en gezondheid te bevorderen. Bij gezondheidsbevordering gaat het er namelijk om dat mensen fitter worden, een gezond gewicht hebben, beter in hun vel zitten, lichamelijk, mentaal en sociaal sterker worden en meer verantwoordelijkheid nemen voor hun eigen gezondheid. Gezondheidsklachten hebben immers vaak te maken met leefstijl: bewegen, roken, alcohol, voeding, ontspanning.
Bij voldoende activiteit zijn mensen fitter en voelen zich beter. Omgekeerd: inactiviteit vermindert de gezondheid en draagt bij aan het optreden van gezondheidsproblemen zoals hartklachten, overgewicht, osteoporose, verminderde mobiliteit en vallen. Bovendien zijn mensen met gezondheidsproblemen lichamelijk minder actief dan gezonde mensen (Chorus & Hopman-Rock, 2003). Daarmee is de cirkel rond.
Ook beleidsmakers vinden dat mensen invloed hebben op hun gezondheid en kunnen kiezen voor gezond gedrag (Ministerie van VWS, 2006). Dat gaat niet altijd vanzelf. Daarom zou het mensen gemakkelijk moeten worden gemaakt om een gezonde keuze te maken. Als steuntje in de rug.

De fysiotherapeut als hulpverlener: preventief handelen
Competenties: De fysiotherapeut geeft voorlichting en advies over gezondheidsbevorderend gedrag en maatregelen gericht op het voorkomen van gezondheidsproblemen. Hij verzorgt vormen van training en coaching, gericht op gezondheidsbevorderend gedrag in het dagelijks leven, werk en vrijetijdsbesteding.
Het preventief handelen omvat voor zowel individuele cliënten als groepen: informeren, adviseren en consult verlenen, trainingsprogramma's en cursussen uitvoeren, cliënten begeleiden of coachen, voorlichting en presentaties geven. Indien gewenst werkt de fysiotherapeut samen met andere professionals.
Het accent kan liggen op:

- adviseren ter vermindering van risico's;
- activiteiten aanbieden en ondersteunen bij het aanleren/trainen van gezondheidsbevorderend gedrag;
- inzicht bieden in de relatie tussen gezondheid en factoren die tot gezondheidsproblemen leiden;
- cliënten bewust maken van hun eigen mogelijkheden en stimuleren van een actieve houding.

(Beroepsprofiel fysiotherapeut, 2005)

Meer initiatieven voor groepen gezonde mensen
Diëtisten geven voorlichting over gezonde voeding en een gezond gewicht. Andere paramedici en bewegingsdocenten begeleiden bewegingsactiviteiten voor gezonde mensen, zoals Sportief Wandelen, Nederland in Beweging en het GALM-project (het Groninger Actief Leven Model). Er zijn valpreventieprojecten en er bestaat begeleiding door een persoonlijke coach. Daarnaast bestaat er een persoonlijk (digitaal) advies op maat en wordt er bemiddeld bij het vinden van een maatje (www.beweegmaatje.nl van het Nederlands Instituut voor Sport en Bewegen en het Voedingscentrum). Zelfs sportclubs laten zich niet onbetuigd. Voetbalclubs adopteren basisscholen of wijken en sluiten daarmee contracten af op het gebied van gezondheid of deelname aan de maatschappij.

> *Jeugd valt wel af aan de hand van Davids en Cocu*
> *In de strijd tegen vetzucht onder kinderen slagen profvoetballers waar de overheid faalt. Toppers als Philip Cocu, Edgar Davids en Jaap Stam sloten het afgelopen jaar met veel succes 'contracten' met kinderen af over een gezondere levensstijl. In twintig maanden daalde bij zowel jongens als meisjes het vetpercentage aanzienlijk, stelde TNO vast.*
> *Negen eredivisieclubs verleenden hun medewerking aan het project Scoren voor Gezondheid van de stichting Meer dan Voetbal. Zo liet Philip Cocu leerlingen van vier basisscholen 'een contract' tekenen om twintig weken te leven als een prof. Edgar Davids ontpopte zich als de perfecte coach voor de kids met zijn verhaal over gezond eten, veel bewegen en bewust leven. De kinderen hingen aan zijn lippen. Hun ouders vertelden hoe belangrijk ze het vonden om de afspraak die ze met de Ajacied hadden gemaakt na te komen. 'Nee mama, ik hoef geen frites, want Edgar Davids heeft gezegd dat dat ongezond is.'*
> *De spelers kwamen terug naar de scholen of de klassen gingen naar de clubs om te luisteren naar de clubarts, trainer of fysiotherapeut. Er was in elk geval een keer in de week contact.*
> (Naar: Annema, 2007)

Wat zijn bruikbare definities van gezondheid en classificaties van gezondheidsproblemen?
De World Health Organization omschreef gezondheid als een toestand van volledig lichamelijk, geestelijk en sociaal welbevinden en niet alleen de afwezigheid van ziekte of lichamelijk gebrek (WHO, 1985). In de nota 'Health for all by the year 2000' heeft de WHO aangegeven dat gezondheid niet kan worden bereikt door alleen maar ziekte te behandelen. Nederland heeft een definitie van gezondheid geformuleerd die hierbij aansluit: 'Gezondheid is een dynamisch proces: een vermogen van de mens om veranderingen in zijn bestaan adequaat op te vangen, al dan niet met hulp van mensen in zijn omgeving' (Ministerie van WVC, 1986).
Een classificatiemodel dat hierbij aansluit is de International Classification of human Functioning, disability and health ICF WHO-FIC Collaborating Centre, 2002). Dat model is zowel geschikt voor de behandelpraktijk als de praktijk van gezondheidsbevordering en preventie.

In gezondheidscentrum Venserpolder ontstond het besef dat de organisatie van de gezondheidszorg aan verandering toe is: een scheiding tussen het aanbod voor Gezondheid en Gedrag (GG) en voor Ziekte en Zorg (ZZ) geeft een antwoord op de vragen van dit moment. In ons centrum is de huisarts een spelverdeler: hij kijkt of de patiënt komt met een klacht of ziekte waarvoor behandelen is geïndiceerd. Of dat het versterken van de gezondheid betere perspectieven biedt. Het is de kunst om iemand met klachten te inspireren om met zijn gedrag aan de slag te gaan. Als hij naar de afdeling GG wordt verwezen, inventariseren we met behulp van de ICF hoe zijn leven er op dat moment uitziet. Dat gaat niet over ziekte of klachten, maar over wie je bent, wat je wilt en wat je allemaal doet. Zorg je voor kinderen, werk je, hoe is je persoonlijke situatie, ga je naar de kerk, wat drijft je, ben je een drammer, zijn er externe factoren die je remmen of stimuleren? Wat vind je van je gezondheid? Wat stimuleert je om in actie te komen? We meten ook de basisconditie. Dat is meteen een aanleiding om te praten over welke activiteit bij hem past: fietsen, wandelen, zwemmen, dansen.
(Marijn Aalders, 2004, begeleider en ontwikkelaar Big!Move, Amsterdam)

Wat 'gewone mensen' verstaan onder gezondheid verschilt van persoon tot persoon
Veel mensen vinden gezondheid het belangrijkste van alles, maar zij verstaan er heel verschillende dingen onder. Waar beleidsmakers bezig zijn met (risico)factoren voor gezondheid in de toekomst, zijn mensen zelf vooral bezig met hun gezondheid van dat moment (Horstman, 2005). Mannen kijken anders tegen gezondheid aan dan vrouwen, ouderen anders dan jongeren. Gezondheid is voor hen geen abstract en objectief begrip over 'lang leven', maar welbevinden in het hier en nu, waarbij lichaam en geest met elkaar in balans zijn (wellness) (Kooiker & Van der Velden, 2007). Mensen willen best iets doen voor hun gezondheid, voor een aspect dat past bij hun levenssituatie. Jongere mannen hechten nogal eens aan een sterk en fit lichaam, vrouwen aan een slank lichaam. Ouderen vinden het belangrijk om ondanks klachten activiteiten te blijven ondernemen. Gezondheid is voor hen een voorwaarde om contacten te onderhouden.

Mensen zitten niet op leefstijlthema's te wachten. Je kunt beter via een omweg die thema's behandelen. Via participatie van de bevolking, intersectorale invalshoeken, noem maar op. Mensen willen tegenwoordig activiteiten op het gebied van stress. Een uitstekend thema om mee te beginnen, toch? Het heeft hun interesse en aan de stress kun je uiteindelijk thema's koppelen zoals roken en voeding.
(Koelen, 2001)

1.2 Determinanten van gezondheid

Voor gezondheid is meer nodig dan behandeling bij ziekte
Het model van Lalonde (Ministerie van WVC, 1986) laat zien dat er veel factoren zijn die bijdragen aan de gezondheid (determinanten van gezondheid). Gedrag van mensen (leefstijl) is slechts één daarvan, overigens wel een belangrijke, waaraan nog veel winst valt te behalen. Lalonde noemt in zijn determinantenmodel van gezondheid daarnaast endogene (biologische) factoren, fysieke omgeving, sociale omgeving en (gezondheids)zorg.

Ik behandel kinderen met obesitas. De behandeling is multidisciplinair opgezet. Ik probeer een vicieuze cirkel te doorbreken. De kinderen zitten niet goed in hun vel, ze vinden bewegen niet leuk, zijn onhandig, kunnen daardoor bij activiteiten niet meekomen, vinden het dan nog minder leuk. Ik kijk hoe ik het kind op een leuke manier kan motiveren om te bewegen. Het uiteindelijke doel is dat het zich bij een sportclub aansluit.

Ik sluit aan bij wat ze nog wel kunnen. Als ik te hoog inzet, haken ze af. Dat hebben ze al te vaak meegemaakt. Ze worden natuurlijk wel moe en gaan transpireren, maar ze kunnen het! Ik zorg dat ze versteld staan van zichzelf. Geleidelijk wordt hun conditie beter, hun gewicht stabiliseert of ze vallen af, ze raken gewend aan inspanning en dat dat plezierig kan zijn, ze raken minder gefixeerd op eten. Ik begeleid ze ook bij het zoeken naar een sport, ik geef tips, heb adressen. Maar ze moeten zelf een inschrijfformulier halen of opvragen en zich zelf aanmelden. Door een follow-up na 3, 9 en 18 maanden zie ik hoe het met ze gaat en wat het effect is van ons programma. (Cecile Zwaans, kinderfysiotherapeut, Carolusziekenhuis, 's-Hertogenbosch)

Determinantenmodel van gezondheid van Lalonde

Endogene, biologische factoren
Tot endogene, biologische factoren rekent men sekse, leeftijd, erfelijke eigenschappen en etniciteit. Om van deze laatste factor een voorbeeld te geven: bij hindostanen komt diabetes mellitus vaker voor. Deze factoren beïnvloeden de gezondheid en zijn niet of nauwelijks te veranderen. De gezondheid van groepen mensen wordt echter veel meer bepaald door andere, wel beïnvloedbare factoren.

Fysieke omgeving
Tot de fysieke leefomgeving behoren de kwaliteit van water, lucht, behuizing, veiligheid in en om huis en het binnenhuismilieu. De bouwconstructies, bouwmaterialen, installaties en gebruik van ruimte maken de leefomgeving meer of minder gunstig voor de gezondheid. Daarnaast zijn ook de ruimte en veiligheid buitenshuis, verkeer, de fysieke werkomstandigheden en de aanwezigheid van straling van belang. De fysieke omgeving is in beperkte mate door individuele mensen te beïnvloeden. Overheid en overheidsbeleid hebben daar meer invloed op.

Sociale omgeving
Gezondheidsbeïnvloedende factoren in de sociale omgeving zijn wat mensen in de directe leefomgeving en werkomgeving denken en doen. Familie, vrienden, klas- en studiegenoten, leraren, buren en collega's hebben een grote invloed op het gedrag van mensen. De 'sociale omgeving' is in beperkte mate door individuele personen zelf te beïnvloeden. Wat iemand in zijn eentje misschien niet kan, kan hij door een gezamenlijke inspanning misschien wel. In dat geval verdient het de voorkeur om mensen uit de omgeving te betrekken bij gezondheidsprojecten. Dat kan door aandacht te besteden aan de familie en aan leef- en werkverbanden. Dat kan ook door wijkgericht te werken in lokale gezondheidsprojecten en door organisaties en mensen actief te betrekken bij de activiteiten. Op die manier kan de sociale omgeving een positieve invloed hebben op de gezondheid.

Leefstijl
De leefstijl heeft invloed op de gezondheid. Bekend is dat gedragingen zoals bewegen, roken, alcoholgebruik, voeding, veilig vrijen en ontspanning de gezondheid beïnvloeden. Het ministerie van VWS heeft die gedragingen aangeduid met BRAV(V)O. (Sommigen voegen een tweede V toe: zorgen voor veiligheid in en om huis, als onderdeel van iemands leefstijl.) Het is overduidelijk dat leefstijl zelf voor een deel wordt bepaald door factoren van buitenaf en zeker niet alleen door individuele mogelijkheden en keuzes (zie paragraaf 1.4).

Leefstijl is wel tot op zekere hoogte door individuen te beïnvloeden en daarom erg belangrijk. Dit onderdeel van het dagelijks leven hebben mensen min of meer in eigen hand.

Zorg
Overigens is niet alleen de beschikbaarheid van medische zorg van belang, maar ook de toegankelijkheid en het gebruik van de zorg. Daarvoor is nodig dat mensen weten bij welke klachten ze hulp moeten zoeken, dat daarvoor behandeling bestaat en dat de zorg betaalbaar is. En, ten slotte, dat mensen daadwerkelijk hulp vragen of gebruikmaken van voorzieningen.

(Ministerie van WVC, 1986)

Gezondheid wordt beïnvloed door gedrag en omgeving
Kort samengevat wordt gezondheid bepaald door endogene factoren, gedrag en omgeving. De laatste twee lenen zich het beste als aangrijpingspunt voor preventie en gezondheidsbevordering. Daar wordt in dit boek de meeste aandacht aan besteed.

1.3 Oorzaken en gevolgen van ongezond gedrag en een ongezonde omgeving

Als kind en jongvolwassene ontwikkelt ieder een eigen manier van leven
Veel factoren zijn van invloed op de ontwikkeling van iemands leefstijl. Zowel factoren in het individu gelegen zoals genetische eigenschappen en sekse als factoren buiten het individu, zoals het gezin, de wijk en de school. Datzelfde geldt voor het opleidings- en inkomensniveau van ouders en de manier waarop zij opvoeden. Ouders laten zich daarbij leiden door hun eigen opvattingen over wat hoort en niet hoort. Door dagelijks 'voorbeeldgedrag', belonen en straffen, maken ouders duidelijk welk gedrag zij gewenst en ongewenst vinden.

Ieder leert zich op deze manier 'te gedragen'. Dit aangeleerde gedrag is ook weer af te leren, zij het vaak met veel moeite en in beperkte mate.

Bepaald gedrag 'hoort' bij iemand
Iedereen heeft voorkeuren en gewoonten ontwikkeld voor eten (wat, wanneer, met wie), activiteiten en ontspanning. Zo zijn er veel gedragingen die 'bij iemand horen'. Een patroon van gedragingen op het gebied van voeding, kleding, relaties en recreatie wordt aangeduid met het woord leefstijl.
Mensen hebben vaak een combinatie van gedragingen die ook veel anderen hebben. Zo kan er gesproken worden over groepen met een bepaalde leefstijl. Natuurlijk wil dat niet zeggen dat iedereen binnen die groep zich identiek gedraagt, een groep bestaat immers uit individuen. Oog voor het individu in de groep is daarom nodig.

De helft haalt de Nederlandse Norm Gezond Bewegen
Ongeveer de helft van de volwassen Nederlandse bevolking voldoet in 2004 aan de 'Nederlandse Norm Gezond Bewegen'. Vrouwen voldoen iets vaker aan deze norm dan mannen, behalve in de leeftijdsgroep van 18 tot 24 jaar. Werk, inclusief woon- en werkverkeer, en huishoudelijk werk blijken naast sport de belangrijkste bronnen voor lichaamsbeweging in Nederland (Hildebrandt, Ooijendijk & Hopman-Rock, 2007).
Er zijn verschillen in beweeggedrag tussen mensen met een hogere en mensen met een lagere opleiding en inkomen. Er zijn geen grote SES-verschillen in het voldoen aan de Nederlands Norm voor Gezond Bewegen, wel flinke SES-verschillen in het voldoen aan de fitnorm (minimaal driemaal per week twintig minuten inspannende lichaamsbewegingen met transpiratie, een verhoogde hartslag en diepere ademhaling), in sportparticipatie en in het voldoen aan de richtlijn gezonde voeding (Schuit & Van Leest, 2005).

Overgewicht neemt toe; dat begint al bij kinderen

In Den Haag bleek 18% van de kinderen matig tot ernstig overgewicht te hebben (De Wilde e.a., 2003), meisjes vaker (24%) dan jongens (18%). Kinderen uit achterstandswijken hebben vaker overgewicht dan kinderen uit meer welvarende wijken. Van de kinderen van Turkse ouders heeft 8% ernstig overgewicht, 18% matig overgewicht. Voor kinderen van Marokkaanse ouders betreft dat 7% en 16%. Er is overigens in het onderzoek niet gecorrigeerd voor lichaamslengte en lichaamsbouw van Turkse en Marokkaanse kinderen. Pas sinds 2002 zijn er in Nederland aparte groeidiagrammen voor Turkse en voor Marokkaanse kinderen.

Kinderen met overgewicht lopen een grote kans om op latere leeftijd (ernstig) overgewicht te hebben. De gewoonte of verleiding blijft bestaan om te 'kiezen' voor een hoge energie-inname en een laag energieverbruik.

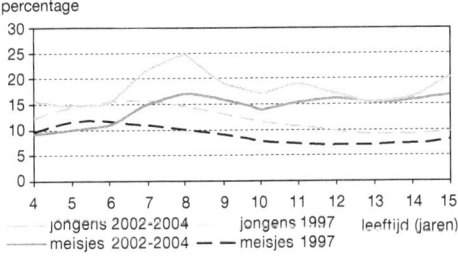

Figuur 1.1 *Percentage kinderen met overgewicht in 1997 en 2002-2004, naar leeftijd en geslacht (bron: TNO, 2006; overgenomen uit: Visscher (RIVM) & Seidell, 2006).*

De omgeving is obesogeen

Doordat het gymnastiekonderwijs drastisch is verminderd en minder vaak door vakleerkrachten wordt gegeven, worden kinderen minder gestimuleerd om voldoende te bewegen. Wanneer zij door onveilige verkeerssituaties en het ontbreken van speelveldjes ook nog eens minder buiten spelen, is het aandeel van omgeving en overheid in het bewegingsgedrag van kinderen duidelijk. Dergelijke ongunstige factoren voor gewicht heten in de literatuur ook wel obesogene factoren. Of: een obesogene omgeving. Voedselaanbod, reclame, de hoeveelheid geld die kinderen en jongeren kunnen uitgeven hebben allemaal een obesogene invloed, ook op volwassenen.

Levensomstandigheden beïnvloeden de gezondheid

Mensen met een hogere SES leven langer en leven daarvan meer jaren in goede gezondheid dan mensen met een lagere SES (Van Herten e.a., 2002). Eenvoudiger gezegd: mensen met een lagere SES zijn meer jaren ziek en leven korter. Zo zijn veel leefstijlfactoren en omgevingsfactoren SES-gerelateerd. Deze verschillen worden aangeduid met de term 'sociaaleconomische gezondheidsverschillen' (SEGV).

Overigens gaat het niet alleen om opleiding en inkomen. Leesvaardigheid is een op zichzelf staande beïnvloedende factor. Ongeveer 10% van de volwassenen in Nederland is onvoldoende in staat formulieren te lezen, informatie op te zoeken en te begrijpen (Stronks, 2007). En dat betreft lang niet alleen mensen die van oorsprong anderstalig zijn.

Ongezond gedrag en gevolgen

Van de totale sterfte is 6% te wijten aan te weinig bewegen, van de sterfte aan coronaire hartziekten is een veel groter deel daaraan te wijten. Overgewicht is verantwoordelijk voor ongeveer 5% van de sterfte, bijna 7000 doden per jaar, ongezonde voeding voor het dubbele aantal: ongeveer 10% van de sterfte, ruim 13.000 doden per jaar (Van Kreijl e.a., 2004).

1.4 Gedrag en verklaringsmodellen van gezondheidsgedrag

Waarom doen mensen zoals ze doen?

Om als professional mensen te stimuleren tot gezond(er) gedrag moet je weten waarom mensen doen zoals ze doen. Je moet informatie hebben over de determinanten van dat gedrag. Pas dan zijn gerichte pogingen mogelijk hun gedrag te beïnvloeden door de determinanten te beïnvloeden.
Sociaalpsychologische onderzoeken hebben

Tabel 1.1 Obesogene omgevingsfactoren van schoolkinderen.

thuis	school	wijk, gemeente
1 voedingspatroon in het gezin	1 bewegen, actief spelen op school: tijd, ruimte, gymnastiek, speelplaats	1 veiligheid van kinderen op straat en bij buiten spelen
2 aantal televisies		2 opvattingen en prioriteiten van wijk en gemeente ten aanzien van gezond opgroeien
3 activiteitenpatroon in het gezin	2 lopen of fietsen van en naar school	
4 sociaaleconomische status (SES) van de ouders	3 kennis en houding van de leerkracht	3 percentage volwassenen met overgewicht
5 kinderopvang	4 kennis en houding van jeugdgezondheidszorg van de ggd	4 ouderraad
6 kennis en opvattingen van de ouders		5 aandacht bij kinderartsen, verpleegkundigen en paramedici voor overgewicht
7 kennis en houding van de huisarts	5 ontbijt- of lunchprogramma op school, schoolgroente en -fruit ('schoolgruiten')	
	6 verkrijgbaarheid van snoep en snacks op school	6 veldjes en tuinen
		7 speelplaatsen en parken
	7 voorlichting over voeding en bewegen	8 opleidingsniveau in wijk of gemeente
		9 gemiddeld inkomen in de wijk of gemeente

(Naar: Doak e.a., 2006. Aangepast aan de Nederlandse situatie.)

verschillende modellen voortgebracht die gedrag verklaren. Een veelgebruikt model, het model van beredeneerd gedrag of ASE-model, wordt hier besproken. Dit model (Fishbein & Ajzen, 1975) verklaart het proces vanaf het ontstaan van de motivatie om bepaald gedrag uit te voeren (gedragsintentie) tot het feitelijk uitvoeren van dat gedrag. Anders gezegd: dit model laat zien door welke factoren of determinanten de gedragsintentie tot stand komt en hoe deze vervolgens omgezet wordt in feitelijk gedrag.

De letters A, S en E staan voor de gedragsdeterminanten *attitude, sociale invloed* en *eigen effectiviteit*. Deze drie factoren brengen samen de intentie tot bepaald gedrag voort (figuur 1.2).

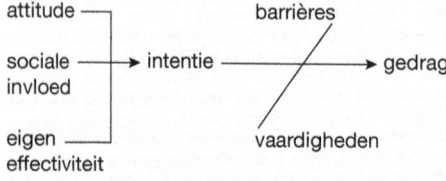

Figuur 1.2 ASE-model.

A, S en E bepalen de intentie tot gedrag

Attitude staat in dit model voor ideeën en opvattingen die mensen hebben over bepaald gedrag (*beliefs*), hun overwegingen en beleving van voor- en nadelen van dat gedrag. Het gaat om wat mensen vinden, niet om de vraag of hun ideeën juist zijn of op feiten gebaseerd. Sociale invloed geeft de rol aan van de ideeën, opvattingen en feitelijke gedragingen van de mensen in de directe leefomgeving. In de jaren 2000 is roken iets 'wat je niet meer kunt maken!', al verschilt dat per sociale omgeving. Zo roken op het vmbo veel meer leerlingen dan op de havo en het vwo. Bij de één is roken op verjaardagen vanzelfsprekend, bij de ander wordt afgesproken dat buiten gerookt wordt. Eigen effectiviteit geeft aan in hoeverre mensen denken dat zij in staat zijn het voorgenomen gedrag (de gedragsintentie) uit te voeren. Dat kan van persoon tot persoon verschillen. Bovendien kan iemand er best vertrouwen in hebben dat hij meer zal gaan sporten, maar niet geloven dat het hem zal lukken om minder te snoepen.

De ASE-determinanten van bepaald gedrag zijn door onderzoek te achterhalen.

Het ASE-model kan uitgebreid worden met kennis en risicoperceptie. In het ASE-model komt de rol van kennis er mager af. Kennis kan als determinant voorafgaan aan de determinanten A, S en E. Overigens moet de rol van kennis weer niet overschat worden. De stappen daarna zijn meer bepalend voor wat mensen uiteindelijk doen (gedrag) dan de factor kennis.
Risicoperceptie is een tweede aanvulling op het model. Risicoperceptie kun je zien als specifieke invulling van de determinant attitude.

Determinanten van de intentie tot bewegen bij vrouwelijke senioren
Attitude
Voordelen die men verwacht van (meer) bewegen
De meerderheid van de vrouwen verwacht positieve effecten op:
- het sociale leven;
- stemming;
- zelfredzaamheid en onafhankelijkheid;
- vermogen om anderen te helpen.

Een minderheid ziet als voordeel:
- betere gezondheid;
- betere conditie;
- beter slapen;
- meer zelfvertrouwen.

Nadelen die men verwacht van (meer) bewegen
Een minderheid noemt de volgende nadelen:
- stress;
- kost veel tijd;
- angst om te vallen;
- vermoeidheid.

Sociale invloed
Zowel familie, sociaal netwerk als artsen worden genoemd als bron van invloed op de intentie om lichamelijke oefeningen te doen.

Eigen effectiviteit
Het geloof in eigen kunnen wordt beïnvloed door:
- gezondheid;
- plezier in bewegen;
- ervaringen met beweging.

(Van der Bij, Laurant & Wensing, 2000)

Risicoperceptie is de inschatting van kans x ernst
Het begrip 'risicoperceptie' is op te vatten als een specifieke invulling van de determinant attitude. In het Health Belief Model van Jansz en Becker (Van der Burgt & Verhulst, 2003) is het begrip als volgt uitgewerkt (figuur 1.3). Als iemand denkt (inschat) dat de kans groot is om ziek te worden wanneer hij op de oude (ongezonde) voet doorgaat, is dat een prikkel om gedrag te veranderen. Wat hij denkt (inschatting) is meer bepalend dan het feitelijke risico. De prikkel om gedrag te veranderen is nog groter wanneer hij vindt dat het een ernstige ziekte is. Ook hier weegt de subjectieve inschatting (waargenomen ernst) zwaarder dan de feitelijke ernst van de aandoening.
In veel gevallen is er een aanleiding om over de risico's na te denken. Ouderen schatten hun risico om te vallen (te) laag in. Ze hebben vaak al wel eens iets in hun huis veranderd of aangeschaft om vallen te voorkomen, zoals een antislipbadmat, maar dikwijls blijft het daarbij totdat ze met (gevolgen van) vallen bij anderen worden geconfronteerd. Soms gaan ze daardoor anders denken over hun eigen valrisico. Hun attitude kan daardoor veranderen.

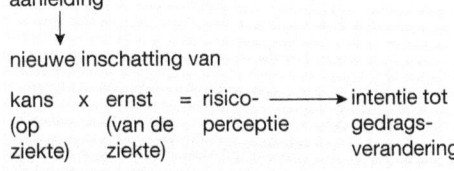

Figuur 1.3 *Health Belief Model.*

Gedrag is niet altijd even rationeel
Het model van beredeneerd gedrag en het Health Belief Model suggereren dat mensen weloverwogen hun gedrag bepalen. Dat is maar deels juist. De individuele keuzevrijheid is betrekkelijk, omdat fysieke en sociale omgevingsfactoren een flinke rol spelen, naast de persoonsgebonden eigenschappen van elk individu.
Gedrag en veranderen van gedrag is niet altijd rationeel. Gewoonten in een cultuur, in een familie, in het leven van een individu, zijn ook van belang. Gewoonten ontstaan als iemand herhaaldelijk ervaringen opdoet en daar tevreden over is. Gewoontegedrag is automatisch gedrag, vaak onbewust, waarbij iemand niet ervaart dat hij een keuze maakt (Aarts, Paulussen & Schaalma, 1997). Pas de laatste jaren is daarvoor meer aandacht.

Determinanten van bewegen bij kinderen: ook gewoonte is belangrijk
Bij kinderen is gaan bewegen lang niet altijd een bewuste keuze. Ze 'doen het gewoon': rennen of spelen met andere kinderen. Als dat prettig is, zullen ze dat gedrag herhalen en ontstaat een gewoonte. Er is niet zozeer sprake van een bewuste keuze; de 'keuze' verloopt vanzelf. Door de prettige ervaringen gaan de kinderen ook positiever denken over bewegen (attitude), krijgen ze vertrouwen in wat ze allemaal kunnen (eigen effectiviteit) en maken zich de groepsnorm eigen (sociale invloed). De A, S en E zijn niet zozeer determinanten of voorspellers van het gedrag, zoals in het model van beredeneerd gedrag, maar een gevolg van het (gewoonte)gedrag en wat dat oplevert (Dijkman, 2003; Weinstein & Sandman, 1992). Gewoontegedrag (gewend zijn om veel te sporten) is de belangrijkste voorspeller voor de intentie om het komende jaar meer te gaan sporten.

1.5 Werken aan behoud of bevordering van gezondheid

Er zijn veel manieren om de gezondheid van mensen in Nederland op peil te houden en te bevorderen. Er zijn meer wegen die naar gezondheid leiden: gezondheidsbescherming, gezondheidsbevordering, ziektepreventie. De overheid maakt van al deze wegen gebruik om de volksgezondheid te bevorderen. Maar de overheid kan dat niet alleen. Allerlei organisaties, gezondheidszorgprofessionals en mensen zelf kunnen een bijdrage leveren.

Gezondheidsbescherming is gericht op de omgeving
Collectieve bescherming tegen invloeden vanuit de fysieke omgeving heet gezondheidsbescherming. Deze bescherming is een taak van de overheid. De overheid zorgt voor maatregelen tegen schadelijke invloeden in de fysieke omgeving, zeker wanneer individuele mensen zich er zelf tegen kunnen verweren. Denk aan de Warenwet, de Arbeidsomstandighedenwet en wetgeving over productie, vervoer en gebruik van giftige stoffen. Maar ook aan regels over de kwaliteit van drinkwater.

Gezondheidsbevordering is gericht op gedrag en/of de omgeving
Met gezondheidsbevordering wordt verbetering van de algemene gezondheid beoogd, niet zozeer het voorkomen van één bepaalde ziekte. Meer bewegen maakt mensen fitter, helpt bij ouderen de botmassa op peil te houden, voorkomt overgewicht. Maar geeft ook plezier, een positievere kijk op jezelf, contact met anderen, een plaats om te ontdekken dat je (ondanks klachten of beperkingen) heel wat kunt. Daardoor leren mensen hun kracht weer voelen: kracht in plaats van klacht, zoals Marijn Aalders, fysiotherapeut en ontwikkelaar/begeleider van het project Big!Move in Amsterdam verwoordt. 'We spreken hun gezonde deel aan in plaats van hun ziekte en klachten.' Om overgewicht en (andere gevolgen van) weinig bewegen tegen te gaan, is wel gedragsverandering nodig, maar dat ontslaat de omgeving en overheid niet van hun medever-

antwoordelijkheid om andere factoren aan te pakken (zie tabel 1.1). De kans op succes is dan namelijk groter.

Gezondheidsbevordering zet voorlichting, voorzieningen en verdragen in
Gezondheidsbevordering is een combinatie van gezondheidsvoorlichting en omgevingsveranderingen die samen gezond gedrag en gezonde leefcondities stimuleren (Green & Kreuter, 1999). Bij gezondheidsbevordering kun je je richten op de mensen zelf, inclusief hun leefstijl, en/of naar de omgeving. Dat kan op vier manieren: via voorlichting, voorzieningen, verdragen en voorschriften. Kortweg: vier V's.

De 4 V's voor gezondheidsbevordering
Gezondheids*voorlichting* omvat alle combinaties van leerervaringen die bedoeld zijn om op vrijwillige basis gedrag te stimuleren (Green & Kreuter, 1999). De nadruk ligt op leren en daarmee op min of meer bewuste, planmatige gedragsverandering. Gezondheidsvoorlichting richt zich vooral op de mensen zelf, hun kennis, het maken van keuzes, motivatie, gedrag, emoties en manier van omgaan met problemen (*coping*).
Daarnaast maakt men in de gezondheidsbevordering gebruik van manieren om de omgeving te veranderen zodat het gemakkelijker wordt om te kiezen voor het gezonde gedrag: inrichting en *voorzieningen*. De omgeving kan zo ingericht worden dat de gezondheid wordt bevorderd: meer trapveldjes, veilige oversteekplaatsen naar speelterreinen, betaalbare sportvoorzieningen in de wijk, een aantrekkelijk activiteitenaanbod, fietsenstallingen bij stations, bedrijfsfitness, een gezond assortiment in de kantine. Of een gratis conditietest of voedingsadvies op een manifestatie of buurtfeest. In gebouwen: trappen tegenover de ingang en de lift verder weg.
Een derde strategie is het maken van afspraken (*verdragen*) met andere organisaties voor een gezamenlijke aanpak. In een convenant of actieplan staan de gezamenlijke doelstelling en de bijdrage die elke deelnemende organisatie daaraan zal leveren. Soms neemt de overheid het initiatief, zoals bij het convenant overgewicht en het convenant tabaksontmoediging. Andere keren stimuleert een zorgverzekeraar om afspraken te maken in het kader van ketenzorg of nemen instellingen zelf het initiatief. Bij dergelijke convenanten zijn vaak niet alleen zorgorganisaties betrokken, maar ook voedselproducenten, tabakswarenfabrikanten, horeca Nederland enzovoort. Een hulpmiddel bij gezondheidsbevordering is een duidelijke norm. Die moet door alle betrokken organisaties worden gedragen, anders blijft effect uit. Dergelijke normen, zoals de Nederlandse Norm Gezond Bewegen, richtlijn gezonde voeding, richtlijn gewichtsbeheersing (Visscher, Kremers & Kromhout, 2007) en de normen voor opgroeien met een gezond gewicht (NIGZ, 2005) bespreken we daarom hier, onder de noemer van verdragen.
Tot slot kan de overheid via wetten (*voorschriften*) regels en beperkingen opleggen. Zelf kunnen instellingen en verenigingen regels opstellen: geen alcoholhoudende drank in sportkantines of op recepties.

Vijftien normen voor (laten) opgroeien met een gezond gewicht
1 Gezond zwanger worden
2 Gezond en fit zwanger zijn
3 Borstvoeding geven (minimaal 6 maanden)
4 Elke dag ontbijten
5 Geen frisdrank onder 5 jaar
6 Kinderen verwennen door samen te spelen
7 Maximaal twee uur per dag tv of pc
8 (Buiten) spelen en bewegen
9 Kennis van voeding, bereiding en smaken
10 Snack met mate
11 Water drinken
12 Lopen van en naar school
13 Lid zijn van een sportvereniging
14 Je eigen lichaam kennen
15 Geen alcohol onder 16 jaar
(NIGZ, 2005)

Ook ziektepreventie is gericht op gedrag en/of omgeving

Bij ziektepreventie ligt de nadruk op het voorkomen van een bepaalde ziekte of risicofactor voor een ziekte. Zo spreekt men van preventie van hart- en vaatziekten, longkanker en osteoporose. Maar ook over preventie van hoge bloeddruk (een risicofactor), overgewicht (een gezondheidsprobleem en risicofactor) en vallen. En als klap op de vuurpijl spreekt men over preventie van bijvoorbeeld roken en druggebruik (gedrag). Bij een arbodienst spreekt men van verzuimpreventie. Altijd gaat het bij ziektepreventie om het verminderen van de kans op ziekte.

Bij *primaire* preventie gaat het om het voorkomen dat de ziekte optreedt. *Secundaire* preventie houdt in: vroege opsporing, nog voordat er ziekteverschijnselen (klachten) ontstaan. Bij *tertiaire* preventie gaat het om het beperken van de gevolgen en complicaties van de ziekte. Tertiaire preventie en behandeling overlappen elkaar deels.

Zowel bij gezondheidsbevordering als bij ziektepreventie kunnen een of meer van de vier V's worden ingezet: voorlichting, voorzieningen, verdragen en voorschriften (zie tabel 1.2). Zo kan bij valpreventie in verpleeg- en verzorgingshuizen een combinatie van interventies worden ingezet: training van personeel in het herkennen van valrisico's, verbetering van mobiliteit en evenwicht, valtraining, voorlichting over veiligheid en gebruik van hulpmiddelen en optimaliseren van medicijngebruik.

Ik begeleid ouders van baby's die vóór de vierendertigste week zijn geboren of lichter zijn dan 2000 gram. Ik leer de ouders al heel vroeg om zo prikkelarm mogelijk met hun baby om te gaan. Die is eigenlijk nog niet toe aan de buitenwereld met zoveel prikkels: licht, geluid, prikken, sonde, opgepakt worden. Door deze stress gedijt hij minder goed. Soms kunnen de ouders hun overprikkelde baby niet rustig krijgen. Ze durven hem amper aan te raken, laat staan goed vast te pakken, terwijl hij

Tabel 1.2 Voorlichting, voorzieningen, verdragen en voorschriften.

	bewegen	voeding
Voorlichting.	Voorlichting over (het belang van) bewegen en gezond leven. Aanbod van cursussen en activiteiten.	Voorlichting over (het belang van) gezonde voeding en gezond leven. Aanbod van cursussen en activiteiten.
Voorzieningen en andere omgevingsfactoren.	Sportcentra (aantal, toegankelijkheid, kosten). Inrichting van de omgeving: ruimte, uitnodigend om te bewegen. Hulpmiddelen om te beoordelen hoeveel je beweegt: stappenteller.	Aanbod van voedsel, kosten. Hulpmiddelen/eenvoudige codes om etiketten te lezen. Hulpmiddelen om eigen gewicht te beoordelen: centimeter (buikomvang), beoordelingstabel (BMI).
Verdragen (convenanten, afspraken).	Convenant overgewicht.	Convenant overgewicht.
Opstellen van normen en richtlijnen.	Nederlandse norm Gezond Bewegen, Fitnorm. Richtlijn ketenzorg (COPD e.a.).	Richtlijn gezonde voeding, schijf van vijf. Richtlijn gewichtsbeheersing.
Voorschriften (verplichtingen, verboden) voor instellingen, bedrijven, overheden.	Belastingaftrek voor gebruik van de fiets voor werkverkeer.	Verplichte aanduiding van inhoud op de verpakking. Verbod op reclame voor flesvoeding voor pasgeborenen.

in de baarmoeder eraan gewend was dat hij helemaal omsloten was. Daarom leren we de ouders: pak maar stevig vast, geef maar druk hier. Dan huilt hij soms voor het eerst niet als hij in bad wordt gedaan. We leren ze om hun baby te hanteren en te koesteren, op een manier die voor hem het prettigste is. Om hem na het badderen niet op zijn rug te leggen en meteen af te drogen, maar hem eerst op zijn zij te leggen, in te pakken, met de handen erop, om het te laten wennen aan de prikkels en dan pas verder te gaan met afdrogen. Laten acclimatiseren, contact houden, dat is de basis. Dan kan hij genieten, in plaats van in de stress te schieten. Zo probeer ik ervoor te zorgen dat de randvoorwaarden voor ontwikkeling goed zijn. Het is de kunst om de verzorging zo snel mogelijk aan de ouders over te laten. Ik zie de kinderen en hun ouders weer na 3, 9 en 18 maanden. Als het nodig is komen ze een tijdje één keer per week.
(Cecile Zwaans, kinderfysiotherapeut, Carolusziekenhuis, 's-Hertogenbosch)

1.6 Paramedici bevorderen gezond gedrag

Paramedici hebben twee V's tot hun beschikking: voorlichting en voorzieningen
Een paramedicus maakt voornamelijk gebruik van gezondheidsvoorlichting en (bewegings)-activiteiten (voorzieningen) om gezonder gedrag te bevorderen. Zowel wanneer het accent ligt op gezondheid en fitter worden (gezondheidsbevordering) als wanneer het accent ligt op het voorkomen van ziekte (ziektepreventie). Daarnaast kunnen ze participant zijn bij convenanten en afspraken.
Overigens doen ook werkers buiten de gezondheidszorg aan gezondheidsbevordering en ziektepreventie zoals in scholen, sportinstellingen, gemeenten en milieugroepen.

> Ik houd me als ergotherapeut in onze verpleeg- en verzorgingshuizen onder meer bezig met preventie van ziekteverzuim, via ons transferbeleid of tilbeleid. Werken als verzorgende is namelijk fysiek belastend. We geven transfercursussen waarin ze samen oplossingen bedenken voor transferproblemen.
> Je vraagt gedragsverandering. Dat lukt niet door alleen een cursus van een middag te geven. Pas door herhaling slijpt het erin. Het heeft zeker drie jaar geduurd voordat slides – om mensen gemakkelijk zijwaarts of omhoog te verplaatsen op bed – overal werden gebruikt. Nu is het gebruik vanzelfsprekend geworden. Nou, dan hebben we toch al heel wat bereikt.
> (Lieke Timmermans-Heinen, ergotherapeut woonzorgcentrum Nieuwenhage, 's-Hertogenbosch)

Gezondheidsbevordering en ziektepreventie vereisen een methodische aanpak
Zoals paramedici op basis van de verzamelde gegevens een diagnose stellen en interventies selecteren, zo ook worden in de gezondheidsbevordering en ziektepreventie beïnvloedbare factoren vastgesteld (determinanten van gedrag en omgevingsfactoren) en worden interventies geselecteerd. Wanneer onvoldoende kennis (mede) oorzaak is van minder gezond gedrag ziet de interventie er heel anders uit dan wanneer mensen voldoende op de hoogte zijn van de relatie gedrag–gezondheid, maar er niet toe kunnen komen om de stap te zetten naar gezonder gedrag. Of tegen praktische problemen aanlopen wanneer ze proberen hun gedrag te veranderen. Wanneer de omgeving een belemmerende factor vormt om het gezonde gedrag uit te voeren, kan (soms) de omgeving worden aangepast.

Voorlichten om gezond gedrag te bevorderen is systematisch werken
Voor de praktijk van de patiëntenvoorlichting is de stappenreeks van voorlichting ontwikkeld (zie kader). Deze beschrijft de achtereenvolgende stappen van gedragsverandering: Openstaan – Begrijpen – (A, S, E) Willen – Kunnen – Doen en Blijven doen (Van der Burgt & Verhulst, 2003). Uit gedragingen en

uitspraken van patiënten is af te leiden welke stap aan de orde is. Bij elke stap horen concrete activiteiten.

Voor de praktijk van gezondheidsvoorlichting heeft Kok het proces van gedragsverandering aangeduid met de fasen Aandacht – Bewustwording – Attitude, Sociale invloed, Eigen effectiviteit – Intentie – Gedragsverandering – Gedragsbehoud. Hoewel er accentverschillen zijn, vertonen de modellen grote overeenkomsten. Omdat het ASE-model en het stages of change-model (zie kaders) in andere velden het meest gangbaar zijn, gaan we daarvan uit. Tussen haakjes staat daarachter de overeenkomstige stap uit de stappenreeks.

ASE-model en stappenreeks
Aandacht (Openstaan)
Bewustwording (Begrijpen)
Intentie (Willen)
 – A (attitude)
 – S (sociale invloed)
 – E (eigen effectiviteit)
Barrières en vaardigheden (Kunnen)
Gedragsverandering (Doen)
Gedragsbehoud (Blijven doen)

Gedragsbeïnvloeding: een proces in tijd uitgezet

Modellen die gedragsverandering naar fasen uitwerken zijn het health counseling-model en het transtheoretisch of *stages of change*-model. Het *health counseling*-model (Gerards, 1997) bestaat uit drie fasen (voorbereiding van een advies, uitvoering van het advies en nazorgfase). Elke fase heeft haar specifieke aandachtspunten voor de begeleiding. Het stages of change-model (Prochaska & DiClemente, 1994) beschrijft vijf 'motivationele' fasen: precontemplatie, contemplatie, preparatie, actie en behoudfase (zie kader).

Stages of change-model
1 precontemplatie: fase waarin niet overwogen wordt om gedrag te veranderen;
2 contemplatie: fase waarin een persoon overweegt om gedrag te veranderen, maar hij heeft geen concrete plannen;
3 preparatie: fase waarin een persoon actief bezig is met plannen om op korte termijn gedrag te veranderen;
4 actie: fase waarin een persoon het gewenste gedrag uitvoert;
5 behoudfase: een fase van behoud van het gewenste gedrag en voorkomen van terugval.

Ook in het stages of change-model heeft elke fase zijn specifieke aandachtspunten. De fasen zijn gemakkelijk naast de fasen van gedragsverandering voor voorlichting van Kok (ASE-model) of de stappenreeks te leggen.

Determinanten van de intentie tot bewegen 'Hartslag Limburg'.
Bijna 60% van de respondenten voldoet niet aan de norm voor voldoende beweging.
De helft hiervan bevindt zich wat meer bewegen betreft in de precontemplatiefase.
Meer dan 60% van hen:
– overschat de mate waarin zij lichamelijke actief zijn;
– heeft een minder positieve intentie om meer te gaan bewegen dan degenen die hun lichamelijke activiteit laag inschatten;
en
– heeft een minder positieve attitude tegenover meer gaan bewegen;
– ervaart minder sociale steun bij het meer gaan bewegen;

– heeft een lagere eigen effectiviteit wat betreft het meer gaan bewegen dan respondenten in de contemplatie-, preparatie- of behoudfase.

Conclusie: interventies om de lichamelijke activiteit te vergroten moeten zich richten op bewustwording van het eigen gedrag en rekening houden met de verschillende fasen van gedragsverandering waarin mensen zich kunnen bevinden.

(Ronda, 2003)

Bij gedragsverandering is een mix van interventies nodig, gericht op gedrag en omgeving

Vaak verschillen mensen onderling wat betreft de fase (stap) van gedragsverandering. Bij een groep mensen spelen bovendien ook nog eens diverse determinanten. Daarom is voor gedragsverandering van verschillende individuen meestal een interventiemix nodig. Elke gedragsgerichte interventie is gericht op één of meer determinanten, op één of meer fasen (stappen) van gedragsverandering. Niet 'hoe meer hoe beter' geldt daar, maar uitvoeren van zorgvuldig gekozen, doelgerichte interventies. Ook is het belangrijk om ervoor te zorgen dat nieuw gedrag voortgezet wordt. Dat betekent dat activiteiten en stimulansen aangeboden moeten worden om mensen te helpen hun gezonde gedrag vol te houden. Daarom loopt een project (een activiteit of samenstel van activiteiten en voorzieningen gericht op een welomschreven resultaat) vaak over langere tijd en omvat een project verschillende activiteiten.

Project 'In balans' van het Nederlands Instituut voor Sport en Beweging (NISB)
'In balans' heeft als doel bij ouderen zelfstandigheid en zelfredzaamheid te bevorderen, een gezonde actieve leefstijl te bevorderen en sociaal isolement en depressie te verminderen.

'In balans' omvat vijf fasen:
1 een informatiebijeenkomst;
2 een voorlichtingscursus en bewegingsprogramma;
3 een training;
4 een follow-uptraining;
5 voortzetting van activiteiten in bestaande beweeggroepen.

Elke deelnemer kiest na elke fase of hij door wil gaan of wil stoppen.

Gezondheidsvoorlichting bevat meerdere communicatieve interventies

Gezondheidsvoorlichting gaat uit van een communicatieproces: communicatie wordt als interventie ingezet om gedrag te beïnvloeden. Je kunt deze interventie in een matrix weergeven. Horizontaal het communicatieproces, verticaal de fasen of stappen van gedragsverandering. Omdat de doelgroep centraal staat, is de klassieke weergave van het communicatieproces met zender, boodschap en ontvanger omgekeerd: de ontvanger voorop.

Kies bruikbare theorieën

Een aantal theorieën is in dit hoofdstuk besproken. Wanneer gebruik je welke theorie? Of zijn ze allemaal nodig om een gezondheidsbevorderingsproject op te zetten? Intervention Mapping geeft op deze vragen antwoord. Intervention Mapping is een stappenplan om gezondheidsbevorderingsprojecten systematisch op te zetten en te onderbouwen met theorieën. Per stap wordt gevraagd om aan te geven welke theorie je hebt gekozen. Zo stimuleert Intervention Mapping om bij een bepaalde vraag of probleem een theorie te selecteren die helpt om de vraag te beantwoorden of het probleem op te lossen.

De praktijk van gezondheidsbevordering is een ondoorzichtig veld vol initiatieven

Veel professionals en instellingen doen aan gezondheidsbevordering voor groepen. Een regionale instelling zoals de ggd heeft dat als specifieke taak. Daarnaast zijn er landelijke

Communicatiematrix

stappen	ontvanger	boodschap	kanaal/medium	zender
aandacht (Openstaan)				
bewustwording (Begrijpen)				
intentie (Willen)				
– A (attitude)				
– S (sociale invloed)				
– E (eigen effectiviteit)				
barrières en vaardigheden (Kunnen)				
gedragsverandering (Doen)				
gedragsbehoud (Blijven doen)				

Tabel 1.3 Stappen van Intervention Mapping.

stap	kern	omschrijving
1	noodzaak en mogelijkheden	Bepaal de gezondheidstoestand, gedrag en omgeving, determinanten, beïnvloedingsmogelijkheden.
2	doelen	Formuleer doelen voor gedrag en omgeving, stel relevante beïnvloedbare determinanten vast, formuleer gedragsdoelen per doelgroep.
3	literatuur en praktijk	Bekijk in literatuur welke theorieën en welke programma's of projecten bruikbaar zijn en maak een selectie.
4	ontwerp	Maak een opzet voor een programma, liefst in samenspraak met uitvoerders en gebruikers: bepaal doelgroep(en) en doelen, gedragsdoelen en welke determinanten je wilt beïnvloeden, activiteiten en strategieën, fasering.
5	adoptie en implementatie	Bepaal wie het programma gaat uitvoeren. Bepaal welke factoren van invloed zijn op het gaan uitvoeren van het programma. Formuleer implementatiedoelen, ontwikkel een strategie en materialen.
6	evaluatie	Ontwikkel een evaluatietraject, evaluatievragen die aansluiten bij de gekozen doelen, determinanten en effectmaten.

(Naar: Bartholomew, Parcel & Kok, 2006)

organisaties die zich op een specifiek onderwerp richten, zoals het Astmafonds, Stivoro (bestrijding van roken), het Trimbosinstituut (voorlichting over middelengebruik), NISB (sportstimulering), het Nationaal Instituut voor Gezondheidsbevordering en Ziektepreventie (NIGZ, kenniscentrum over preventie en gezondheidsbevordering). Het centrum Gezond Leven van het RIVM heeft tot taak bewezen effectieve preventieve interventies toegankelijker te maken voor professionals en instellingen.

De overheid beschrijft in een vierjaarlijkse preventienota het beleid voor preventie en gezondheidsbevordering: de preventienota 'Kiezen voor gezond gedrag' (Ministerie van VWS, 2002) en 'Kiezen voor langer gezond leven' (Ministerie van VWS, 2006) met de prioriteiten roken, overgewicht, schadelijk alcoholgebruik, diabetes en depressie. Deze gedragingen en problemen wil de overheid terugdringen. In 2007 ligt het accent op een integrale aanpak (zie hierna).

ZorgOnderzoek Nederland Medische Wetenschappen (ZonMw) beheert het geld dat de overheid uittrekt voor onderzoek naar effectieve manieren van gezondheidsbevordering, voor nieuwe initiatieven en voor het landelijk implementeren van succesvolle interventies. ZonMw brengt onderzoekers en praktijkmensen bij elkaar en zorgt voor afstemming van onderzoeken en projecten. Daarnaast bundelt ZonMw kennis en ervaringen uit het land, evalueert projecten en maakt succesvolle projecten bekend.

Integrale aanpak werkt beter

Bevorderen van gezond gedrag en ziektepreventie is gebaat bij een integrale aanpak. Want het gaat niet alleen om gedrag en individuele keuzes, ook de omgeving speelt een rol. Een 'gezonde' keuze moet daarom gemakkelijk worden gemaakt, en haalbaar zijn (Storm, Van Zoets & Den Broeder, 2007). Daarvoor zijn ook andere sectoren uit de maatschappij nodig, zoals onderwijs, bedrijfsleven, woningbouwverenigingen, en de overheid om ondersteunend beleid te maken. Met integrale aanpak wordt deze intersectorale samenwerking bedoeld. Convenanten, afspraken over ketenzorg en andere samenwerkingsafspraken tussen verschillende betrokken partijen vergroten de kans op succes. In de preventienota van 2007 'Gezond zijn, gezond blijven. Een visie op gezondheid en preventie' (Ministerie van VWS, 2007) wordt gepleit voor meer samenwerking, minder vrijblijvendheid in de preventie, een grotere rol voor zorgverzekeraars en werkers in de eerste lijn. Kortom, een integrale aanpak.

> *We willen in de wijken rond de tafel gaan zitten met organisaties uit de wijk – dat kunnen fysiotherapeuten zijn, de woningbouwvereniging, de thuiszorg, maar ook winkeliersverenigingen en sportverenigingen – en bespreken wat zij kunnen betekenen voor valpreventie. Zo willen we een sociale kaart van valpreventie opstellen.*
> *(Marjolijn van Niekerk, beleidsmedewerker ggd Eindhoven)*

Is het de moeite en het geld waard om gedrag te beïnvloeden?

Regelmatig vindt er discussie plaats of preventie en gezondheidsbevordering leidt tot minder kosten of juist tot meer (zorg)kosten, omdat mensen daardoor langer leven. Van Baal e.a. (2006) hebben berekend wat de effecten zijn op de totale kosten als roken, overgewicht en inactiviteit volledig uitgebannen zouden zijn. De gezonde levensverwachting zou met respectievelijk 1,6, 0,8 en 0,4 jaar toenemen. De totale zorgkosten voor de hele Nederlandse bevolking zouden in een periode van 100 jaar stijgen met 6,2%, 2,0% en 2,1%. Maar door uitbannen van de drie genoemde factoren zou de groei van het aantal mensen met diabetes minder snel gaan. Al met al zouden de huidige preventieprogramma's voldoen aan de norm voor kosteneffectiviteit van € 20.000 per gewonnen gezond levensjaar. Ook als de extra zorgkosten worden meegerekend.

Samenvatting

» Paramedici verleggen hun focus van ziekte naar gezondheid. Ze voeren steeds vaker preventie- of gezondheidsbevorderende activiteiten uit. Aangrijpingspunt is (onge-zond) gedrag, zoals bewegen, roken, alcoholgebruik, voeding, veiligheid en ontspanning (BRAVVO). Deze factoren maken deel uit van iemands leefstijl. Leefstijl is vaak gekoppeld aan groepen, zoals sociaaleconomische groepen en leeftijdsgroepen. Ook al is gedragsverandering een individuele verandering, voor gezondheidsbevordering vormt een groep vaak de ingang.

» Programma's voor gezondheidsbevordering en ziektepreventie bieden vaak een combinatie van activiteiten en (groeps)-

voorlichting. Interventies kunnen ook zijn gericht op de omgeving of voorzieningen. Intersectorale afspraken (convenanten) en regelgeving kunnen de effectiviteit vergroten.

» Voor effectieve beïnvloeding van gezondheidsgedrag is een planmatige aanpak nodig gebaseerd op theorieën van gedragsverandering, zoals het model van beredeneerd gedrag (ASE-model) en het stages of change-model. Een combinatie van interventies moet gericht zijn op de verschillende, achtereenvolgende fasen van gedragsverandering in een groep van individuen. Elke interventie bestaat uit een doelgerichte communicatie en/of activiteit. Een aanbod van activiteiten of voorzieningen kan een onderdeel zijn van gezondheidsbevordering. Intervention Mapping helpt om adequate theorieën te gebruiken.

» Een integrale aanpak van 'gezond leven' lijkt meer kansen op succes te hebben dan een aanpak die zich beperkt tot een van de gezondheidsgedragingen.

Sites

www.bewegenoprecept.nl
www.beweegmaatje.nl
www.nigz.nl
www.nisb.nl
http://focus.nigz.nl
www.rivm.nl/gezondleven
www.rivm.nl/preventie
www.slag.nu (informatie over achterstandsgroepen)
www.voedingscentrum.nl
www.minvws.nl > onderwerpen > gezond leven en preventie
www.zonmw.nl

2 Een programma uitvoeren

2.1 Inleiding

Veel paramedici hebben ervaring met preventie- en gezondheidsbevorderingsprogramma's voor groepen
Veel paramedici begeleiden wel eens groepen. Soms gaat het om groepsbehandeling van patiënten, andere keren gaat het om preventie of gezondheidsbevordering, zoals bij valpreventie, beweegprogramma's of sportief wandelen. Tijdens de groepsbijeenkomsten begeleidt de therapeut de deelnemers bij hun activiteiten, maar geeft hun dan ook vaak voorlichting. Ook verzorgen paramedici informatiebijeenkomsten of een onderdeel daarvan. Aanleiding voor de activiteit is vaak een gezondheidsprobleem bij een aantal mensen in de stad, wijk, patiënten- of leeftijdsgroep. Soms krijgen ze een verzoek om mee te werken aan een activiteit voor een groep, andere keren nemen ze zelf het initiatief. De ene keer is er een programma of draaiboek beschikbaar, de andere keer ontwikkelen zij zelf een programma.
In dit hoofdstuk staat het uitvoeren van bestaande programma's centraal.

2.2 Oriëntatie op een programma

Bij het begin beginnen
Wanneer je het verzoek krijgt om een preventie- of gezondheidsbevorderingsactiviteit uit te voeren, is het van belang goed na te gaan wat de vraag of bedoeling precies is (zie bijlagen 1 en 2). In dit hoofdstuk is een van de elementen in de communicatiereeks van ontvanger–doel–boodschap–kanaal–zender al ingevuld. De vorm (het kanaal) ligt vast: er is gekozen voor een bepaalde activiteit en er is een programma ontwikkeld. Dat komt in de praktijk regelmatig voor. We gaan ervan uit dat die keuze weloverwogen is en dat het programma zorgvuldig is samengesteld.

Ga na of het programma bruikbaar is
Om de inhoud, kwaliteit en bruikbaarheid van een preventie- of gezondheidsbevorderingsactiviteit te beoordelen, stel je jezelf een aantal vragen. De vragen sluiten aan bij de communicatiereeks:
– voor wie (ontvanger, doelgroep);
– waartoe (doel: gedragsverandering of stap daarin);
– wat (onderwerp en boodschap);
– hoe (kanaal: de bijeenkomst);
– door wie (zender of zenders).
Als het goed is geeft het programma, al dan niet opgenomen in een draaiboek, antwoord op deze vragen. De vragen worden in de volgende subparagrafen toegelicht.

2.2.1 DOELGROEP
Je wilt weten wie je straks voor je hebt
Het programma is opgezet voor een bepaalde groep mensen: de doelgroep. Die groep wordt soms alleen aangeduid met een leeftijdscategorie en/of een gezondheidsprobleem: ouderen (65+) die al eens zijn gevallen of bang zijn om te vallen, mensen met COPD, deelnemers aan de cursus 'beter slapen'. Daarmee krijg je een globaal beeld van de doelgroep, maar dat is niet voldoende. Om geschikte activiteiten uit te voeren en aan te sluiten bij wat er leeft, wil je meer weten.

> Bij de cursus 'Gezond en vitaal' komen vooral mensen die bewust iets willen doen om 'niet oud' te worden, ik bedoel daarmee: die 'jong' willen blijven. Dat zijn meestal niet de mensen die inactief zijn, die je graag zou willen bereiken. Die zijn niet zo gemakkelijk binnen te halen.
> (Paula Hansma, seniorenvoorlichter)

Het begrip (doel)'groep' gaat uit van overeenkomsten
Werken met een groep gaat vaak beter naarmate de groep minder divers is. In elk geval is het belangrijk om te weten hoe homogeen of hoe divers de groep is. Drie soorten kenmerken zijn hiervoor relevant: demografische kenmerken, kenmerken van gezondheid en gezondheidsgedrag en ten slotte communicatiekenmerken (zie kader Kenmerken van een doelgroep in paragraaf 7.2). Het is overigens geen wet van Meden en Perzen dat de groep homogeen moet zijn. Als het vooral gaat om gezamenlijke activiteiten, kan een gevarieerde groep heel goed werken, zoals blijkt uit ervaringen van Big!Move (Amsterdam, Utrecht) en Bewegen op Recept (Den Haag). De groepen zijn divers wat betreft leeftijd, geslacht, etnische groep, opleiding en gezondheidsprobleem. Ze zijn homogener wat betreft woonwijk, de vaardigheid om aan hun gezondheid te werken en de duur van algemene klachten: langdurige gezondheidsklachten, vaak niet ziektespecifieke klachten (zie 3.4.1).

> *Van doelgroepen naar groepen met een doel ...*
> Bij Big!Move zitten mensen van 18 tot 80 jaar in een groep. En de groepen zijn niet cultuurspecifiek en niet ziektespecifiek, we hebben dus geen reumagroep of een hartgroep. Je hoeft zelfs geen klachten te hebben om mee te doen. Dus geen Surinaamse vrouwen met overgewicht, of Pakistaanse mannen met diabetes. Mannen, vrouwen, dik, dun, gewoon bij elkaar. Geen doelgroepen, maar groepen met een doel! Doordat ze plezier met elkaar hebben, vervagen de grenzen. Als je aan gedragsverandering wilt werken, dan moet de omgeving die verandering uitlokken. Ik noem dat 'chaos', een balans tussen chaos en structuur, die lokt verandering uit. Er gebeuren dan ook onverwachte dingen, lekke banden bij de fietsles, iemand die van de fiets valt, maar ze hadden zoveel plezier...daardoor was er ruimte voor verandering. Door chaos in een veilige omgeving kunnen mensen andere dingen ervaren en zichzelf anders gaan zien. Dan kun je haast niet in je oude patroon blijven zitten. En dat willen we uitlokken.
> (Marijn Aalders, fysiotherapeut, ontwikkelaar en begeleider Big!Move, Amsterdam, Venserpolder, 2004)

De beginsituatie van de groep is relevant
Je vormt je een beeld van de beginsituatie: wie zijn de deelnemers en welke verwachtingen hebben ze? Voor de activiteiten en voorlichting aan een (doel)groep zijn niet alleen de demografische kenmerken en het gezondheidsprobleem belangrijk. Minstens even belangrijk is het gezondheidsgedrag, de kennis en opvattingen over het probleem. 'Speelt' het gezondheidsprobleem bij de doelgroep? Hoe kijken mensen uit de doelgroep tegen het onderwerp aan? Wat weten ze ervan? Welke onderwerpen houden hen bezig? Hoe maken ze zich dingen eigen: zijn het doeners? Wat is hun motivatie? Waar lopen ze warm voor? En wat zijn hun mogelijkheden? Ook is relevant hoe de doelgroep aan informatie komt en met informatie omgaat. Daartoe behoort ook de vraag of ze gewend zijn met elkaar te praten over gezondheid en over privézaken. Het is interessant om te kijken of het draaiboek dergelijke aanvullende informatie geeft.

> De context van bewegen is voor Marokkaanse vrouwen uit het Rifgebied anders. Je moet die context begrijpen en begrijpelijk maken. Je kunt elkaar anders niet begrijpen over 'bewegen'. Ik zoek naar de verbinding tussen 'daar en toen' en 'hier en nu'. Wat houdt 'bewegen' daar in?

Wat deden ze daar overdag? Bewegen om het bewegen deden ze vast niet, maar ze haalden wel water, een eind weg, en ontmoetten daar andere vrouwen. Hier komt het water uit de kraan en zien ze de andere vrouwen niet in hun dagelijkse huishoudelijk werk. De context van bewegen is dus heel anders. Wanneer je hun referentiekader voor 'bewegen' kent, kun je daarnaar verwijzen en in beelden gebruiken.
(Gerry Kramer, fysiotherapeut, cursus 'Gezond leven en bewegen')

Er zijn verschillen binnen een groep
Niet alleen overeenkomsten zijn van belang, maar ook de punten waarop individuen in een groep verschillen: in kennis, opvattingen, ervaringen, manier van omgaan met problemen en mogelijkheden om zelf iets aan hun gezondheid bij te dragen. De verschillen kleuren de bijeenkomst het sterkst. Het kan heel goed zijn dat jongens om andere redenen een hekel hebben aan dik zijn dan meisjes. Dan kunnen bij jongens misschien andere dingen motiverend werken om gezond te eten en meer te bewegen dan bij meisjes. Als begeleider is het de kunst om zowel de overeenkomsten als verschillen tussen deelnemers te gebruiken om elkaar te stimuleren en van elkaar te leren.

Er is in een groep vaak iemand die zich negatief opstelt. Die bijvoorbeeld zegt: 'Bij mij werkt dat niet.' Dan probeer ik de groep erbij te betrekken, te laten vertellen waardoor het voor hen wel werkt. Daar komen vaak mooie dingen uit. In de cursus 'In balans' zijn het oudere mensen die niet overal even soepel meer in zijn, maar die wel zelf oplossingen bedenken of die kunnen vertellen dat je het moet blijven proberen. Die kunnen motiveren vanuit hun eigen ervaring. Van die ervaring probeer ik gebruik te maken.
(Elsbeth Arendse, fysiotherapeut in verpleeghuis Tamarinde in Utrecht en MBvO-docent)

2.2.2 DOEL
Het doel (het waartoe) bepaalt de keuze van onderdelen
Een activiteit, voorlichtingsbijeenkomst, beweegprogramma of cursus heeft een doel: gedragsverandering of beïnvloeden van een fase daarin. Houd daarom het model van gedragsverandering in het achterhoofd wanneer je het doel bekijkt. Het precieze doel van de activiteit hangt af van de beginsituatie van de groep (de determinanten van gedrag: wat weten ze, hoe kijken ze aan tegen ..., waar komen ze voor) en van wat haalbaar is om met een activiteit te bereiken.

Uitgangspunt voor mij is dat iedereen naar huis moet gaan met het gevoel dat hij of zij er iets aan gehad heeft. Dat ze zich niet tekortgedaan voelen. Want zo'n gevoel doet al het andere teniet. Een ander essentieel onderdeel is dat de mensen ervaringen moeten kunnen uitwisselen. Informatie is wel belangrijk, maar hun eigen ervaring is nog belangrijker als bron van informatie, herkenning en steun. Een bijeenkomst krijgt een groot stuk van zijn waarde juist door die onderlinge uitwisseling.
(Paula Hansma, seniorenvoorlichter)

Een heldere omschrijving van het doel van een programma geeft houvast
Als je als therapeut met een bestaand draaiboek gaat werken, hoef je uiteraard niet zelf doelen te formuleren. Je bekijkt de doelen en beoordeelt of die haalbaar zijn voor de groep waarmee je gaat werken. Doelen zijn nuttige hulpmiddelen: bij de oriëntatie op het programma, bij de praktische voorbereiding en na afloop bij de evaluatie. Belangrijk is dat de doelen niet te hoog gegrepen zijn. Het is niet realistisch om te verwachten dat deelnemers op basis van één bijeenkomst hun gedrag veranderen. Het is al heel wat winst wanneer deelnemers kennis opgedaan hebben en een eindje opschuiven in hun voornemen om iets meer ... of een keer ... te gaan doen. Of gemerkt hebben dat er meer mensen in de groep

zijn die met het probleem te maken hebben en verschillende handige manieren hebben om ermee om te gaan. Of ervaring hebben opgedaan met een manier van bewegen die ze plezierig zijn gaan vinden.

> *Doel van de bewegingsactiviteit in de cursus 'Gezond leven en bewegen' is dat de deelneemsters, allemaal eerste generatie Marokkaanse vrouwen, het verschil leren voelen tussen spanning en ontspanning en beide als prettig kunnen ervaren. En dat ze zich door regelmatig bewegen fitter gaan voelen en uiteindelijk de stap zetten om naar een bewegingsgroep van fysiogym in het buurthuis te gaan. Als de helft van de groep doorgaat naar de fysiogym, dan ben ik heel tevreden. Daarnaast hebben we ook een soort maatschappelijke doelstelling: dat deze vrouwen uit het medische circuit komen, dat ze merken dat ze veel kunnen hebben aan activiteiten van het welzijnswerk.*
> *(Nel Visser, fysiotherapeut, cursus 'Gezond leven en bewegen')*

Doelen beschrijven het beoogde resultaat

Hoe concreter doelen zijn geformuleerd, des te meer houvast heb je als je het programma voorbereidt en uitvoert. Soms zijn er doelen op twee niveaus geformuleerd. Algemene doelstellingen die een intentie aangeven en specifieke doelen die concrete resultaten aangeven. Zie paragraaf 7.3 voor de juiste wijze van doelen formuleren. Als de mogelijkheden er niet zijn om het concrete resultaat te meten in een effectevaluatie dan volstaat men vaak met een algemeen doel.

Halt! U valt

Algemene doelstelling: het project 'Halt! U valt' heeft als algemene doelstelling: verminderen van valrisico's en verminderen van het aantal vallen in en om huis bij ouderen.
Specifieke doelen:

Ouderen
- erkennen het probleem (beseffen dat vallen voor hen persoonlijk een bedreiging vormt die serieuze aandacht verdient;
- herkennen het probleem (kunnen risico's in hun directe leefomgeving benoemen);
- kennen oplossingen (weten hoe ze risico's kunnen verminderen) en kunnen ze toepassen;
- vallen minder (de frequentie van vallen onder ouderen daalt).

Intermediairs
- onderkennen het probleem;
- zien de relatie tussen valpreventie en hun eigen werkterrein;
- weten hoe ze een bijdrage kunnen leveren aan valpreventie;
- leveren die bijdrage aan valpreventie.

Valpreventie
- wordt opgenomen in het preventiebeleid van de deelnemende instanties.

(Naar: Voorbeeld projectplan Halt! U valt. Utrecht: ggd Nederland, 2006)

Specifieke doelen zijn concreet, haalbaar en meetbaar

Het specifieke doel geeft het concrete resultaat aan bij de deelnemers na afloop van de activiteit. Het specifieke doel beschrijft:
- het resultaat in SMART-criteria (specific, measurable, attainable, relevant, time);
- op welk gebied (welke fase van gedragsverandering) het resultaat wordt bereikt;
- hoeveel mensen welke resultaten hebben geboekt.

Doelen van een eenmalige voorlichtingsbijeenkomst over diabetes
Direct na de voorlichting:
- kan 75% van de deelnemers ten minste 3 risicofactoren van diabetes opnoemen;
- kan 75% van de deelnemers ten minste 4 klachten opnoemen die kunnen wijzen op diabetes.

Tijdens de voorlichting:
- zijn alle deelnemers bereid de diabetesrisicotest te doen;
- zijn alle deelnemers met een verhoogd risico bereid zich te laten prikken op diabetes tijdens de voorlichting of bij de huisarts.

Na de voorlichting:
- schrijft ten minste 50% van de deelnemers met een verhoogde bloedsuikerwaarde zich in voor de vervolgcursus 'Omgaan met diabetes'.

(De Mol, 2007)

2.2.3 INHOUD EN VORM
Inhoud en vorm (het wat en hoe) zijn afgeleid van het doel
Veel programma's bevatten een combinatie van activiteiten en informatie. In deze paragraaf staat een (bewegings)programma of andere activiteit centraal. Overigens komt gedurende een bewegingsprogramma ook vaak informatie aan bod. Soms naar aanleiding van activiteiten, vragen en de behoefte, in andere programma's als vaste onderdelen ingepland, vaak in een afzonderlijke bijeenkomst. Deze informatieve bijeenkomsten of geplande informatieve onderdelen worden in hoofdstuk 4 besproken.
Als een programma bestaat uit een reeks bijeenkomsten, behoort de stapsgewijze gedragsbeïnvloeding herkenbaar te zijn: de eerste bijeenkomst is gericht op de eerste stap(pen) van gedragsverandering, de laatste bijeenkomst op een of meer van de laatste stappen. In de beschrijving van de programma's van de bijeenkomsten moet deze opbouw herkenbaar zijn.

Voor de eerste tien bijeenkomsten van het beweegprogramma voor mensen met diabetes type 2 hebben we het doel en de inhoud goed omschreven. Daaraan werken ook de diëtiste en de praktijkondersteuner mee. De diëtiste geeft twee keer voorlichting en gaat met de mensen naar de supermarkt. De praktijkondersteuner legt de deelnemers uit waar ze op moeten letten (voeten), waarom oogcontrole belangrijk is, en geeft informatie over soorten medicijnen bij diabetes, tabletten of insuline.
Natuurlijk vertellen wij waarom bewegen belangrijk is bij diabetes. En dat het de bedoeling is dat met de training hun conditie verbetert. Voor het trainingsdeel hebben we een patiëntspecifiek programma.
(Jacqueline Pluyter en Marten Galenkamp, fysiotherapeuten in een gezondheidscentrum, Groningen)

De inhoud en opzet van een bewegingsprogramma hangen samen met het doel en de beginsituatie van de doelgroep
Het beoordelen van de inhoud en opbouw van een bewegings- of trainingsprogramma valt buiten het bestek van dit boek. Paramedici zijn immers bij uitstek deskundig op deze gebieden. In een aantal programma's vindt een voormeting plaats aan de hand van vragenlijsten, een gesprek en een aantal tests. In dat geval kan het programma worden afgestemd op de beginsituatie van de deelnemers. In andere gevallen zal de begeleider vooraf een indruk proberen te krijgen van de conditie van de doelgroep en tijdens de eerste bijeenkomst zijn indruk aanvullen met observaties en eventueel tests.
We vermelden hier alleen succesfactoren (effectieve elementen) voor gezondheidsbevordering en communicatie.

Succesfactoren voor gezondheidsbevordering
- zorg voor succeservaringen; leg de lat in het begin niet te hoog;
- sluit aan bij behoeften en wensen van deelnemers;
- zorg voor individueel maatwerk;
- zorg voor *feedback*;
- zorg dat er gelegenheid is voor uitwisseling;
- werk toe naar activiteiten die de deelnemers zelfstandig voortzetten;
- versterk voornemens door te werken met doelen (*goalsetting*) en afspraken (*contracting*);
- maak gebruik van de kracht van de groep;
- bespreek barrières en bedenk samen oplossingen;
- bespreek het zelfstandig voortzetten van activiteiten; begeleidt eventueel de eerste stappen naar een sportschool of een andere groep;
- zorg voor follow-up.

Succesfactor: Zorg voor succeservaringen; leg de lat niet te hoog

> Het bewegingsonderdeel in de cursus 'Gezond leven en bewegen' heeft in grote lijnen steeds hetzelfde programma. Voor de opbouw en zwaarte zijn twee redenen:
> – De groep bestaat vooral uit nieuwgekomen Marokkaanse vrouwen die geen of weinig Nederlands spreken. De instructies moeten daarom eenvoudig zijn. En herhaling is elke keer nodig om vertrouwd te raken met de oefeningen.
> – Deze vrouwen zijn niet gewend dat bewegen (anders dan om nuttige en noodzakelijke dingen te doen) prettig is en ontspannend kan werken. Ze moeten daarom snel kunnen ervaren dat ze zich met kleine inspanning en inzet toch prettiger voelen en merken dat ze vooruitgaan. Het is daarom een 'licht' programma.
> (Nel Visser, fysiotherapeut, cursus 'Gezond leven en bewegen')

Succesfactoren: Maak gebruik van de kracht van de groep. En zorg dat er gelegenheid is voor uitwisseling.

> Een groep heeft meerwaarde, niet alleen door gezelligheid. Mensen kunnen zich aan elkaar optrekken, al moet ieder op zijn eigen niveau kunnen trainen.
> Een ander voordeel is dat mensen minder gefocust zijn op hun klachten. Ze worden afgeleid, het is gezelliger. En bij de thee erna wisselen ze ervaringen en verhalen uit. Die verbondenheid in de groep bevordert therapietrouw.
> Daarom zijn er ook vaste dagen en vaste uren, geen inloop.
> Als er toch klaaggedrag ontstaat, probeert de begeleider er een positieve draai aan te geven. Want als je pijn voelt, kun je zeggen: 'Oei, dat is niet goed.' Maar je kunt ook zeggen: 'Nu heeft je lijf een prikkel gehad waar je van gaat groeien. De volgende keer moet je mij vertellen hoe het geweest is.' Is het negatief geweest is, dan stellen we het bij. Is het positief geweest dan doen we er een schepje bovenop.
> (Arend Petersen Nobbe, fysiotherapeut, Eindhoven)

Succesfactoren: Werk toe naar activiteiten die de deelnemers zelfstandig voortzetten
Begeleid eventueel de eerste stappen naar elders. Maak gebruik van feedback. Versterk voornemens door *goalsetting* en *contracting*.

> Voor gedragsverandering zijn meer tools nodig dan een begeleid oefenprogramma. Wat we veel doen is: terugvragen. We gaan telkens in gesprek. 'Heb je over de sportschool nagedacht? Je hebt een afspraak met ons – want we laten contracten tekenen – we werken ernaartoe dat je zelfstandig gaat sporten. Hoe staat het daar nou mee?'
> Ik probeer de groep bij het gesprek te betrekken. Er lopen namelijk altijd een paar mensen voorop, die zich al bij de sportschool hebben aangemeld. Soms gaan ze samen.

En natuurlijk voelen deelnemers na een tijdje dat hun conditie beter wordt, ze kunnen zonder hijgen de brug over fietsen, of ze zijn afgevallen. En de glucosewaarden zijn beter. Die dingen zijn vaak een geweldige stimulans.

Een andere tool is ons individuele oefenschema voor thuis, elke dag een half uur bewegen. We vragen dat regelmatig na: 'Wat doe jij met je half uur beweging? Pak je je oefenschema of pak je de fiets in plaats van de auto?'

Verder hebben we een boekje gemaakt waarin ze per dag hun activiteiten bij kunnen houden. In het weekoverzicht zien ze hoeveel ze hebben bewogen en of dat sport is, zware activiteit of zwemmen, tuinieren. We hebben uitgelegd wanneer een activiteit voldoende zwaar is om mee te laten tellen. Zo zien ze zelf ook hoe actief ze zijn. Dat boekje bekijken we een aantal keren samen en we bespreken hoe de deelnemer (weer) verder kan.

(Jacqueline Pluyter en Marten Galenkamp, fysiotherapeuten in een gezondheidscentrum, Groningen)

2.2.4 ZENDER

De 'soort' zender bepaalt veel van het succes

Degene die de activiteit begeleidt, heeft veel invloed op het bereiken van het doel. Daarom moet de begeleider voldoen aan een aantal algemene voorwaarden om deze rol goed te kunnen vervullen 'bij die doelgroep, in die situatie'. Vanuit de doelgroep bezien moet de begeleider deskundig zijn en/of een rolmodel. Dat kan zowel een professional zijn als een peer (iemand uit de doelgroep), zoals een seniorenvoorlichter, of een voorlichter eigen taal en cultuur, een vetc'er (zie paragraaf 4.6).

De begeleider moet deskundig zijn

Veel mensen vinden het belangrijk dat een deskundige de activiteiten begeleidt. Zeker wanneer ze kampen met gezondheidsproblemen en onzeker zijn over wat bewegen teweeg kan brengen. Mensen met diabetes, COPD, hypertensie, overgewicht of hartklachten voelen zich vooral in het begin veiliger wanneer een paramedicus het programma begeleidt. Soms helpt de autoriteit van de paramedicus om duidelijk te maken dat er in het programma niet 'zomaar wat wordt bewogen', maar dat er gewerkt wordt aan de gezondheid. Mét plezier, maar niet vrijblijvend.

Daarnaast kan de begeleider een rolmodel zijn voor de deelnemers als hij op hen lijkt, wat betreft sekse, culturele achtergrond of leeftijd.

Ik leid allochtonen op om bewegingslessen te geven. Je kunt vragen: waarom? Dan blijven ze toch in hun isolement? Dat is niet zo, ik werk tweetalig. Hoofdtaal is het Nederlands. Als ik tel, begin ik met een, twee, drie, vier en daarna ga ik door met beş, altı, yedi, sekiz, dokuz, on. Als we een oefening doen voor de heup of knie, noem ik die woorden ook. Zo slijpen de woorden langzaam in, al is dat niet het primaire doel. En er zijn vaak meerdere nationaliteiten in een groep, waaronder Syriërs. In zo'n gemengde groep zie je dat mensen elkaar gaan helpen met de woorden. En als ik les gaf, vroeg ik elke week een woordje Syrisch om een beetje mee te kunnen praten. Zo'n gebaar maakt de drempel lager.

Er staat nu iemand van Indische komaf voor de groep. Ze is 74 jaar, een echte voorbeeldfiguur. Als begeleider moet je openstaan voor wat er bij de deelnemers leeft, voor hun cultuur. Dat bewegen gezond is, dat krijgen ze hier pas een beetje mee. Onze Indische voorlichter vindt overigens dat haar cultuur niet veel van de onze verschilt.

(Selma Kutlar-Eroglu, medewerkster Team sportactivering Gemeente Enschede)

2.3 Bekijken van het programma

Een draaiboek beschrijft de activiteit en de voorbereiding stap voor stap

Alle informatie die van belang is voor de voorbereiding en uitvoering van de activiteit is in het draaiboek vastgelegd.

In het draaiboek staat, als het goed is, het antwoord op de belangrijkste drie vragen: voor wie (de doelgroep), wát (de inhoud en vorm van het programma) en waartoe (het doel: gedragsverandering of een fase daarvan). Soms is ook duidelijk op welke determinanten de activiteit gericht is. Dat laatste moet terug te vinden zijn in de keuze en opzet van activiteiten. Vaak staan er ook suggesties wie de activiteit kan uitvoeren of er wordt vermeld over welke deskundigheid deze moet beschikken.

Een draaiboek bevat ook een overzicht van de directe voorbereidende activiteiten en een overzicht van de benodigde materialen. Vaak staat in het draaiboek ook achtergrondinformatie over het onderwerp. Elke inhoudelijk deskundige moet in een beperkte voorbereidingstijd de activiteit met behulp van het draaiboek kunnen uitvoeren. Soms is er een scholing nodig om met het programma te werken. Scholing bevordert dat het programma volgens de richtlijnen en uniform wordt uitgevoerd.

In een goed draaiboek staat:
- achtergrondinformatie over het gezondheidsprobleem, de doelgroep, het doel, de zender;
- een programmaoverzicht;
- het programma uitgewerkt per bijeenkomst;
- benodigde materialen en middelen;
- eisen aan locatie;
- begroting;
- planning van voorbereiding;
- eventueel kant-en-klare uitnodigingsbrieven, folders, posters, brief aan verwijzers, tekst van sheets, testformulieren, scorelijsten.

Draaiboek cursus 'Gezond leven en bewegen'

Een cursus voor Marokkaanse en Turkse Vrouwen met spanningsklachten

Voorwoord
Inleiding

Hoofdstuk 1
1.1 Doelstellingen en doelgroep
1.2 Programmaoverzicht

Hoofdstuk 2 Organisatie en werkwijze
2.1 Methodiek van gezondheidsvoorlichting in de eigen taal: algemeen en meer specifiek voor deze cursus
2.2 Het onderdeel fysiogym
2.3 Randvoorwaarden voor de organisatie van de cursus
2.4 Werving

Hoofdstuk 3 Opzet en programma per bijeenkomst
Introductiebijeenkomst
1e bijeenkomst: het eigen lichaam en het effect van spanning daarop
2e bijeenkomst: spanningsklachten
3e bijeenkomst: het evenwicht tussen draagkracht en draaglast
4e bijeenkomst: wat kun je zelf doen om draagkracht te vergroten en om te ontspannen
Video 'Pijn aan het gevoel'
5e bijeenkomst: huisarts en medicijngebruik
6e bijeenkomst: bezoek van de huisarts en medewerker buurthuis
7e bijeenkomst: maatschappelijk werk en geestelijke gezondheidszorg
8e bijeenkomst: evaluatie, vervolgstappen en afsluiting
Optie: extra bijeenkomst na een zomervakantie

Literatuur

Bijlage 1: Gebruikte sheets per bijeenkomst
Bijlage 2: Intakegesprek
Bijlage 3: Organisatiechecklist
Bijlage 4: Informatie voor verwijzers

(Naar: Borst, Ben Chakra & Cinar, 2003)

Programma van de derde bijeenkomst cursus 'Gezond leven en bewegen'
Welkom en korte herhaling van de tweede bijeenkomst (10 min)
Bespreking van de huiswerkopdracht (15 min)
Het evenwicht tussen draaglast en draagkracht inclusief huiswerkopdracht (25 min)
Pauze (15 min)
Aspecten die van invloed zijn op draaglast en draagkracht (15 min)
Rondvraag (10 min)
Fysiogym (45 min)
Afsluiting

Materiaal:
- flap-over;
- flaneldoek;
- eventueel: (speelgoed)weegschaal met twee armen;
- kaarten waarop factoren staan die invloed hebben op draaglast of -kracht;
- sheets en overheadprojector.

(Naar: Borst, Ben Chakra & Cinar, 2003)

2.4 Voorbereiding van de uitvoering (organisatie)

Tot nu toe heeft het bekijken en beoordelen van een bestaand programma alle aandacht gekregen. Er ligt een draaiboek of programma, de keuze is gemaakt. Voordat de activiteit kan plaatsvinden, moeten er nog veel dingen geregeld worden. In dit onderdeel komt aan de orde hoe de praktische voorbereiding (organisatie) van een activiteit (bijeenkomst, cursus, beweegprogramma, training) eruitziet.

Wanneer de activiteit plaatsvindt op verzoek van een school, vereniging, instelling of organisatie, dan ligt een aantal keuzes tijdens de praktische voorbereiding voor de hand. Voorlichting in de eigen ruimte, gedurende de reguliere tijden van de groep is dan vaak de eerste optie. Toch is het ook dan nodig om goed na te gaan of dat de beste keuze is. Wanneer een bepaalde activiteit al vaker is uitgevoerd, is de praktische voorbereiding soms beperkt tot het vastleggen van een nieuwe datum en het reserveren van ruimte en middelen.

We voeren de cursus 'Gezond leven en bewegen' al een tijdje uit en maken telkens gebruik van een ruimte in het consultatiebureau. Maar ook dan is er veel te regelen. Je moet toch altijd navragen of de ruimte vrij is op de cursusdata en -tijden. Met de voorlichter eigen taal en cultuur (vetc'er), de huisarts, de maatschappelijk werker en de docent van de fysiogym moet je bijtijds overleggen op welke datum zij beschikbaar zijn voor hun praatje tijdens de cursus. Het blijft een hele organisatie.
(Hera Borst, wijkgezondheidswerker, projectleider 'Gezond leven en bewegen')

Het maakt nogal wat uit voor de praktische voorbereiding of je gevraagd wordt een programma te verzorgen voor een groep binnen een organisatie of voor een aantal mensen die niet op één plaats te bereiken zijn terwijl een contactpersoon met hen ontbreekt. Los van de bereikbaarheid van de doelgroep maakt het uit of de andere organisatie de activiteit organiseert en jij als begeleider de activiteit verzorgt of dat je zelf de activiteit organiseert. Daarom staan twee verschillende situaties model voor de aanpak van de voorbereiding:

1 Het programma is voor mensen uit een organisatie/instelling. Soms gaat het om een bestaande groep, andere keren moet je mensen werven om deel te nemen. Een of meer personen kunnen deze mensen bereiken.
2 Mensen voor wie de activiteit bedoeld is zijn niet op één plaats te bereiken. Er is geen persoon die direct contact heeft met (alle) mensen uit de doelgroep.

De ene doelgroep is voor therapeuten gemakkelijker te lokaliseren en te bereiken dan de andere doelgroep. In dat kader spreekt de literatuur over moeilijk bereikbare groepen, een begrip dat uitgaat van het perspectief van de zorgverlener. Wanneer de doelgroep centraal staat, en daar pleiten we voor in dit boek, dan is het meestal toch wel mogelijk om met creatieve middelen en soms via onconventionele kanalen de doelgroep te benaderen en te bereiken.

De praktische voorbereiding voor de twee typen groepen vertoont natuurlijk ook overeenkomsten, maar voor het leesgemak is de gehele voorbereiding per type bijeenkomst beschreven. De bijeenkomst kan vooral bestaan uit activiteiten, een combinatie van voorlichting en activiteiten, of vooral uit voorlichting. De voorbereiding wordt toegelicht aan de hand van de volgende vijf punten:
- datum, tijd;
- keuze van locatie;
- bekendmaking, uitnodiging;
- logistiek;
- afspraken met (andere) uitvoerders (indien van toepassing).

Kosten worden besproken in paragraaf 9.5.

2.4.1 HET PROGRAMMA IS VOOR MENSEN UIT EEN ORGANISATIE/INSTELLING (BIJEENKOMST TYPE 1)

De coördinator van de cursus 'Leven met een chronische ziekte' heeft een oefentherapeut gevraagd de bijeenkomst over spanning/ontspanning te verzorgen en een diëtist gevraagd voor de bijeenkomst over gezonde voeding.

Voorlichting aan de bezoekers van een fitness-centrum over gebruik van voedingssupplementen.

Voorlichting over een gezond gewicht aan mensen van een begeleid-wonenproject in de wijk.

In deze voorbeelden is er iemand bij de organisatie die contact heeft met de bestaande groep (a) of potentiële deelnemers (b). Dat vergemakkelijkt de praktische voorbereiding. Deze persoon kan de groep informeren of mensen attenderen op het programma en deelnemers werven.

Datum, tijd
De contactpersoon heeft meestal een suggestie voor de datum en het tijdstip. Toch is het goed om na te gaan of dat een geschikte tijd is voor de activiteit. Om bij activiteiten voor vrouwen met jonge kinderen rekening te houden met schooltijden en schoolvakanties. Informatie over feest- en gedenkdagen in verschillende culturen is te vinden op www.palet.nl.

Locatie
De contactpersoon stelt meestal ook een locatie voor, vaak een ruimte van de betreffende organisatie, school of vereniging. Ga na of de ruimte geschikt is voor de manier waarop je de activiteit wilt invullen. Vraag naar de inrichting van de ruimte, geluid en licht of ga zelf kijken. Overleg anders over een andere ruimte.

Bekendmaking, uitnodiging
Bij een bestaande groep (a) kan het prettig zijn om de mensen persoonlijk uit te nodigen voor de activiteit. Als het een cursusbijeenkomst betreft, is het voldoende wanneer de contactpersoon je naam en het programma van de bijeenkomst bij de groep aankondigt. Spreek in elk geval af dat de contactpersoon de mensen informeert en hoe deze dat zal doen. Bespreek ook of een schriftelijke uitnodiging wenselijk is. Wanneer je daar samen toe besluit, spreek dan af welke informatie erin moet staan en hoe de uitnodiging eruit zal zien. Wanneer je een landelijk programma uitvoert, is het gebruikelijk om brieven en ander materiaal van dat programma te gebruiken.
In een organisatie zoals de sportinstelling uit het voorbeeld (b) is een combinatie van een mondelinge en schriftelijke uitnodiging waarschijnlijk het meest effectief én haalbaar. Mondeling door het personeel (receptie, kantine, trainers), schriftelijk in de vorm van een poster en folders of flyers. Personeel kan de folders of flyers uitdelen of op strategische plaatsen neerleggen. Misschien kunnen andere media ingezet worden: een mededeling op het telefonisch informatiebandje of op de website. Soms is het mogelijk de leden een 'brief op naam' naar hun privéadres te sturen of een sms te sturen. Wanneer ook bezoekers van andere sportcentra welkom zijn moeten andere kanalen ingezet worden om 'bezoekers van sportcentra' te bereiken (zie aanpak bij type 2).

Overleg over het wervingsmateriaal. Spreek af wie de poster, folder of flyer en eventuele persoonlijke brief maakt en welke informatie erin moet staan. In landelijk materiaal is vaak ruimte voor de naam en het logo van de organiserende instelling. Zorg ervoor dat de leidinggevende of directie instemt met het gebruik van beide logo's.
Een andere optie is om op schrift of per e-mail beknopte informatie over de activiteit aan te leveren (doel, programma, werkwijze; je naam, beroep of functie, organisatie). Je kunt ook vragen de conceptversie van het materiaal te mogen bekijken om eventueel commentaar nog te laten verwerken. Zo voorkom je dat 'jouw programma' gepresenteerd wordt op een manier waarin jij je niet kunt vinden. Het is niet gebruikelijk dat je bemoeienis of inspraak hebt in de vormgeving van de uitnodiging.

Logistiek
Maak afspraken over:
– werkzaamheden vooraf:
  · ontwikkeling, productie en distributie van materiaal;
  · inrichten van de ruimte (of leeghalen van de ruimte, zodat er voldoende oefenruimte is);
  · klaarzetten van benodigde apparatuur en ander materiaal;
  · klaarleggen van materiaal voor de deelnemers: programma, evaluatieformulier; stevig papier voor naamkaarten;
– werkzaamheden bij aanvang, tijdens en na de bijeenkomst:
  · zorgen voor consumpties voor de deelnemers;
  · openen van de bijeenkomst; introduceren van de voorlichter;
  · uitvoeren van een schriftelijke evaluatie (indien niet tijdens de bijeenkomst; evaluatieformulieren verzamelen);
  · opruimen en eventueel afsluiten van de ruimte; terugbrengen van de sleutel.
Het is belangrijk alle afspraken schriftelijk vast te leggen. Dat voorkomt veel misverstanden.

2.4.2 MENSEN ZIJN NIET OP ÉÉN PLAATS TE BEREIKEN (BIJEENKOMST TYPE 2)

De wijkgezondheidswerker heeft gevraagd of je de cursus 'Gezond leven en bewegen' wilt verzorgen voor vrouwelijke migranten met veel gezondheidsklachten.

Het gezondheidscentrum wil het beweegprogramma artrose aanbieden en een valpreventieprogramma. Een teamlid gaat nog op zoek naar een effectief programma voor preventie van overgewicht.

In deze voorbeelden is het noodzakelijk ervoor te zorgen dat mensen uit de doelgroep weten dat er een activiteit plaatsvindt en dat die voor hen bedoeld is. Daarom is het nodig de activiteit actief onder de aandacht te brengen bij mensen die tot de doelgroep horen, op een manier waardoor ze zich aangesproken voelen en zich uitgenodigd weten.

In het eerste voorbeeld is er een contactpersoon, maar deze heeft niet altijd directe toegang tot de doelgroep. De contactpersoon kan soms toch een schakel vormen om de doelgroep te bereiken.

Datum en tijdstip

De datum en het tijdstip moeten geschikt zijn voor de mensen die je op de bijeenkomst verwacht. De volgende vragen zijn een handvat bij het bepalen van datum en tijd.

Keuze van dag en tijd

– Met het oog op de doelgroep:
  • Welke dagen in de week en tijdstippen zijn wel en welke niet geschikt voor de doelgroep? Een woensdagmiddag is niet zo geschikt voor ouders van schoolgaande kinderen, een winteravond misschien niet aantrekkelijk voor ouderen, een vrijdagmiddag niet acceptabel voor moslims.
  • Zijn er voor de doelgroep in dezelfde periode of op dezelfde dag op dat tijdstip andere activiteiten die de kans op deelname aan de voorlichting verkleinen? Denk aan voetbal, televisie, cursussen. Het kan zelfs gebeuren dat er veel beroering is over een ander, actueel onderwerp. Dan is het misschien beter de voorlichting uit te stellen.
  • Houd bij de planning van bijeenkomsten (voor allochtone vrouwen) zeker rekening met feestdagen. Zij hebben dan veel sociale verplichtingen en kunnen geen middag vrijmaken. Er zijn kalenders met religieuze en nationale feestdagen (www.palet.nl).
– Met het oog op de uitvoerders:
  • Wanneer meer mensen meewerken aan het programma controleer dan of datum en tijd hen schikken. Denk hierbij ook aan sleutelfiguren uit organisaties die zich met de doelgroep bezighouden, vetc'er, tolk, gasten.

Leg de afspraken over datum, plaats, tijd (begin- en eindtijd) schriftelijk vast en informeer alle mensen die betrokken zijn bij de voorbereiding. Zij hoeven dan de andere data niet meer 'vrij te houden'.

Locatie

Het gebouw en de ruimte moeten bij voorkeur bekend zijn bij de mensen die je op de bijeenkomst verwacht en in elk geval voor hen geschikt zijn. Soms wordt een valpreventieprogramma voor mensen uit de wijk uitgevoerd in een verpleeghuis dat in de wijk ligt. Voor sommigen maakt dat de stap groter. Daarnaast moet het programma tot zijn recht kunnen komen in de ruimte. Wanneer in de zaal geen mogelijkheid is om de deelnemers na de pauze in groepjes te laten praten of een bewegingsoefening te laten doen, zoals het programma luidt, dan is de ruimte niet geschikt. Tot slot moet het mogelijk zijn praktische afspraken te maken.

Net als de algemene eis aan datum en tijd kun je de algemene eis die je aan de locatie stelt, vertalen in vragen of in specifieke eisen.
Vragen over de locatie
– Met het oog op de doelgroep en het doel:
  • Kent de doelgroep de locatie? Is het een acceptabele, vertrouwde plek voor de doelgroep?
  • Past de locatie (instelling) bij de doelstellingen en het imago van de eigen organisatie?
  • Is de locatie gemakkelijk bereikbaar voor de doelgroep (te voet, per fiets, per bus, per auto)?

- Is de locatie gemakkelijk toegankelijk voor de doelgroep? Denk aan een oprit voor rollators, rolstoelen of kinderwagens, een lift. Zijn de toiletten toegankelijk en geschikt?
- Als kinderopvang wenselijk is, biedt de locatie die mogelijkheid?
- Kan het programma goed uitgevoerd worden in de ruimte? Denk aan: ruimte, licht, temperatuur, verduistering mogelijk, inrichting, weinig hinder van buiten, van andere bezoekers, van geluid uit andere ruimtes.
- Zijn de technische faciliteiten voldoende, is materiaal en (technische) apparatuur aanwezig (of mee te nemen; en te plaatsen?), zijn aansluitingen en verlengsnoeren aanwezig?
– Met het oog op praktische afspraken:
- Is het gebouw en de ruimte open voordat de voorlichting begint? Wie opent en sluit het gebouw, de ruimte?
- Is koffie en thee in de pauze beschikbaar? In welke ruimte? Wie zorgt voor thee en koffie?
- Wie zorgt voor audiovisuele apparatuur? Is assistentie mogelijk wanneer de apparatuur niet werkt?
- Ten slotte: wat zijn de kosten?

Bekendmaking en uitnodiging

Ga bij de doelgroep of bij mensen die de doelgroep goed kennen na welke manieren geschikt zijn. Een combinatie van schriftelijke en mondelinge uitnodiging is vaak het effectiefst, zeker als dat via verschillende kanalen en personen gebeurt.
Vertaal deze algemene eis in vragen of specifieke eisen.

Vragen over de werving
– Wie kunnen mensen uit de doelgroep mondeling uitnodigen?
- Voor het beweegprogramma 'artrose': huisartsen, doktersassistenten, apothekers, thuiszorg, patiëntenvereniging.
- Voor de cursus valpreventie: doktersassistenten, huisartsen, fysiotherapeuten, maatschappelijk werkers en andere medewerkers van het gezondheidscentrum, thuiszorg, apothekers, coördinator ouderensteunpunt in de wijk, ouderencentrum, welzijnszorg voor ouderen. Ook via de ouderenvereniging, via ouderenclubs en ouderenactiviteiten in de wijk; ouderenvoorlichter.
- Voor de cursus 'Gezond leven en bewegen': doktersassistenten, praktijkondersteuners, huisartsen, fysiotherapeuten, maatschappelijk werkers en andere medewerkers van het gezondheidscentrum, apothekers, migrantenvereniging, vetc'er, medewerkers van het buurthuis. Daarnaast: bericht via lokale migrantenzender.
– Welke vormen en kanalen zijn geschikt? Streef naar een combinatie van vormen en kanalen:
- schriftelijke vorm om de bijeenkomst onder de aandacht te brengen: uitnodigingsbrief, wervingsfolder of flyer, poster, bericht (voor krant, enz.);
- kanalen voor schriftelijke berichten: om in te schatten of bepaalde kanalen zinvol zijn, moet je weten van welke informatiekanalen de doelgroep gebruikmaakt. Denk aan lokale kranten, huis-aan-huisbladen, bericht in verenigingsbladen, wijkkrant, kerkblad. Datzelfde geldt als je een plan maakt om materiaal te distribueren: welke plaatsen zijn daarvoor geschikt? Misschien is de maaltijdservice ('tafeltje-dek-je') voor de doelgroep ouderen wel een geschikt kanaal. Laat je hierover adviseren door mensen die de doelgroep goed kennen;
- andere media en kanalen: lokale omroep, mededeling op telefonisch informatiebandje, website (als die door de doelgroep veel bezocht wordt). Bij sommige allochtone groepen en ouderen met een lage SES werkt mond-tot-mondreclame goed. Zoek daarom sleutelfiguren, contactpersonen en mensen die de cursus al hebben gevolgd. Zij kunnen een bericht in hun contactenkring verspreiden.

Afspraken met andere uitvoerders
In een draaiboek staat vaak aangegeven welk type begeleider het programma verzorgt. Wanneer een of meer andere personen onderdelen verzorgen, ga dan na wie je daarvoor het beste kunt benaderen. De één kan immers beter overweg met een bepaalde groep dan de ander. Bovendien kunnen begeleiders ook verschillen in affiniteit met het onderwerp of de doelgroep. Peil eventueel bij collega's welke mensen zij aanbevelen.
Neem contact op en leg het verzoek om medewerking aan het programma voor. Bespreek de volgende onderwerpen:
– inhoudelijke aandachtspunten:
  • doel van de activiteit; boodschap; programma en werkvormen;
  • onderdeel dat de collega zal uitvoeren;
– praktische aandachtspunten:
  • duur van de bijdrage van de collega;
  • wensen wat betreft hulpmiddelen, eisen aan ruimte;
  • vergoeding (wel of niet beschikbaar; hoeveel).

Wanneer verschillende mensen bij de activiteit betrokken zijn, kan het handig zijn eerst bij hen te peilen op welke van de voorgestelde data en tijden zij wel en niet beschikbaar zijn. Verzoek hun de beoogde data even 'vrij te houden', maar laat deze periode zo kort mogelijk duren.

Schakel eventueel een vetc'er of tolk in
Een voorlichter eigen taal en cultuur kan zelfstandig een voorlichting verzorgen. Een tolk vertaalt wat de voorlichter in het Nederlands zegt. Houd er rekening mee dat een bijeenkomst met een tolk ruim tweemaal zo lang duurt als een bijeenkomst zonder tolk. Niet alleen de woorden van de voorlichter moeten vertaald worden, maar ook de antwoorden en vragen van de deelnemers.

Logistiek
Maak afspraken over:
– werkzaamheden vooraf:
  • ontwikkeling, productie en distributie van materiaal;
– werkzaamheden voor het begin:
  • inrichten van de ruimte;
  • klaarzetten van benodigde apparatuur en ander materiaal;
  • klaarleggen van materiaal voor de deelnemers, werkopdracht, evaluatieformulier; stevig papier voor naamkaarten;
– werkzaamheden bij aanvang, tijdens en na de bijeenkomst:
  • zorgen voor consumpties voor de deelnemers;
  • openen van de bijeenkomst; introduceren van de begeleider;
  • uitvoeren van een schriftelijke evaluatie (indien niet tijdens de bijeenkomst; evaluatieformulieren verzamelen);
  • opruimen en eventueel afsluiten van de ruimte; sleutel terugbrengen.

Het is belangrijk alle afspraken schriftelijk vast te leggen. Dat voorkomt veel misverstanden.

2.5 Materiaal

Het draaiboek geeft aan welke soorten materiaal nodig zijn. Het materiaal kan variëren van stoelen, stokken en een bal tot een parcours, fitness-apparatuur, testfaciliteiten en kookfaciliteiten en voedingsmiddelen. Materiaal dat gebruikt wordt voor werving, informatie, (schriftelijke) feedback en ter stumulering komt in paragraaf 4.9 aan bod bij voorlichtingsmateriaal.

2.6 Uitvoering

En dan is het zover. Tijd om dingen klaar te zetten, te controleren en te regelen. Maar hoe goed de voorbereiding ook is geweest, op het laatste moment kan er iets onvoorziens gebeuren. In deze paragraaf staan tips om deze onverwachte gebeurtenissen op te vangen.

De (mede)begeleider is bij aanvang van de bijeenkomst (nog) niet aanwezig
Ga na in hoeverre je het programma zelf kunt uitvoeren, al dan niet na aanpassing. Zelf uitvoeren is soms niet mogelijk, bijvoorbeeld

wanneer een voorlichter eigen taal en cultuur (vetc'er) de bijeenkomst zou begeleiden. Bepaal tot welk tijdstip je een beslissing kunt uitstellen. Informeer de aanwezigen dat de collega-begeleider (nog) niet aanwezig is. Geef aan of en hoe lang je daarop zult wachten, wanneer je alvast begint met het programma en wanneer je een knoop zult doorhakken. Wanneer je het programma drastisch wilt wijzigen, overleg dan met de deelnemers. Leg een voorstel voor en bespreek dat. Zo vraag je hun in te stemmen met de noodgedwongen wijziging. Dat voorkomt grote teleurstelling na afloop.

De opkomst is klein

Laat in principe de bijeenkomst doorgaan. Zo laat je de mensen die wel gekomen zijn niet in de kou staan. Pas het programma aan, liefst in overleg met de aanwezigen.
Er vindt misschien minder informatie-uitwisseling plaats in een erg kleine groep. Vul de informatie aan met ervaringen uit andere bijeenkomsten. Las eventueel een tussentijdse evaluatie in. Pas daarna het programma aan de behoeften aan.

De opkomst is (te) groot

Laat de bijeenkomst doorgaan, in principe voor iedereen. Doe alles wat je daar redelijkerwijs voor kan doen. Als deelnemers zich tevoren niet hoefden aan te melden, rekenen zij er immers op.
Alleen als op korte termijn in de buurt dezelfde activiteit weer zal plaatsvinden, kan dat voor sommige deelnemers een redelijk alternatief zijn. Attendeer ze op die mogelijkheid. Zij kunnen dan hun keuze maken.
Pas de inrichting van de ruimte aan, pas eventueel de doelstelling, het programma en de werkvormen aan. Soms ontkom je er niet aan om actieve onderdelen in te korten of beurtelings te laten doen. Of om een sterker accent te leggen op informatie (bewustwording, stap Begrijpen) en minder op attitude, vaardigheden, oefenen en ervaren. Maak in je inleiding duidelijk dat je vanwege de grote opkomst het programma enigszins aanpast.

Zorg er echter voor dat je niet te veel afwijkt van de doelstelling of maak ook dat expliciet. Anders raken deelnemers gaandeweg het programma teleurgesteld en is uiteindelijk niemand tevreden.

Er zijn deelnemers die niet tot de doelgroep behoren

Op een programma voor mensen die een verhoogd risico hebben op diabetes, komen vaak mensen af die al diabetes hebben. Dat gebeurt vaker wanneer het de eerste keer is dat er een activiteit is voor mensen met diabetes. Als mensen geen verwijzing van de huisarts nodig hebben om deel te nemen en er vindt geen intake plaats, kan deze situatie zich voordoen. Bij een eenmalige bijeenkomst is dat misschien niet zo erg, bij een cursus of een langer lopend beweegprogramma kan dat bezwaarlijk zijn. Dan nog is het soms belangrijker om goodwill te verwerven door de betreffende mensen, in overleg, toch te laten deelnemen. Je kunt ze als ambassadeur beschouwen voor het promoten van het programma. Wanneer deelname echt niet mogelijk is, vertel dan eerlijk waarom het niet kan. Toon begrip voor de teleurstelling. Kijk of je een alternatief kunt aanbieden.

De groep wil een onderdeel van het programma niet (laten) uitvoeren

De groep kan bezwaar maken tegen een onderdeel van het programma, tegen de inhoud of de vorm of beide.
Ga na wat de bezwaren precies zijn en voor wie die gelden. Schat in of een korte uitleg over het waarom van het onderdeel de bezwaren van de deelnemers kan verminderen. Ga na of het doel van het programma en het doel van het betreffende onderdeel alleen bereikt kan worden via de gekozen werkvorm. Dan is het zinvol om meer aandacht te besteden aan uitleggen en motiveren. Overweeg anders het programma enigszins aan te passen om tegemoet te komen aan de belangrijkste bezwaren. Uiteindelijk werk je met een groep die je moet zien 'mee te krijgen'. Het tevoren opgestelde programma is daarbij een middel, geen doel.

> *Soms ligt in de cursus 'Gezond leven en bewegen' voor Marokkaanse vrouwen bewegen op muziek moeilijk. Sommige groepen vinden het vanuit hun geloofsovertuiging en tijdens de Ramadan ongepast om te dansen.*
> *(Nel Visser, fysiotherapeut, cursus 'Gezond leven en bewegen')*

De tolk is niet aanwezig
Ga na of een deelnemer de tolkfunctie kan vervullen totdat de tolk arriveert of gedurende de gehele bijeenkomst. Uiteraard is dat niet ideaal, maar in elk geval te overwegen. Zonder tolk kan de bijeenkomst niet beginnen. Overleg anders met de contactpersoon van de groep en deelnemers die Nederlands spreken over uitstel van de bijeenkomst.

De groep wisselt sterk van samenstelling of wordt steeds kleiner
Soms wordt gewerkt met een groep met continue instroom. Nieuwe deelnemers kunnen dan elk moment instromen. Besteed aandacht aan de nieuwe deelnemers, heet ze welkom in de groep. Leg uit hoe het programma in elkaar zit, of er een pauze is en besteed aandacht aan afspraken die in de groep zijn gemaakt: afbellen als je niet komt, samen koffiedrinken na de training.
In een aantal programma's neemt de begeleider contact op als een deelnemer zonder bericht afwezig is. Dat bevordert de betrokkenheid bij het programma en vermindert de uitval.
Bij een 'open groep' stromen mensen op verschillende momenten uit. Besteed aandacht aan het vertrek. Wanneer de deelnemer doorstroomt naar een andere groep of een reguliere sportactiviteit, kan dat andere groepsleden stimuleren.
Ook in 'vaste' groepen kunnen zoveel mensen uitvallen dat de groep erg klein wordt.

> *Soms vallen mensen uit door andere gezondheidsproblemen of persoonlijke omstandigheden. Tenminste, je hoopt dat het die redenen zijn. Dat ze niet wegblijven vanwege het programma zelf. Als het goed gaat in een groep, is de groep zelf ook een reden om te komen. Als je een groep uit elkaar ziet vallen, dan worden die positieve groepseffecten ook minder.*
> *Maar omgekeerd gebeurt ook. Een deelnemer had in drie maanden tijd zijn leefstijl zo veranderd, dat hij twee of drie keer per week naar de sportschool wilde gaan. Dat kan, dan blijven we alleen nog controles doen, als follow-up. De betrokken deelnemer zei zelf: 'Het is al zo'n klein groepje geworden, ik denk dat het voor de anderen wel goed is als ik blijf komen.' Dat voelde hij heel goed aan.*
> *(Jacqueline Pluyter en Marten Galenkamp, fysiotherapeuten in een gezondheidscentrum, Groningen)*

2.7 Evaluatie van een programma

Het programma (de bijeenkomst, cursus, beweegprogramma) is (bijna) afgelopen: tijd voor evaluatie. Binnen het methodisch handelen passen de evaluatievragen: hoe is het programma verlopen en is het doel bereikt? Met het antwoord op deze vragen zijn keuzes die gemaakt zijn te verantwoorden. Daarnaast draagt evaluatie bij aan reflectie op het eigen professioneel handelen. Tot slot vragen de opdrachtgever, werkgever of subsidiegever een verantwoording van de inzet van menskracht en geld.
Onder invloed van het streven naar *evidence-based* handelen is evaluatie de laatste jaren nog belangrijker geworden. Ook preventieve en gezondheidsbevorderende activiteiten moeten aantoonbaar effectief zijn.

2.7.1 BEKIJKEN VAN HET EVALUATIEDOEL

Evaluatie kan verschillende doelen hebben
Evalueren van voorlichting is terugkijken naar de planning en de uitvoering ervan. Waarover de evaluatie precies gaat, hangt af van wat men met de evaluatiegegevens wil doen. Het maakt nogal wat uit of de evaluatiegegevens dienen om een programma op onderdelen bij

te stellen of moeten aantonen dat een voorlichting effectief is. Het maakt ook uit of de evaluatiegegevens voor de opdrachtgever of zorgverzekeraar zijn bedoeld.

Procesevaluatie levert informatie om het programma te kunnen verbeteren
Procesevaluatie gaat over de vraag hoe de uitvoering van het programma is verlopen. Is die volgens plan (draaiboek) verlopen? Op welke punten wel, op welke niet? En waarom niet? Het antwoord op deze vragen kan informatie en tips opleveren voor de volgende keren dat het programma zal plaatsvinden. Evaluatie onder de deelnemers kan informatie geven over tevredenheid over het programma als geheel, onderdelen, de begeleider en de accommodatie. Aan de hand van hun oordeel kun je het programma verbeteren. Daarnaast is het aantal deelnemers een belangrijk gegeven.

> *Evalueren kan aanwijzingen leveren om de cursus te verbeteren. Zo was in 'Gezond en vitaal' het onderwerp ouderdomsverschijnselen gepland in bijeenkomst zes, na het onderwerp weerstand (lichamelijk, geestelijk en sociaal) in bijeenkomst vier. De zesde bijeenkomst bood veel minder steun en 'peptalk' dan de vierde. De deelnemers gaven aan dat de volgorde van de twee bijeenkomsten omgedraaid moest worden.*
> *(Paula Hansma, seniorenvoorlichter)*

Effectevaluatie is meten van het resultaat
Naast de vraag hoe het programma verlopen is, is de vraag of het doel bereikt is even belangrijk. Om dat te kunnen bepalen, moet het effect gemeten worden: is de conditie verbeterd? Het uithoudingsvermogen of het evenwicht verbeterd? De alertheid op valrisico's vergoot? De bloedsuikers verbeterd, de HbA1c verlaagd? De kennis toegenomen? Hebben de deelnemers steun ervaren bij hun probleem? Zijn ze anders gaan denken over het belang van meer bewegen of van gezonde voeding? En wanneer gedragsverandering het doel was:

hebben ze hun gedrag veranderd, zijn ze (meer) gaan ...? Hoe concreter de doelen geformuleerd zijn, des te duidelijker is waarover de evaluatie moet gaan. Als doorstroom naar andere groepen of activiteiten een van de doelen is, zijn cijfers over de doorstroom (gedrag) van belang.

Steeds vaker worden effecten wetenschappelijk gemeten, maar nog lang niet altijd is dat haalbaar
Er zijn steeds meer (beweeg)programma's waarin een nulmeting en een nameting zijn opgenomen. In de toekomst zal daardoor meer *evidence* beschikbaar komen. Zo kent de cursus 'Valpreventie en valtraining' een voor- en nameting, evenals Big!Move en KNGF-beweegprogramma's. In deze paragraaf gaan we niet in op de metingen, de validiteit en betrouwbaarheid van meetinstrumenten van lichamelijke en psychische variabelen.

> *We gebruiken bij de intake en na afloop van de valpreventiecursus de Berg Balance Score. Dat is een test van de vaardigheden die met evenwicht en zitten en staan en lopen te maken hebben. Bijna altijd is die significant verbeterd. Uit wetenschappelijk onderzoek blijkt dat de valkans na de cursus valpreventie vermindert met 47% (Weerdesteyn, 2005). Maar nog mooier zijn de verhalen. Een van de cursisten was met haar dochter naar Napels en Pompeji geweest. Als 78-jarige huppelde ze daar over de ruïnes. Ze kreeg van de hele groep commentaar dat ze zo geweldig liep. Ze vertelde heel trots dat ze de cursus Valpreventie had gedaan!*
> *(Marten Galenkamp, fysiotherapeut in een gezondheidscentrum, Groningen)*

In kleinschalige activiteiten is het maar in beperkte mate mogelijk het effect van een bijeenkomst, cursus of programma volgens wetenschappelijke normen te meten. Dat is ook niet altijd nodig. Een evaluatie kan soms wel aanwijzingen geven over het effect op kennis, houding of gedrag. Realiseer je wel dat het om aanwijzingen van effect gaat en niet om een bewezen effect, zeker niet als er vooraf geen meting (o-meting) heeft plaatsgevonden. In deze paragraaf bespreken we naast de procesevaluatie deze beperkte effectevaluatie, waarin deelnemers wordt gevraagd een aantal vragen te beantwoorden.

2.7.2 ORIËNTATIE OP DE EVALUATIE
Alle onderdelen van het proces kunnen geëvalueerd worden

Evaluatie onder de deelnemers gaat vaak over hun mening over het programma. Soms bevat het programma zelf een onderdeel waarin de kennis van de deelnemers aan het eind (opnieuw) getest wordt. Of een onderdeel waarin de deelnemers aangeven hoe ze (aan het eind van het programma) erover denken en welke plannen zij hebben hun gedrag te veranderen. Zulke programmaonderdelen hebben dan ook een evaluatieve functie. In andere bijeenkomsten kan de evaluatie vragen bevatten over kennis, meningen en plannen om gedrag te veranderen.

In principe kan evaluatie van alle onderdelen (werving, programma, organisatie en het bereikte resultaat) bruikbare informatie opleveren om het programma te verbeteren. Het is de moeite waard om te bekijken waarover de evaluatie gaat en hoe die wordt uitgevoerd.

De manier van evalueren heeft invloed op het resultaat

Bij een schriftelijke evaluatie is het wel mogelijk een toelichting te vragen bij de antwoorden, maar verder doorvragen is niet mogelijk. Bij een mondelinge evaluatie is de kans op sociaal wenselijke antwoorden groot, zeker wanneer de begeleider zelf de evaluatie uitvoert. Daarom moeten de evaluatievragen passen bij de manier van evalueren.

In een bestaand programma is een keuze gemaakt:
- bij wie? (deelnemers en/of anderen; aantal mensen);
- wanneer? (eind van bijeenkomst, na afloop; tijd na de bijeenkomst; één keer of meerdere keren);
- hoe? (mondeling, schriftelijk; bestaand meetinstrument);
- door wie? (indien mondeling: door de begeleider, door iemand anders);
- anoniem? (is anonimiteit van antwoorden gewenst en mogelijk);
- praktisch haalbaar? (tijdsbesteding door respondenten; tijdsbesteding door begeleider; kosten: kopieerkosten, portokosten, kosten van verwerking).

2.7.3 UITVOEREN VAN DE EVALUATIE
Licht doel en werkwijze toe

Leg uit wat het doel is van de evaluatie: 'We willen graag uw mening over het programma of de cursus horen, wat u goed vindt en wat u minder goed vindt.' Benadruk dat ieders reactie welkom is. Vertel wat je met de gegevens zult doen: 'Wanneer we weten wat u van de cursus vindt, kunnen we (onderdelen van) de cursus verbeteren.'

Vraag de deelnemers een korte vragenlijst in te vullen. Geef aan hoeveel tijd het invullen van de vragenlijst kost. Maak duidelijk dat hun mening anoniem blijft: ze hoeven hun naam niet op de vragenlijst te zetten.

Vertel hoe en wanneer deelnemers hun vragenlijst kunnen inleveren

Vertel waar ze het papier, dichtgevouwen in een doos, kunnen inleveren, bijvoorbeeld bij het verlaten van de ruimte. Bied eventueel de mogelijkheid de vragenlijst thuis in te vullen en op te sturen. De kans dat de vragenlijsten ingevuld terugkomen, neemt hierdoor overigens sterk af. Dit is enigszins te ondervangen door een geadresseerde en gefrankeerde envelop mee te geven. Noem de datum waarop de vragenlijst ontvangen moet zijn.

Verwerk de resultaten

Verzamel de ingevulde vragenlijsten. Geef elke vragenlijst een nummer of letter (respondentcode). Voer tellingen uit en noteer deze in een 'lege' vragenlijst of op een apart scoreformulier. Noteer de geschreven opmerkingen bij de betreffende vraag onder vermelding van de

Evaluatieonderwerpen per onderdeel

onderdelen van evaluatie van een bijeenkomst	Wat kan interessant zijn om te weten?
werving	Hoe wisten deelnemers dat de bijeenkomst er was? Wie of wat heeft ze over de drempel getrokken?
programma	
– boodschap (informatie)	Informatie begrijpelijk, belangrijk, bruikbaar? Voldoende? Nieuwe informatie gehad?
– kanalen (programmaonderdelen)	Waren de onderdelen zinvol (waar het meeste aan gehad)? Prettig?
– zender (voorlichter)	Deskundig? Prettig?
– ontvanger (deelnemers)	Alleen bij reeks bijeenkomsten relevant: grootte en samenstelling van groep: prettig?
organisatie (locatie en verzorging van bijeenkomst)	Ruimte toegankelijk, prettig? Ontvangst prettig? Voldoende en interessant materiaal aanwezig?
doel (bereikt resultaat)	Aan verwachtingen voldaan? Wat heeft de bijeenkomst opgeleverd?
Tot slot: suggesties ter verbetering van de voorlichting	Tips om de bijeenkomst te verbeteren?

respondentcode. Zo ontstaat een eenvoudig overzicht van de resultaten.
Van een landelijk programma verwerkt soms de landelijke organisatie de evaluatiegegevens. De begeleider stuurt de evaluatieformulieren dan naar het landelijk bureau.

Gebruik de resultaten

Soms wijzen de uitkomsten allemaal in dezelfde richting. Dan is de conclusie duidelijk en liggen de aanbevelingen voor de hand. Vaak zijn meningen verdeeld, maar ook dat is belangrijke informatie. In elk geval is er informatie beschikbaar op grond waarvan te beslissen is of en hoe het programma bijgesteld moet worden.
Zorg ervoor dat de evaluatiegegevens terechtkomen bij degene die verantwoordelijk is voor het programma of stel zelf het programma bij.

Evaluatieonderzoek maakte deel uit van de ontwikkeling van het programma 'Hup met de heup'. Nameting vond plaats meteen na afloop en drie maanden na afloop van het programma. Het evaluatieonderzoek bestond uit een schriftelijke vragenlijst, een lichamelijk onderzoek en een aantal functionele tests.
Het programma had een gunstig effect op de ernst van de pijn (drie maanden na afloop van het programma). Aangezien meer pijn aan de heup gepaard gaat met grotere lichamelijke en psychosociale beperkingen is dit voor de patiënt een zeer relevant effect. Tevens werd een lichte, niet-significante verbetering geconstateerd van de heupfunctie en de hoeveelheid lichamelijke activiteit. Geen effect werd gevonden op de overige aspecten van het lichamelijk, psychisch en sociaal functioneren. De deelnemers beoordeelden het programma met het cijfer 8.
(Staats, 1999)

Samenvatting

» Beweegprogramma's en andere gezondheidsbevorderende activiteiten zijn steeds vaker planmatig opgezet en theoretisch onderbouwd. In de opzet spelen de communicatiereeks 'ontvanger–boodschap–ka-

naal–doel–zender' en de stappen van gedragsverandering een cruciale rol.
» De doelgroep (ontvangers) wordt gekarakteriseerd aan de hand van demografische kenmerken, gezondheid, gezondheidsgedrag en communicatiekenmerken. Daarnaast is de beginsituatie van een groep relevant, waaronder voorkennis, motivatie en mogelijkheden.
» Het doel van het programma geeft het gewenste resultaat bij de doelgroep aan, zo concreet mogelijk, liefst in maat en getal. Soms werkt men met algemene doelstellingen en specifieke doelen. De inhoud en de opzet van het programma zijn afgeleid van het doel en afgestemd op de doelgroep. Daarbij wordt gebruikgemaakt van succesfactoren (effectieve elementen).
» De begeleider van het programma (zender) moet deskundig en geloofwaardig zijn. Niet alleen professionals, maar ook getrainde ervaringsdeskundigen uit de doelgroep (*peers*) voeren gezondheidsbevorderingsactiviteiten uit.
» In een beweegprogramma of gezondheidsbevorderingsactiviteit richt de begeleider zich zowel op de groep als op het individu. De doelgroep en doelstelling, boodschap en opbouw van de reeks bijeenkomsten (programma en werkvormen) en de benodigde middelen worden vastgelegd in een draaiboek. Ook de aandachtspunten voor de praktische voorbereiding van een bijeenkomst, de uitvoering en evaluatie zijn in het draaiboek te vinden.

Sites

www.ggdkennisnet.nl
www.kenniscentrumovergewicht.nl
www.kennisnetwerkvalpreventie.nl
www.nicis.nl: thema's en dossiers/zorg en welzijn, gezondheid
www.nigz.nl/: dossiers, waaronder: allochtonen/praktijkwerk, een reeks artikelen over communicatie met het publiek
www.npi.org
www.overgewicht.org: professionals
www.palet.nl: feest- en gedenkdagen
www.quidatabank.nl (overzicht van preventie- en gezondheidsbevorderingsprojecten)
www.rivm.nl/gezondleven
www.slag.nu (steunpunt lokale aanpak gezondheidsverschillen): om te downloaden >communiceren met lage SES-groepen> voor handige tips
www.tno.nl
www.voedingscentrum.nl

3 Preventie- en gezondheidsbevorderingsprogramma's

3.1 Inleiding

Steeds meer paramedici voeren preventie- en gezondheidsbevorderingsactiviteiten uit
Een aantal (landelijke) organisaties ontwikkelt programma's en test die in een pilot. Succesvolle interventies worden daarna (landelijk) geïmplementeerd. Dan kunnen andere instellingen en professionals, al dan niet na een training en tegen betaling, de draaiboeken en materialen gebruiken.
In dit hoofdstuk komen programma's aan bod die paramedici en anderen uitvoeren. Zowel preventieprogramma's als programma's voor gezondheidsbevordering, voor mensen met een gezondheidsprobleem (artrose, diabetes, overgewicht) en voor andere doelgroepen (ouderen, migrantenvrouwen, kinderen).

> Ook als je zelf niet zo'n groep begeleidt, is het wel goed om te weten dat deze groepen er zijn. Alleen adviseren om te blijven bewegen, is vaak niet genoeg. Of adviseren aan sport te doen of naar een vereniging te gaan. Het is belangrijk dat je weet waarheen je verwijst. Ga eens kijken. Je kunt dan veel beter uitleggen wat zo'n groep inhoudt, inschatten of dat bij iemand past en gerichter verwijzen.
> (Gerry Kramer, fysiotherapeut, cursus 'Gezond leven en bewegen')

3.2 Valpreventieprogramma's

Achtergrond van het probleem vallen
(Voor theorie over de probleemanalyse, zie 6.2.1.)
Naarmate mensen ouder worden, vallen ze vaker en zijn de gevolgen ernstiger. Het jaarlijks aantal valincidenten bedraagt meer dan 1 miljoen. Een op drie 65-plussers en twee op drie 80-plussers valt een of meer keer per jaar. Een op drie thuiswonende ouderen en de helft van verpleeghuisbewoners valt minstens eenmaal per jaar. Kosten in 2006: 470 miljoen euro. Daarnaast heeft het vallen voor ouderen persoonlijk ingrijpende gevolgen. Zij worden bang en onzeker, hebben de neiging minder actief te worden, waardoor hun conditie afneemt en het valrisico groter wordt.

Gedrag en gedragsdeterminanten
(Voor theorie over de analyse van gedrag en gedragsdeterminanten, zie 6.2.2 en 6.2.3.)
Ouderen zijn zich niet altijd bewust van hun risico om te vallen (lage risicoperceptie). De meerderheid weet welke hulpmiddelen er zijn en waar ze informatie kunnen krijgen, maar zij maken daar beperkt gebruik van. Allochtonen hebben wél meer behoefte aan informatie.
De belangrijkste risicogroepen zijn vrouwen, ouderen met een slechte lichamelijke conditie en ouderen met een lage sociaaleconomische status (vooronderzoek Stichting Consument en Veiligheid, campagne valpreventie bij ouderen, 2005; www.veiligheid.nl).

Doelgroepen
(Voor kiezen van een doelgroep, zie paragraaf 7.2.)
De doelgroep bestaat uit ouderen, maar voor de werving, organisatie en inhoud maakt het uit op welke (sub)groep ouderen de interven-

tie is gericht: zelfstandig wonend, jonge senioren (55+), ouderen in een verpleeghuis, uit één wijk of uit een groter gebied.

Doelen
(Voor kiezen van een doel, zie paragraaf 7.3.)
Het uiteindelijke doel is: minder valincidenten of, als mensen onverhoopt vallen, dan toch minder ernstige letsels door het vallen. Soms is de doelstelling: meer kennis van risico's, betere inschatting van het eigen valrisico, kennis van maatregelen en middelen in en om huis om vallen te verminderen.

Interventies en organisatie
(Voor kiezen van interventies, zie paragraaf 7.4.)
Een programma is succesvoller als de werving (welke boodschap via welke kanalen), de organisatie en inhoud passen bij de doelgroep, zeker als mensen zichzelf moeten aanmelden. Daarnaast spelen de kosten mee die een deelnemer zelf moet betalen.

Aangrijpingspunten van valpreventie
De meeste interventieprogramma's bevatten een combinatie van interventies, gericht op:
- de omgeving;
- het gebruik van beschermende maatregelen;
- persoonsgebonden factoren (angst en andere psychische factoren);
- lichamelijke factoren (evenwicht, coördinatie, kracht, visus, schoeisel, gebruik van slaapmiddelen);
- valtechnieken; ouderen blijken niet trager te reageren op balansverstoringen, maar hun maximale kracht en de snelheid om die te bereiken zijn afgenomen. Daardoor zijn hun balansherstelreacties minder effectief (Pijnappels, 2005a en b). Door te leren vallen, wordt niet het vallen zelf voorkomen, maar wel ernstig letsel.

3.2.1 IN BALANS
Ik werk in een verpleeghuis en begeleid ook bewegingsgroepen voor zelfstandig wonende ouderen. Toen het verpleeghuis een wijkfunctie kreeg, werd ons gevraagd wat we kunnen bieden voor ouderen in de wijk. Ik heb voorgesteld de cursus 'In balans' aan te bieden als valpreventie.

Opzet
'In balans' combineert voorlichting met beweging. Theorie om bewustwording te bewerkstelligen, het praktijkdeel voor vaardigheidstraining. Met oefeningen voor mobiliteit van enkels en bekken, sterke benen en een balanstraining geënt op Tai Chi. Het is een oosterse, rustige bewegingsvorm, die bij ouderen bijzonder effectief is gebleken.

Doelgroep
De cursus is voor oudere mensen in de wijk die meer kans lopen om te vallen. Mensen die meedoen hebben problemen met hun evenwicht, vallen wel eens of zijn bang om te vallen en willen daar iets aan doen, voor dat gebeurt. Overwegend autochtoon, terwijl de wijk toch heel gemengd is. Bij Big!Move zie je juist veel meer allochtone deelnemers. Misschien wel omdat de cursus 'In balans' echt een cursus is, met theorie en een cursusboek.

Werving
Een maand voordat de cursus start sturen we een persbericht naar een huis-aan-huisblad en we verspreiden een folder via buurthuizen, de bibliotheek en thuiszorgorganisatie. Via de verpleeghuisartsen hebben we de huisartsen geïnformeerd en folders voor hun wachtkamer verstrekt. Ook collega's hebben we op de hoogte gesteld, de valpoli in het UMC en de Stichting Welzijn hier in de wijk. Die hebben vaak een ouderenprogramma en ouderenadviseurs. Zo'n netwerk is echt belangrijk. Om mensen te werven moet je investeren: tijd, moeite en natuurlijk ook geld.

Tabel 3.1 Cursus 'In balans'.

doel	– Zelfstandig wonende ouderen (70+) en ouderen in woonzorginstellingen zo lang mogelijk zelfstandig en zelfredzaam laten zijn. – Voorkomen van sociaal isolement, verminderen van depressie. – Bevorderen van een gezonde actieve leefstijl. – Bevorderen van het doorstromen naar reguliere bewegingsactiviteiten.
doelgroep	Zelfstandig wonende ouderen (70+) en ouderen in woonzorginstellingen.
werving, aanmelding	Lokale organisaties en cursusleiders verzorgen de werving, onder meer via folders bij huisartsen, apotheek, zorg- en welzijnsinstellingen en via berichten in lokale kranten. Zij zorgen ook voor een geschikte locatie.
ontwikkelaar	Nederlands Instituut voor Sport en Bewegen (NISB). Samenwerkingspartners zijn: Stichting Consument en Veiligheid, Arcares, GGD Nederland, NIGZ, provinciale sportraden, provinciale steunfuncties op het terrein van welzijn en zorg, TNO-health.
opzet	Het project bestaat uit vijf fasen: 1 Informatiebijeenkomst. 2 Cursus van drie bijeenkomsten van 2 uur, elk met een voorlichtingsdeel en een bewegingsdeel. De voorlichting gaat over risico's (inrichting van het huis, verlichting, medicijngebruik) en praktische tips om de risico's te verminderen. In het bewegingsdeel voeren deelnemers balansoefeningen uit. 3 Training: oefeningen voor mobiliteit van enkels en bekken, kracht van de benen, houding en coördinatie bij transfers, algemeen uithoudingsvermogen en balanstraining. Daarnaast aandacht voor onzekerheid en angst. 4 Follow-uptraining. 5 In de vijfde fase maken deelnemers de overstap naar reguliere bewegingsactiviteiten. De deelnemers kiezen na iedere fase of ze door willen gaan of willen stoppen.
groepsgrootte	6-12 deelnemers.
groep en individu	De deelnemers oefenen in een groep, maar elk op zijn eigen niveau.
middelen	Stoelen, tafels, een dikke oefenmat, oefenruimte voor twaalf mensen. Voor de trainingen: ballen, isolatiebuizen. Elke docent bepaalt zelf welke oefenmaterialen er nodig zijn. Ontspannende muziek voor de balansdans.
metingen	Functional Reach test, progressieve Rombergtest, Timed Up and Go test, Timed Chairstand-test. Gestandaardiseerde schriftelijke evaluatie van de cursus en zelfrapportage van verandering in activiteitenniveau.
(terug)rapportage	Er is geen rapportage aan de arts.
resultaten en evaluatierapport	Ouderen die hebben deelgenomen vallen minder vaak. Na drie maanden is het valrisico met 61% verminderd.
implementatie	Het programma wordt in heel Nederland uitgevoerd door onder andere de ggd en thuiszorgorganisaties. Zij maken gebruik van het programma en het materiaal, werven zelf deelnemers, zorgen voor een geschikte locatie en voeren het programma uit.
kosten	De gevraagde eigen bijdragen variëren.
informatie	www.kennisnetwerkvalpreventie.nl

De praktische kant
'In balans' draai ik twee tot drie keer per jaar voor minimaal twaalf deelnemers. Ze betalen € 25 (in 2007) voor de cursus, inclusief cursusboek. Dat bedrag is niet kostendekkend, de prijs zal wel omhoog moeten. Agis en sommige andere zorgverzekeraars vergoeden de cursus alleen als mensen een aanvullende verzekering hebben. Het mooiste zou natuurlijk zijn als de cursus gewoon in het basispakket opgenomen werd.

Docenten
Ook MBvO-docenten geven de cursus. Die hebben vaak meer ervaring met het groepsproces. Dat is een groot voordeel. Je moet namelijk kunnen inspelen op wat er in de groep gebeurt en oefeningen kunnen aanpassen aan de beperkingen van een deelnemer.

Effect
Uit de effectevaluatie van TNO blijkt dat de cursus echt werkt, er zijn significante verschillen. Uit mijn groepen hoorde ik van deelnemers terug: 'Ik merk dat ik me zekerder ter been voel en meer durf.' En dat na vier weken! Dat is positief, dat ze merken dat een actievere leefstijl invloed heeft. Het effect op 'zich beter in balans voelen' is overigens het duidelijkste als mensen ook de vervolgtraining doen.

Sleutels voor succes
Ik denk dat Tai Chi en het plezier in bewegen essentieel zijn; muziek is daarbij een heel goed hulpmiddel. Daarnaast voegt het onderlinge contact iets toe. Soms gaan deelnemers na de bijeenkomst samen nog koffiedrinken.
(Elsbeth Arendse, fysiotherapeut in verpleeghuis Tamarinde in Utrecht en MBvO-docent)

'In balans' in combinatie met 'Val d'experts'
De ggd Eindhoven biedt 'In balans' aan en leidt daarnaast senioren op tot 'Val d'experts'.

De Val d'experts voeren bij leeftijdgenoten (peers) aan huis een gratis veiligheidscheck uit. Zij brengen, met behulp van een checklist, de valkuilen in en rond de woning in kaart. De checklist gaat over kleedjes, losliggende draden of een trapje dat ze gebruiken, verlichting, dat soort dingen. Ze geven een individueel advies op maat om de veiligheid te verbeteren.

Tijdens groepsvoorlichtingsbijeenkomsten in seniorenflats, vragen we of mensen interesse hebben in een bezoek door een Val d'expert.
(Marjolijn van Niekerk, beleidsmedewerker ggd Eindhoven)

3.2.2 VALTRAINING EN VALPREVENTIE, GEBASEERD OP 'VALLEN, VERLEDEN TIJD'

Ik werk als fysiotherapeut in een instelling voor geestelijke gezondheidszorg, de Reinier van Arkel-groep. Omdat er zoveel mensen vallen, ook bij ons, zijn we de cursus 'valtraining en valpreventie' gaan doen.
Het management was onmiddellijk enthousiast over ons voorstel om de valpreventietraining te gaan geven. Er bestaat namelijk geen twijfel over wat je ermee wint. We kregen toestemming om een parcours te laten bouwen waarin allerlei situaties uit het dagelijks leven met een verhoogd valrisico zijn nagebootst, bijvoorbeeld een Belgisch trottoir en op- en afstapjes.

Doelgroep en groepsgrootte
Wij hebben gekozen voor niet meer dan 6 cliënten, onze doelgroep vraagt toch meer aandacht dan doorgaans het geval is. Uiteindelijk zijn het er per training 4 geworden. Een keer viel een deelnemer uit door toename van zijn neurologische klachten, een andere keer kon een van de deelnemers door toename van psychische klachten niet meer in een groep functioneren.

Inhoud en maatwerk

We passen het programma aan, wij kunnen bijvoorbeeld niet altijd de spelsituaties uitvoeren. Natuurlijk houden we altijd de essentiële onderdelen erin, zoals het parcours met dubbeltaken. Bijvoorbeeld met een dienblad of met het licht uit het parcours lopen. Een ander voorbeeld van een dubbeltaak is het onthouden van eenvoudige opdrachten tijdens het lopen. Daarnaast vinden we ook de huiswerkoefeningen essentieel. Opvallend veel deelnemers deden hun huiswerkoefeningen trouw: ik ben bij een cursus om vallen te voorkomen en ik doe mijn best om het gewenste resultaat te bereiken.

Herkenning

We maken een koppeling naar het dagelijks leven: 'Wat we nu doen, wat herkent u daarvan thuis?' Dan krijg je reacties zoals 'Oh, dit lijkt de Taalstraat wel!'. En over de schuine helling: 'Oh, dat hebben ze bij ons op het postkantoor ook!' Dan komt er een gesprek op gang, méér dan wanneer we ze individueel op het parcours zouden laten lopen. Zo'n groep werkt stimulerend.

Effect

De deelnemers waren enthousiast. Hun evenwicht verbetert en ze krijgen minder valangst, hun conditie en balans verbeteren. Dat is zo leuk! Van heel voorzichtig, aan de hand, over zo'n parcours lopen tot zelfstandig, zonder hulpmiddelen, de hindernissen nemen.

We doen voor en na de cursus gevalideerde tests, waaronder de Berg Balance score. Dan kun je gewoon laten zien: dit is het resultaat. En niet alleen aan de cliënten zelf, maar ook aan hun artsen en begeleiders. En we volgen ze nog een half jaar lang, door middel van een telefonisch contact, eens per maand, om ook de resultaten op langere termijn vast te leggen...
(Trudi van Laake, fysiotherapeut, Reinier van Arkel, GGZ, Vught)

Valpreventie in de particuliere fysiotherapiepraktijk

In onze praktijk loopt het valpreventieprogramma nog niet, de zorgverzekeraar is niet geïnteresseerd. En dan vormen de kosten een drempel. Hetzelfde probleem zie je bij fysiofitness, fysiotherapie bij overgewicht of meer bewegen bij diabetes. Bij fysiofitness is het overigens wel gelukt. We proberen dát te bieden waar mensen na een behandeling behoefte aan hebben. Vaak hebben ze nog te weinig vertrouwen in eigen kunnen en ze kunnen of willen zich nog niet aansluiten bij een sportclub. Die mensen bieden we fitness onder begeleiding van een fysiotherapeut, toegesneden op hun vraag.
We gaan de valtraining nu aanbieden als laatste fase of uitloop van de behandeling. Dat is de meerwaarde van óns programma, naast de valpreventie van de ggd. We beginnen met een klein groepje en kijken hoe dat verder kan groeien.
(Arend Petersen Nobbe, fysiotherapeut, Eindhoven)

3.3 Beweegprogramma's

Beweegprogramma's zijn gericht op mensen met gezondheidsproblemen. Mensen met chronische gezondheidsproblemen hebben, net als gezonde mensen, baat bij regelmatig bewegen, maar ze bewegen aanmerkelijk minder. Aanleiding voor het KNGF om, in samenwerking met TNO en andere organisaties, programma's op te zetten voor verschillende patiëntengroepen, zoals mensen met artrose, COPD en diabetes. Het accent in de programma's ligt op tertiaire preventie en gezondheidsbevordering.

Tabel 3.2	Valtraining en valpreventie (gebaseerd op 'Vallen, verleden tijd').
doel	Verminderen van vallen en valangst bij ouderen.
	Veiliger leren vallen, waardoor de kans op fracturen verkleind wordt.
	(Her)ontdekken van eigen mogelijkheden.
	Zich bewust worden van risicosituaties, ontwikkelen van handvatten om daarmee om te gaan.
	Verbeteren van het looppatroon en/of evenwicht.
	Nevendoel: leren van elkaar.
doelgroep	Ouderen (60+) en volwassenen in de instelling die in het voorgaande jaar zijn gevallen of valangst hebben, met of zonder evenwichtsstoornissen.
	– *Inclusiecriteria*: evenwichtsstoornissen, een valgeschiedenis in het voorgaande jaar eventueel met als gevolg valangst, beperkingen in sociale participatie. 10 à 15 minuten zelfstandig zonder hulpmiddel kunnen lopen.
	– *Exclusiecriteria*: ernstige osteoporose, ernstige pulmonaire of cardiale pathologie. Er moet een zekere mate van inspanning mogelijk zijn.
werving, aanmelding	Berichtjes in verschillende kanalen binnen de instelling, zoals het huisblad. Aanmelding via de huisarts.
ontwikkelaar	Sint Maartenkliniek in samenwerking met het Universitair Medisch Centrum Nijmegen en het NPI.
opzet	Intake en trainingsprogramma van 10 bijeenkomsten.
	Het trainingsprogramma omvat:
	– lopen op een parcours met ingebouwde valrisico's, waaronder onregelmatige vloer en uitvoeren van dubbeltaken;
	– valtechnieken;
	– spelvormen;
	– huiswerkoefeningen;
	– adviezen.
groepsgrootte	Maximaal 10 deelnemers.
groep en individu	De deelnemers oefenen in een groep, maar elk op hun eigen niveau. Oefening, complexiteit en intensiteit worden aangepast aan de individuele deelnemer.
middelen	– Oefenzaal ± 40 m^2.
	– Dikke valmat, Airexmatten.
	– Materiaal dat speciaal voor de training gemaakt is: wiebelende plank, enkele meters met wiebelende tegels.

3.3.1 BEWEEGPROGRAMMA VAN HET KNGF

Beweegprogramma voor mensen met diabetes type 2

We werken als fysiotherapeuten in een gezondheidscentrum. De praktijkondersteuner was bezig om leefstijlverandering bij mensen met diabetes in gang te zetten en zij miste daarbij het onderdeel bewegen. Wij kwamen na een oriëntatieronde uit bij het beweegprogramma van het KNGF, dat is goed onderbouwd. Omdat we meestal werken in een één-op-éénrelatie, beheers ik niet meteen alle kneepjes van het werken met een groep. Ik heb me ook opnieuw verdiept in trainingsleer. Over gedragsverandering hadden we al wel enige kennis door andere cursussen, zoals over chronische pijn. Zo komen in dit beweegprogramma een heleboel dingen bij elkaar en is het geheel toch nieuw.

Variabel programma
We beginnen met een individuele intake, een beweegervaringstest en fittest. Daarnaast beantwoorden deelnemers vragen en bespreken we de persoonlijke doelstellingen. Daarna krijgen ze twee individuele behandelingen om het oefenschema voor thuis aan te leren en nog eens twee om te leren omgaan met de apparaten. Gemiddeld zeven individuele sessies, al kunnen we daarvan afwijken.
Het groepsprogramma dat we hebben ontwikkeld heeft veel variatie. De doelen zijn duidelijk, maar daar kun je op verschillende manieren aan werken, met duurtraining, krachttraining, maar ook spelvormen. Er zit voorlichting in over diabetes, het belang van controles en voeding. Verder zijn we tamelijk vrij om het aan te passen aan het moment en de mensen die er zijn.

Instroom en uitval
De aanmeldingen vallen tegen. Misschien doordat het beweegprogramma nog niet erg bekend is bij huisartsen. En omdat mensen zich voor langere tijd moeten vastleggen. Dat vinden ze soms bezwaarlijk.
Verder merken wij zelf dat we in de tweede groep al vaardiger zijn geworden dan in de eerste groep. We hadden minder uitval, de groep was hechter.

Doorstroom en uitstroom
In de eerste drie maanden komen de deelnemers tweemaal per week. Ze wennen aan het bewegen en werken aan hun conditie. In de tweede drie maanden komt elke deelnemer nog eenmaal per week trainen. We willen toe naar langdurige gedragsverandering. Daarom vragen we veel terug: 'Hoe vind je het bewegen? En wat doe je op de dagen dat je niet hier bent?' Elke deelnemer heeft een boekje om zijn beweegactiviteiten te noteren, zodat ze een weekoverzicht hebben. Dat bespreken we regelmatig.
We proberen de vervolgactiviteiten tot gespreksonderwerp in de groep te maken. Soms spreken deelnemers af om samen naar een fitness-centrum of sportclub te gaan, dat maakt de overstap kleiner. En desnoods bieden we aan om de eerste keer mee te gaan.

Evaluatie
De pilot heeft aangetoond dat de effecten positief zijn. Daarom nemen zorgverzekeraars beweegprogramma's ook op in de aanvullende verzekering. Met de grootste zorgverzekeraar in de regio hebben we afgesproken dat we de uitkomsten na een jaar zullen evalueren.
(Jacqueline Pluyter en Marten Galenkamp, fysiotherapeuten in een gezondheidscentrum, Groningen)

3.3.2 BEWEEGPROGRAMMA 'DIABETES IN BEWEGING' VAN DE VERENIGING TOPFYSIOTHERAPIE®

Ik werk in een fysiotherapiepraktijk in een fitness-centrum. In dit centrum staat onder meer preventieve zorg centraal. We richten ons hierbij op doelgroepen met grote risico's zoals mensen met diabetes, obesitas, of COPD. In de begeleiding probeer je te bereiken dat mensen weer op eigen kracht verder kunnen. Of dat lukt heeft veel te maken met hun gedrag. We helpen ze, waar nodig, om hun gedrag blijvend te veranderen.

Samenwerkingsverband
De Vereniging Topfysiotherapie® bestaat uit een regionaal netwerk van ongeveer veertien praktijken. Onze insteek is de kwaliteit van zorg. Zo doen we ook aan productontwikkeling. We hebben een eigen programma ontwikkeld voor mensen met diabetes type 2. Dat wordt ver-

Tabel 3.3	Beweegprogramma voor mensen met diabetes type 2 van het KNGF.
doel	Verbetering van de conditie en zich fit voelen. Verbetering van parameters zoals HbA1c, bloeddruk, cholesterol, gewicht; afname van benodigde orale medicatie en/of insuline. Vermindering van complicaties van diabetes. Stimuleren van blijvende gedragsverandering. Doorstromen naar reguliere bewegingsactiviteiten en sportcentra.
doelgroep	Mensen met een specifieke aandoening: in dit voorbeeld diabetes type 2.
werving, aanmelding	Via de (huis)arts.
ontwikkelaar	KNGF, in samenwerking met TNO, andere onderzoeksinstellingen en deskundigen.
opzet	Het beweegprogramma van het KNGF beslaat, na de intake, een programma van twaalf weken. Er zijn variaties in de invulling en duur. Hier is het programma vermeld zoals opgezet door de geïnterviewden. Intakefase: intakegesprek, vaststellen conditie en opstellen persoonlijk oefenschema. Fase 1: 3 maanden, 2x per week 1 uur training en in totaal 5 voorlichtingsbijeenkomsten: 1x praktijkondersteuner over medicatie, voetverzorging, leefstijl, 1x fysiotherapeut over het doel en effect van bewegen op diabetes, 2x diëtiste over voeding en leefstijl, 1x supermarktbezoek onder leiding van de diëtiste. Fase 2: 3 maanden, 1x per week 1 uur training. Begeleiding naar reguliere sportactiviteit.
groepsgrootte	6-8 mensen
groep en individu	Trainingsgroepen, maar ieder traint op zijn eigen niveau. Ook wordt voorlichting gegeven, meestal in aparte groepsbijeenkomsten (zie opzet).
middelen	Oefenzaal, fitness-apparatuur.
metingen	Glucose, HbA1c (door praktijkondersteuner). BMI, buikomvang, fittest, kracht, eenvoudige spierlengtetest en huidplooimeting. Deze metingen worden bij het begin van het programma uitgevoerd, en na 3, 6, 9 en 12 maanden.
terugrapportage	Ja.
implementatie	Het NPI verzorgt trainingen.
kosten	De KNGF-beweegprogramma's worden meestal vergoed vanuit de (uitgebreide) aanvullende verzekering.
informatie	NPI

goed door de grootste zorgverzekeraar in de regio. Dat is op zich bijzonder, want diabetes is geen fysiotherapeutische indicatie. We zijn nu bezig met het uitrollen van een programma volgens hetzelfde 'format' voor mensen met COPD. Dat is wel een fysiotherapeutische indicatie. Daarom wordt behandeling wel vergoed vanuit de basiszorgverzekering, elk jaar weer. Maar wij vinden eigenlijk dat deze patiënten net als anderen zelf aan het bewegen kunnen gaan en moeten kunnen loskomen van het behandelcircuit, eigen verantwoordelijkheid dus. Maar dat is moeilijk omdat dat vergoed wordt.

Tabel 3.4 Beweegprogramma's van de Vereniging Topfysiotherapie®.

doel	Verbetering van de conditie van mensen met het specifieke gezondheidsprobleem. Stimuleren van blijvende gedragsverandering. Zo mogelijk doorstromen naar gewone bewegingsactiviteiten.
doelgroep	Mensen met een specifieke aandoening: diabetes type 2, COPD, hart- en vaatproblematiek.
werving, aanmelding	Via de (huis)arts/praktijkondersteuner en/of medisch specialist.
ontwikkelaar	Vereniging Topfysiotherapie®.
opzet	1^e periode van 12 weken 2x per week 2^e periode van 6 weken 1x per week 3^e periode zelfstandig bewegen met terugkomactiviteit na 6 en 9 maanden. Training vindt plaats in de praktijk en/of gymzaal en duurt ongeveer 1 uur. Deze training bestaat uit cardio-/krachttraining en spelvormen (zaal).
groepsgrootte	6-8 personen.
groep en individu	Trainingsgroepen, maar mensen trainen op hun eigen niveau, waar mogelijk in dezelfde ruimte als 'gewone' sporters.
middelen	Fysio Fitheidsscan: – fietsergometer – knijpkrachtmeter – hartslagmeter – weegschaal/bio-impedantiemeter optioneel: – glucosemeter – spirometer, peak-flowmeter – krachtmeetapparatuur (Microfet e.d.) – vragenlijsten (SF-36/DRI) training: – cardioapparatuur – sport-/spelmateriaal – krachtapparatuur
metingen	T_0: Fysio Fitheidsscan T_1 (12 weken), T_2 (6 maanden) en T_3 (9 maanden): Fysio Fitheidsscan + optionele (specifieke) tests.
(terug)-rapportage	Terugrapportage aan verwijzend arts na elk meetmoment.
resultaten en evaluatierapport	Standaardmeetmomenten zijn opgenomen in het traject (zie metingen). Jaarlijks wordt een resultatenrapport gemaakt vanuit de vereniging.
implementatie	Binnen de vereniging Topfysiotherapie via intern scholingstraject.
kosten	Kosten worden vergoed door zorgverzekeraar VGZ vanuit aanvullend pakket. Er komt altijd een deel voor rekening van de patiënt.
informatie	Via site Topfysiotherapie of aangesloten praktijken.

Opzet
Het programma voor mensen met diabetes type 2 hebben we opgezet op basis van literatuuronderzoek en onze ideeën over wat we willen bereiken: langdurige gedragsverandering. Daarom duurt ons programma 9 maanden. Daarvan zijn 13 weken intensief, twee keer per week trainen. We adviseren de deelnemers aan sport te gaan doen, een activiteit die ze leuk vinden. Ze komen dan nog een keer in de week bij ons, om de vinger aan de pols te houden. Maar daarna stopt de begeleiding, dan moeten ze het zelf doen. Als we ze na drie maanden nog een keer zien, evalueren we hoe het is gegaan. En dan stopt het programma. Dan zijn ze echt 'los'.

Follow-up
We monitoren de patiënten nu langer via de praktijkondersteuner. Die ziet de mensen, die doet metingen en heeft dus uitslagen. Als een patiënt bijvoorbeeld weer zwaarder wordt, kan de praktijkondersteuner opnieuw een begeleidingstraject op gang brengen. Wij zullen de patiënt dan oproepen, opnieuw evalueren en op tijd ondersteuning aanbieden, voordat hij verder terugvalt. Gedragsverandering is één ding, gedragsbestendiging is nog moeilijker.

Financiële beperkingen
We wilden meer aandacht voor gedragsverandering inbouwen. Dat betekent onder andere meer meetmomenten en een langere programmaduur. Dat bleek echter financieel niet haalbaar, omdat de zorgverzekeraar maar in beperkte mate vergoedt. Voor de intake betalen mensen (in 2007) € 10, voor fase 1 € 20 en voor fase 2 € 30.

Maatwerk
Bij de start doen we de fysiofitheidsscan, een conditietest en spierkrachttests. En bij de groepsactiviteit in de gymzaal kijken we welke activiteiten geschikt zijn. Iedereen moet op zijn niveau mee kunnen doen.

Tussen andere sporters
De mensen trainen bij ons tussen andere sporters, dus niet op een apart uur voor een groepje mensen met diabetes. Ze zien anderen trainen en de gesprekken gaan minder over klachten. Op een gegeven moment trainen ze hier als gewone sporters.
We werken met een doorlopende groep, mannen en vrouwen gemengd. De groep start wel op een bepaald moment, maar als iemand stopt, stroomt er een nieuwe deelnemer de groep in.
(John Hurkmans, fysiotherapeut, Drunen)

3.4 Gezondheidsbevordering

In deze paragraaf komen projecten en cursussen aan bod waarin gezondheidsbevordering centraal staat. Niet de klacht of aandoening, niet de preventie van ziekte, maar het verbeteren en versterken van de gezondheid, van fitheid, zich fit voelen en vertrouwen herwinnen in het eigen lichaam en eigen capaciteiten.

3.4.1 BIG!MOVE

Ik ben fysiotherapeut in gezondheidscentrum Venserpolder, in Amsterdam Zuid-Oost. We zijn begonnen met Big!Move toen ik dacht 'Nee, niet weer een protocol over een aandoening die nog geen procent van onze patiënten heeft! Waarom maken we geen protocol voor gezond gedrag, een andere leefstijl? Daar hebben heel veel klachten van mensen in deze wijk mee te maken. Door te focussen op klachten en die te behandelen, maak je mensen erg afhankelijk van de zorg. Ze blijven in een systeem van ziekte en zorg vastzitten. Waarom gaan we niet aan de slag met gezondheid en gedrag?' Zo is het begonnen.

De gezonde kant aanspreken

In onze visie moet je mensen alleen als het nodig is binnen het zorgsysteem behandelen (ziekte en zorg, afdeling ZZ). Als het even kan nodigen we ze uit om aan de slag te gaan met hun gezonde kant (gezondheid en gedrag, afdeling GG). Soms starten mensen in de ZZ en stromen ze door naar de GG, bijvoorbeeld mensen met diabetes. De ZZ is belangrijk om ze goed in te stellen en voor oogcontrole, maar wanneer de klachten te maken hebben met hun leefstijl, motiveert de huisarts ze om met hun gezondheid aan de slag te gaan, bij de afdeling GG.

Omschakeling

Het is een hele omslag in ons denken. Je hebt altijd als hulpverlener gewerkt, vanuit ziekte en zorg, en je moet helemaal vanuit gezondheid en gedrag gaan denken.

Hoe we collega's meekregen? Het enthousiasme van huisarts Louis Overgoor, mede-initiatiefnemer, werkt aanstekelijk. Maar mensen zien ook gewoon dat het werkt en dat het heel erg leuk is. Je hebt als begeleider veel lol in een groep. Je kiest gewoon wat voor soort activiteit bij je past, die groep ga je doen. Je bouwt mee aan de groepen.

ICF

De huisarts schat in of een patiënt medische zorg uit ZZ nodig heeft of binnen GG aan de slag kan. Wij doen vervolgens een intake. Daarin vullen we de ICF in, een internationale classificatie van het functioneren. Die gaat niet over klachten maar over activiteiten en wie je bent. Iemand doet bijvoorbeeld genoeg, activiteiten en werk, maar is ontevreden over zichzelf waardoor die migraine de hele tijd komt. Ik vraag dan: 'Wat belemmert je nou om door te gaan?' Zo ontstaan de doelen. 'Ik wil leren om me meer relaxed te voelen. Daarnaast wil ik graag afvallen.' In eerste instantie gaat het om iets wat iemand raakt.

We doen ook metingen. En daarna praten we over wat mensen willen, hun doelen. We kijken wat bij hem past of nog beter past. Fietsen, wandelen, zwemmen, dansen. Je ziet wel vaak gedurende het programma dat zo'n doel verandert. Het wordt dan meer van henzelf. 'Ik hoef niet af te vallen, ik voel me eigenlijk wel lekker, maar ik wil meer contact.' Ze gaan voor méér.

Financiële bijdrage

De mensen betalen een eigen bijdrage, de rest betaalt de zorgverzekeraar. Ook in deze wijk is een eigen bijdrage haalbaar, sterker nog, een motivatiemiddel. Mensen raken er langzaam aan gewend dat ze geld besteden aan activiteiten en hun gezondheid. Bovendien is de drempel om over te stappen naar reguliere activiteiten kleiner.

Groep

In een groep zitten alle leeftijden door elkaar, van jong tot oud, mannen en vrouwen, verschillende nationaliteiten of etnische groepen, mensen met hypertensie, overgewicht, slapeloosheid, alles kan. Het gaat niet om de klacht of de aandoening, het gaat om met elkaar bezig te zijn en plezier en kracht terug te vinden. Er wordt niet gewerkt met een strak programma, er is ruimte voor wat er op dat moment gebeurt. Chaos, binnen veilige grenzen, om veranderingen tot stand te laten komen.

Ontwikkelbenadering

Als je echt iets wilt veranderen in een complexe situatie, dan is de ontwikkelbenadering een effectieve methode. Die houdt in: starten bij het begin, langzaam bouwen aan datgene wat nodig is, het hele systeem betrekken vanuit visie en aandacht voor subjectieve normen en wensen. We werkten niet vanuit een plan, maar vanuit een visie en gebruikten structuur (financiën), evidence en objectieve criteria (effectmeting) alleen als dat aanvullend was. Bottom-up in plaats van top-down.

Effect
Big!Move werkt. De mensen die aan de eerste ronde van Big!Move hebben meegedaan, gaan 20% minder naar de huisarts. En ze komen niet meer voor individuele fysiotherapie ... Een mooi resultaat, al hebben sommige fysiotherapeuten het gevoel dat er terrein verloren gaat. Je kunt het ook zo zien: er komt een leuk stuk voor terug dat meer bevrediging geeft. Begeleiders willen niet meer terug naar de oude werkwijze.
(Marijn Aalders, 2004, fysiotherapeut, begeleider en ontwikkelaar Big!Move, Amsterdam, Venserpolder)

3.4.2 BEWEGEN OP RECEPT
Een recept is de motor voor bewegen
In 'Bewegen op Recept' in Den Haag bereiken we veel allochtone vrouwen. Dat heeft veel te maken met de status van de huisarts', zegt van Michel van Hagen, sinds 2003 coördinator van het BOR-project. 'De huisarts geniet namelijk in veel allochtone culturen aanzien. Veel migrantenvrouwen zien de huisarts als vertrouwenspersoon. Ze zijn beperkt in hun bewegingsvrijheid, ze kunnen niet gemakkelijk de deur uit. Tenzij de dokter het voorschrijft, dan is het in orde ...', aldus Van Hagen.
Inmiddels is BOR in zes Haagse achterstandswijken actief. Ruim 1.500 mensen hebben al aan het project deelgenomen en dat aantal groeit nog steeds. In 2006 brengt BOR 760 mensen in beweging. Ruim 70% van de deelnemers blijkt ook na de trainingen daadwerkelijk te willen blijven bewegen. Toch zijn er nog drempels die moeten worden weggenomen. Ten eerste is de mogelijkheid beperkt om in aparte mannen- of vrouwengroepen te sporten. Ten tweede zijn de commerciële sportcentra vaak te duur.
(Naar: www.bewegenoprecept.nl, bericht 9 augustus 2006)

3.4.3 INTEGRALE BENADERING VROUWELIJKE MIGRANTEN MET CHRONISCHE PIJNKLACHTEN (MIGRANTENPROTOCOL)
Ik werk al vanaf '97 als oefentherapeut Mensendieck in Amsterdam-Osdorp met veel migrantenvrouwen. Ik kon er niet goed achter komen waarom ze het niet volhielden om bijvoorbeeld meer te blijven bewegen. Lag dat aan de communicatie, aan cultuurverschillen, aan ...? Van mijn collega, fysiotherapeut in dezelfde praktijk, hoorde ik van het migrantenprotocol. Als lid van het netwerk kreeg ik een protocol en meetinstrumenten. Het protocol geeft een vast aantal momenten aan, waarin een aantal items aan bod komt. Je bent vrij hoe je de bijeenkomsten precies invult. We hebben dus zelf bedacht hoe we aan de conditie willen werken. En in de netwerkbijeenkomsten hoorden we ervaringen van anderen, waarmee we onderdelen konden bijstellen.

Opbouw
De vrouwen willen het liefst gewoon wat sporten. Maar er moet meer gebeuren, willen we bewustwording op gang brengen, kennis uitbreiden en een positieve houding tegenover bewegen bevorderen. Daar is ook uitleg, voorlichting voor nodig. Dat doe ik aan het begin van een bijeenkomst, want aan het eind is de concentratie weg, en zo vroeg mogelijk in de tien weken: het nut van bewegen en sporten, belasting/belastbaarheid, spanning, ontspanning. Die dingen laten we steeds terugkomen, want dan gaan ze leven.
En we werken natuurlijk aan de conditie, doen ontspanningsoefeningen, de bekkenbodem komt aan bod, de houding.

Tabel 3.5 Big!Move.

doel	Boodschap aan de deelnemers: – met plezier werken aan je gezondheid; – je voelt je fitter en sterker, kan meer en krijgt meer zelfvertrouwen; – je legt gemakkelijker contact, je kunt meer, wilt meer en doet meer. Op populatieniveau: – voorkomen van onnodige medische consumptie; – versterken van het vermogen van patiënten om zelf aan hun gezondheid te werken; – bevorderen van participatie in en verantwoordelijkheid voor de groep en de wijk.
doelgroep	Mensen met langdurige gezondheidsklachten, gerelateerd aan leefstijl.
werving, aanmelding	Via de (huis)arts, praktijkondersteuner, fysiotherapeut, maatschappelijk werker, diëtiste, schoolarts, wijkverpleegkundige en rechtstreeks.
ontwikkelaar	Gezondheidscentrum Venserpolder, huisarts Louis Overgoor, fysiotherapeut Marijn Aalders.
opzet	Verandering van werkwijze in gezondheidscentrum, opzetten van een afdeling Gedrag en Gezondheid (GG) naast een afdeling Ziekte en Zorg (ZZ). Programma: – Intake: ICF classificatie, doelen opstellen, programma kiezen. – Fase 1: Ik hoor erbij. Groepsactiviteiten. Accent op plezier, participatie en vertrouwen. – Fase 2: Wat past bij mij? Meer uitdaging om eigen initiatief te ontplooien en de omgeving erbij te betrekken. Een brug slaan naar wijkactiviteiten. – Fase 3: Ik kan en doe. Bestendigen van het nieuwe gedrag. Overstappen naar bewegen in reguliere activiteiten in de wijk.
groepsgrootte	14-18 deelnemers
groep en individu	Activiteitengroepen. Mensen doen op hun eigen niveau mee. Er wordt ook voorlichting gegeven, soms in aparte groepsbijeenkomsten. Groepen zijn gemengd: mannen en vrouwen, alle leeftijden (met uitzonderingen van kindergroepen), niet uitgesplitst naar ziekte of klacht.
middelen	Afhankelijk van de activiteit: zaal, sport- en spelmiddelen, fietsen, (huur van) zwemaccommodatie.
metingen	ICF-classificatie. Gewicht, bloeddruk, conditie.
resultaten en evaluatierapport	In de evaluatie van 2003 en 2004 blijkt uit de ICF-registraties dat deelnemers in fase 1 en 2 kracht, doorzettingsvermogen en motivatie opbouwen. De meeste deelnemers nemen meer verantwoordelijkheid voor hun gezondheid door bewust te eten en te werken aan hun fitheid. Het huisartsbezoek is met 20% gedaald, telefonische consulten 23%. De kosten voor individuele fysiotherapie daalden met € 70.000, Big!Move-groepsprotocollen kostten € 60.000. Betere zorg voor minder geld.
implementatie	Big!Move is ook gestart in Utrecht Overvecht, in Amsterdam Westerpark en Gooioord.
kosten	In Amsterdam betaalt de grootste zorgverzekeraar het programma als groepsbehandeling. Eigen bijdrage van de deelnemer is in 2007: – intake: € 10 (inschrijfgeld); – fase 1: (3 maanden): € 20 totaal; – fase 2 (3 maanden): € 30 totaal.
informatie	www.bigmove.nu; www.bigmove-overvecht.nl.

(Overgoor, 2006)

Liefst toegepast op dagelijkse situaties. 'Laat eens zien, hoe stofzuig je nou?' Ik pak echt een stofzuiger. En dan laat ik de anderen ook beoordelen: 'Doet ze het goed of niet goed?' In de evaluatie geven ze aan dat ze daar echt iets aan hebben gehad. 'Ik sta nu echt anders te stofzuigen. En als ik nu een bed opmaak, dan denk ik echt even aan jou.' Simpele dingen. Maar wel praktisch: doen.

Uitvoeren
We voeren het programma samen uit, oefentherapeut Mensendieck en fysiotherapeut. Voor thema's zoals psychosomatiek, voeding en eetgewoonten werkten we met vetc'ers (voorlichters eigen taal en cultuur)[1]. Door bezuinigingen kan dat niet meer. We geven nu de voorlichting met behulp van een tolk. Dat weten veel hulpverleners niet, maar een tolk wordt wel altijd vergoed. Doordat we eerst met vetc'ers hebben gewerkt, weet ik gelukkig wat gevoelige thema's zijn en kan ik reacties interpreteren.

Meerwaarde van een groep
In de individuele behandeling zijn vrouwen erg gericht op de klacht. Daar zit heel vaak een psychosomatische achtergrond aan vast, maar het is moeilijk om daar individueel over te praten en ermee aan de slag te gaan. Door te behandelen blijft de klachtgerichtheid bestaan. Wanneer de vrouw in een groep gaat bewegen, krijgt plezier in bewegen de nadruk. Een groep roept het gevoel op: we zitten allemaal in hetzelfde schuitje en we gaan er iets van maken. Daardoor stappen ze over veel meer drempels heen en ervaren dat ze zelf iets kunnen doen aan hun problemen. Ze zijn meer geneigd zelf naar een oplossing te zoeken.
Ze zitten ook in een langer traject: voormeting, tien weken groepsbijeenkomsten, eerste nameting en drie maanden later nog een keer. Als begeleider zie je ze over een langere periode. Je stimuleert ook dat ze met iemand uit de groep doorgaan met bewegen. Dat lukt niet altijd, maar vaak wel. En als ze terugkomen in individuele therapie, kun je ze gerichter behandelen. Je merkt ook dat ze hun hulpvraag beter kunnen formuleren. Er is dus echt wel wat gebeurd.

Wat is de sleutel tot succes?
Ik ben enthousiast over het groepsprogramma en de resultaten. De effecten zijn overigens niet zoveel anders dan bij andere groepsprogramma's. Toch vind ik belangrijk dat deze vrouwen in een aparte groep zitten, omdat het veiligheid creëert. Ik denk niet dat het gros van de vrouwen, die wij nu trainen zomaar in een gemengde groep zouden stappen. Ik denk dat die drempel te hoog is.
(Marlies Welbie, fysiotherapeut)

Wat wel specifiek is aan deze groep, is de psychosomatiek, het plichtsgevoel en de druk die dat oplevert. Heel veel van deze vrouwen zijn huisvrouwen die vaak aan het poetsen zijn. Deze vrouwen maken zich vaak ook behoorlijk 'gek' over wat ze allemaal moeten, in plaats een beetje van de kinderen te genieten. Door ervaringen uit te wisselen in de groep, gebeurt daar iets mee. En kunnen ze elkaar soms advies geven.
(Victorien Barendrecht, oefentherapeut Mensendieck)

Wat moet een begeleider in huis hebben? Als je start hoef je niet per se kennis te hebben van de islam, denk ik. Maar je moet wel geïnteresseerd zijn in deze groep en ervoor openstaan. Zoals je in de Bijlmer openstaat voor vrouwen uit Ghana of Nigeria.

---

1 Voor meer informatie over vetc'ers, zie paragraaf 4.6.

Tabel 3.6 Bewegen op Recept.

doel	Bevorderen van bewegen bij bewoners uit achterstandswijken in Den Haag. Na deelname blijven de cliënten bewegen of sporten, bij reguliere beweegactiviteiten. Aanvullende projectdoelen: – aantonen dat bewegen voor deze doelgroep een belangrijke positieve betekenis heeft voor hun gezondheid en welbevinden; – zorgen voor voorwaarden voor continuering en structurele inbedding van BOR binnen het reguliere aanbod.
doelgroep	Mensen met chronische klachten en bewegingsarmoede met een laag inkomen. In de wijken in Den Haag betreft dat vooral Marokkanen, Turken en Surinamers. Een groot deel betreft vrouwen.
werving, aanmelding	Werving en aanmelding via de huisarts.
ontwikkelaar	Haagse huisartsen en Stichting ondersteuning gezondheidszorg en maatschappelijke dienstverlening (STIOM).
opzet	Huisartsen verwijzen met een 'recept voor bewegen' naar het project. De huisarts of praktijkassistent maakt een afspraak met de sportadviseur (inmiddels leefstijladviseur) van BOR, een fysiotherapeut of verpleegkundige. Deze informeert de huisarts wanneer de verwezene niet op de afspraak verschijnt. De leefstijladviseur houdt een intake, neemt testen af, vult de ICF-vragenlijst met de cliënt in en brengt de belangstelling in kaart. Er is (in 2006) keuze uit fitness, aerobics, aquarobics en Dansend in Beweging, begeleid door een gespecialiseerde sportinstructeur. Iedere cliënt krijgt een bewegingsprogramma op maat. Bij verzuim neemt de sportinstructeur contact op. Na tien weken vindt er een tussenevaluatie plaats met de leefstijladviseur. De deelnemer kan nog tien weken deelnemen in een 'doorstroomgroep'. Hij krijgt informatie over vervolgtrajecten ná BOR. Een daarvan is 'Bewegen zonder Recept' voor korting bij een fitnesscentrum. Ook heeft BOR laagdrempelige zwemactiviteiten gecreëerd. De leefstijladviseur volgt elke cliënt een jaar, waarna een eindevaluatie plaatsvindt.
groepsgrootte	Per activiteit wisselend.
groep en individu	Gescheiden groepen voor mannen en voor vrouwen.
middelen	Afhankelijk van de activiteit.
metingen	Gewicht, lengte, buikomvang, BMI, Polartest, Astrandtest, bloeddruk.
(terug)rapportage	Er vindt geen terugrapportage plaats naar de verwijzend arts.
resultaten en evaluatierapport	Vanaf november 2002 (tot evaluatie in 2006) zijn ruim 1500 deelnemers het project ingestroomd, de meeste vrouw (83%). De jongste deelnemer is 19, de oudste 71 jaar. Er is weinig absentie en uitval. Deelnemers ervaren al snel dat bewegen leuk is, dat ze zich beter gaan voelen en sociale contacten opdoen. Ruim driekwart van de deelnemers vindt na tien weken dat hun gezondheid is verbeterd. Ze bewegen meer: 40% besteedde na 10 weken meer dan 6 uur per week aan lichamelijke activiteit (24% op T_0). 61% is meer gaan bewegen in de vrije tijd. Ongeveer 70% vindt dat zij door deelname aan BOR minder medicijnen zijn gaan gebruiken en de huisarts minder bezoeken (zelfrapportage) (BOR-rapportage 2006, 2006).

Vervolg tabel 3.6

implementatie	Er is belangstelling uit andere regio's. Er is een module en handboek op cd-rom. Essentieel is een actieve rol van de huisarts, evenals samenwerking tussen organisaties.
kosten	Eigen bijdrage van de deelnemer: € 40 voor 20 trainingen, 1 x per week (€ 25 voor een tienstrippenkaart; na het volmaken van twee strippenkaarten krijgt de deelnemer tijdens de eindevaluatie € 10 retour (gegevens: 2007). Voor BOR is er een privaat-publieke financiering (financiering door zowel privé-instellingen als overheidsinstellingen): de gemeente Den Haag en de grootste zorgverzekeraar financieren het project. Er wordt onderhandeld met andere zorgverzekeraars in de regio.
informatie	www.bewegenoprecept.nl Regiepakket Bewegen op recept, STIOM, 2007. BOR-rapportage 2006. STIOM, project Bewegen op recept, Den Haag, 2006.

Vanuit je eigen achtergrond, opleiding en cultuur, wil je kennis overbrengen. Maar wel met respect voor het feit dat die voor de ontvanger vreemd kan zijn. Soms moet je zoeken naar: wat kun jij met mijn aanbod. Dat zoeken maakt het ook wel erg leuk, ik leer daar weer van. En als ze merken dat je je eigen denkbeelden in twijfel durft te trekken, dan krijg je ook veel terug. En dan wordt het voor beide partijen ook heel erg leuk.
Ook moet je jezelf durven zijn. Dat vond ik in het begin heel spannend. Ik woon samen, heb geen kinderen, anders dan de vrouwen in de groep. Ik dacht: als ik dat vertel, dan haakt natuurlijk iedereen af want dan denkt iedereen: jij begrijpt niks van mij. Dat valt erg mee, je krijgt er juist leuke gesprekken door. Zolang ik er niet krampachtig over doe, is het prima. Je maakt contact. Dat is belangrijk.

Financiën
De meeste mensen in deze wijk zijn aanvullend verzekerd, dat is heel opvallend, waardoor deelname aan het migrantenprotocol wordt vergoed. Ze betalen wel een borg van € 30, dat is in deze wijk veel geld. Die krijgen ze terug na afloop. Maar als ze twee keer niet op komen dagen, zijn ze de borg kwijt. Toen we een aantal groepen hadden gedraaid, dachten we dat we de borg wel konden afschaffen. Maar we zagen meteen de deelname terugzakken. Dus de borg is echt een stimulans voor therapietrouw. En ze zijn trouwer met afbellen: 'Sorry, ik kan niet komen want ik ben echt ziek.' Zo houd je meer greep op wat er gebeurt.

Blijven bewegen
We hebben in de buurt een vrouwencentrum, een buurthuis voor en door vrouwen, met activiteiten zoals Taebo, aerobics en, vanuit Meer Bewegen voor Ouderen, nu ook Meer Bewegen voor 30+ en voor 45+. Die hebben een minder hoge trainingsintensiteit. En omdat de cursussen gesubsidieerd zijn, hoeven de deelnemers niet zo'n hoge bijdrage te betalen.
(Victorien Barendrecht, oefentherapeut Mensendieck, en Marlies Welbie, fysiotherapeut, Amsterdam-Osdorp)

Citaten van deelnemende vrouwen:
'Verdriet en pijn geven pijn in je lichaam.'
'Door bewegen wordt je hoofd rustiger, hierdoor wordt de pijn ook rustiger.'
'Door weinig activiteiten blijf je moe, door bewegen word je wakker.'
'Samen met andere vrouwen oefenen is goed voor de gezondheid.'
'Ik word blij van bewegen.'
'Ik heb geleerd om niet bang te zijn om te bewegen of moe te worden.'
'Meer durven praten met anderen.'
(Ravensberg e.a., 2006).

Tabel 3.7 Migrantenprotocol.

doel	Bevorderen van een gezondere leefstijl en een actiever leven ondanks klachten. Verbeteren van de lichamelijke conditie en het psychosociaal welbevinden. Vergroten van inzicht in de relatie tussen leefstijl en klachten. Op termijn ook: – vermindering van somatiseren, afname van de medische consumptie; – toename van verantwoordelijkheid nemen voor eigen gezondheid en leefstijl. Projectdoelen: – opstellen van een effectief protocol en bruikbare meetinstrumenten; – opbouwen van een netwerk en samenwerking tussen relevante organisaties in de wijk, om (meer) voorzieningen en een geschikt beweegaanbod in de wijk te realiseren.
doelgroep	Vrouwelijke migranten met chronische (aspecifieke) pijnklachten van het bewegingsapparaat.
werving, aanmelding	Via de (huis)arts.
ontwikkelaar	NPI en Kwaliteitsnetwerk Amsterdamse Fysiotherapeuten Migrantenprotocol.
opzet	Individuele intake, inventarisatie van sociaal netwerk, meten van dagelijks activiteitenniveau, sociaal welbevinden en conditie. Opstellen van een intentieverklaring om alle bijeenkomsten aanwezig te zijn. 10 weken, 2 bijeenkomsten per week van 90 minuten, bestaande uit training, voorlichting en sociaal contact tijdens thee- of koffiedrinken. 2 voorlichtingsbijeenkomsten door een voorlichter eigen taal en cultuur (vetc). Het onderwerp wordt in overleg met de groep deelnemers bepaald. (Begeleiding naar) proefles van reguliere activiteit in de wijk. 1 evaluatiebijeenkomst. Individueel: eindmetingen. 1 follow-upbijeenkomst.
groepsgrootte	6-8 vrouwen
groep en individu	De vrouwen doen op hun eigen niveau mee.
middelen	– Een oefenzaal met een minimale afmeting van 5 x 5 meter en goede ventilatie. – Voorlichtingsmateriaal. – Matjes en klein oefenmateriaal (ballen, oefentollen, pittenzakjes, dynabands).

3.5 Preventie en gezondheidsbevordering in bedrijven

Gezonde werknemers in een gezonde werkomgeving: in ieders belang

Mensen met betaalde arbeid zijn gemiddeld gezonder en tevredener dan mensen die geen baan hebben, maar de andere kant van de medaille is dat arbeid en arbeidsomstandigheden ook kunnen leiden tot ziekte (Baart, Roerink & Selie, 1996). Bedrijven en instellingen (verder bedrijven genoemd) zijn op grond van wetten en regelgeving verplicht te zorgen voor veilige en gezonde arbeidsomstandigheden. Bedrijven doen dat in toenemende mate, ook omdat ze beseffen dat het in het belang is van het bedrijf om te investeren in de gezondheid van hun werknemers. Daarbij valt te denken aan preventieve maatregelen, gericht op de arbeid en arbeidsomstandigheden, maar ook aan gezondheidsbevordering in het bedrijf.

Preventie en gezondheidsbevordering op de werkvloer

Preventieve activiteiten van paramedici in de arbeidssituatie bestaan uit het beoordelen en aanpassen van de werkplek, risico-inventarisatie, advisering, voorlichting en begeleiding bij gedragsverandering, instructie en begeleiden van oefenprogramma's (Leemrijse e.a., 2001). Veel van deze activiteiten vinden groepsgewijs plaats. Ze zijn gericht op preventie van arbeidsgerelateerde klachten, bevorderen van werkhervatting (bij kortdurende klachten) en het ondersteunen van re-integratie bij langdurige klachten. Paramedici die deze taken in bedrijven uitvoeren, kunnen werkzaam zijn in vrijgevestigde praktijken en particuliere bureaus of werkzaam zijn bij een arbodienst.

Gezondheidsbevordering op de werkplek kan worden omschreven als een systematisch proces van beïnvloeding van de leefstijl van werknemers op en via het werk in combinatie met het creëren van een veilige en gezonde werkomgeving. Kort gezegd is het doel: een gezonde werknemer in een gezonde werkomgeving. Paramedici dragen vaak bij aan leefstijlthema's zoals beweging, voeding, stress en RSI (*repetitive strain injury*) of CANS (*complaints of arms, neck, shoulder*), soms ook aan de thema's roken en alcoholgebruik. Waar mogelijk worden faciliteiten aangeboden en wordt de omgeving zo ingericht dat die het gewenste gedrag ondersteunt. Het kan daarbij gaan om verplaatsing van de printer, waardoor werknemers gestimuleerd worden een eindje naar de printer te lopen, een stimuleringsmaatregel om fietsen naar het werk te bevorderen, maar ook bijvoorbeeld om verandering van het productaanbod in de bedrijfskantine. Een aantal organisaties biedt bedrijven hulp bij het opzetten van gezondheidsbevorderingsprogramma's. Daarbij valt te denken aan het Nationaal Instituut Gezondheidsbevordering en Ziektepreventie (NIGZ), TNO-arbeid, arbodiensten, Body@work (samenwerking tussen Instituut Extramuraal Geneeskundig Onderzoek van VUmc en TNO Kwaliteit van leven), ggd, GGZ, het Voedingscentrum, Instituut voor Werk en Stress en particuliere adviesbureaus.

3.5.1 TRANSFERSCHOLING VOOR PERSONEEL IN VERZORGINGS- EN VERPLEEGHUIZEN

Bij gezondheidsbevordering op het werk heeft de werkgever een centrale rol.

Voor preventie op de werkvloer geldt dezelfde aanpak als bij andere preventieprojecten. Alleen de setting verschilt en het feit dat er behalve de werknemer nog iemand anders in het spel is: de werkgever. Die bepaalt hoeveel aandacht er in zijn bedrijf of instelling aan preventie of gezondheidsbevordering wordt besteed. Overigens moeten werkgevers zich wel aan de Arbowet (Arbeidsomstandighedenwet) houden. En in sommige sectoren zijn afspraken gemaakt (convenanten) tussen werkgeversorganisaties en de overheid om gezondheidsrisico's te verminderen. Zo is in de zorgsector een arboconvenant gesloten over het aanstellen van arbocoaches: personeelsleden met het specifieke aandachtsgebied fysieke belasting (www.arboconvenantacademischeziekenhuizen.nl). Preventie van fysieke (over)belasting in de zorg wordt hierna toegelicht en geïllustreerd met fragmenten uit een interview met Lieke Timmermans-Heinen, ergotherapeut, werkzaam bij een stichting van verzorgings- en verpleeghuizen in 's-Hertogenbosch.

Preventieprogramma Fysieke Belasting

Factoren die een rol spelen bij het ontstaan en in stand blijven van overbelastingsklachten:

belastende factoren: tillen en verplaatsen, maar ook reiken, hurken en slechte werkhoudingen.

verwerkingsvermogen: wat je lichamelijk en

geestelijk kunt verwerken, is afhankelijk van je conditie, spierkracht, ervaring, vaardigheden, instelling en motivatie.
regelmogelijkheden van de medewerker: om de zwaarte van het werk te beïnvloeden, kun je je werkhouding aanpassen, de patiënt vragen om mee te werken, hulp vragen of een hulpmiddel gebruiken.
omgeving: ruimte voor een tillift?
gedrag: je manier van werken komt voort uit je instelling (wat vind ik), je sociale omgeving (wat vinden mijn team en leidinggevende), je eigen effectiviteit (wat kan ik) en je intentie (wat wil ik).

(Tillen met zorg, 2007)

Analyse van het probleem: wie hebben het probleem?
Verzorgenden en verpleegkundigen ervaren een grote fysieke belasting in hun werk. Het verplaatsen van patiënten of bewoners vormt een grote fysieke belasting. Maar ook medewerkers van de voedingsdienst, technische dienst en huishoudelijke dienst hebben met fysieke belasting te maken. Vooral een combinatie van draaien, duwen of trekken met tillen is erg belastend (Burdorf e.a., 2003). Er zijn aanwijzingen dat lichamelijke factoren een rol spelen bij het ontstaan van rugklachten: leeftijd, lichamelijke fitheid, en kracht van rug- en buikspieren. Maar ook psychische factoren zoals ontevredenheid over het werk en depressie kunnen meespelen bij het ontstaan of voortduren van aspecifieke rugklachten (Steenstra e.a., 2005).

> Ik werk als ergotherapeut bij een stichting van verzorgings- en verpleeghuizen. Voor mensen die in de zorg werken, vormt de fysieke belasting een gezondheidsrisico. Rugklachten en schouderklachten zijn een belangrijke oorzaak van verzuim. Sinds juli 2004 is er landelijk een 'nul-tilbeleid'. Dat betekent dat er helemaal niet meer handmatig getild mag worden. Er zijn intussen een heleboel alternatieven voor tillen ontwikkeld zoals kantelen, rollen, schuiven.
> (Lieke Timmermans-Heinen, ergotherapeut, Woonzorgcentrum Nieuwenhage, 's-Hertogenbosch)

Gedrag, omgeving en gedragsdeterminanten
Verzorgenden en verpleegkundigen gebruiken lang niet altijd de beschikbare hulpmiddelen bij het verplaatsen van patiënten of bewoners. Niet altijd is hun kennis up-to-date. De motivatie om tilhulpmiddelen te gebruiken kan wisselen van persoon tot persoon en in tijd. Soms ontbreken de middelen of liggen ze niet voor het grijpen, andere keren gaat 'tillen' sneller. Soms is een transfer met hulpmiddelen niet eenvoudig uit te voeren in een kleine ruimte of door andere praktische belemmeringen. Het vergt scholing en stimulans om een nieuwe techniek en hulpmiddelen voor transfers in het dagelijks handelen in te slijpen en te blijven uitvoeren.
Niet altijd heeft het personeel zin in zo'n cursus. Maar een groep leerlingen en nieuw personeel, die vinden het leuk, die zijn nieuwsgierig naar wat het inhoudt. Bij de vervolgcursussen wisselt de motivatie nogal. De een zegt: 'Dat kan ik allang.' De ander: 'Ik heb er heel veel baat bij.' Mensen die klachten hebben, zijn vaak erg gemotiveerd.

Interventie
> Wij geven cursussen aan het verplegend en verzorgend personeel, maar ook aan mensen van de voedingsdienst. De bedoeling is dat ook medewerkers van andere diensten aan bod komen.
> We geven twee keer per jaar een basiscursus van drie uur aan het nieuwe personeel, leerlingen en stagiairs. Daarin komen alle basishandelingen aan bod die te maken hebben met de zorg rondom het bed.
> Soms blijkt dat een verzorgende problemen heeft bij de zorg voor een bewoner of bij een bepaalde handeling. Daar maken we een afspraak mee om samen te kijken

hoe ze op een minder belastende manier die handeling kan uitvoeren. Soms geeft de leidinggevende aan dat een verzorgende baat kan hebben bij extra training. In een vervolgcursus kunnen ze oefenen met nieuwe hulpmiddelen en technieken. Daarbij gaan we uit van vragen en behoeften van de deelnemers. De ene keer is dat de zorg in het bed: draaien en kantelen van de bewoner. Dat werd eerst altijd manueel gedaan, maar nu met slides. Of het aan- en uittrekken van steunkousen. Dat is lichamelijk zwaar werk. Dat is ook een aantal keren teruggekomen. Daarmee kweek je draagvlak. Want uiteindelijk moeten zij het gaan toepassen in hun werk. Dat bereik je niet door dingen op te leggen.

Groepsgrootte en programma
We werken met 4-6 deelnemers, met een maximum van 8. Je moet voldoende toezicht kunnen houden om gerichte instructie en feeback te kunnen geven. Het zijn namelijk heel veel handelingen. We gaan uit van reële beroepssituaties. De basistraining hebben we zo opgebouwd:
Welkom en inleiding
Bespreken van de theorie
Bedienen van het bed
Wisselligging
Transferrollen
Op de bedrand helpen
Staande transfers
Opstaan van de grond (niveaustoel, passieve tillift)
Actieve tillift
Passieve tillift
Afronding
Al deze transfers oefenen we zo echt mogelijk, op de kamer van de bewoner. Het liefst met drieën bij een bed. Er zijn namelijk handelingen die je met twee verzorgenden uitvoert, bij de zorg aan het bed. Dan speelt een van de drie de bewoner en de andere twee doen dan de handeling. En dan wisselen ze van rol, zodat iedereen ook de rol heeft gehad van verzorgende. En de rol van bewoner, om de transfer aan den lijve te ondervinden.

Didactische principes
We gaan uit van de dagelijkse handelingen in hun werk. En van hun vragen en behoeften. We gebruiken een actieve werkvorm: we leggen ze een probleem voor dat ze in de zorg voor een bewoner kunnen tegenkomen, op de kamer of in de badruimte. En we vragen: Hoe ga je dit aanpakken? Ze zijn zelf aan het werk en dan krijg je vanzelf reacties uit de groep van: 'Nee, dat doe ik anders.' Daar gaan we dan op in: 'Hoe doe je het dan anders?' De interactie binnen de groep werkt heel erg positief.

Implementeren
Wat ook helpt om de transfers te doen zoals het hoort, is dat elk team een of twee transfercontactpersonen heeft. Elk teamlid kan die bij transferproblemen aanspreken. Bovendien heeft elke afdeling een map met alle informatie over transfers, de beschikbare hulpmiddelen en hun gebruiksaanwijzingen. Daarnaast is er per bewoner een individueel transferprotocol. Zo is voor iedereen duidelijk wat er bij een bewoner moet gebeuren en hoe dat wordt uitgevoerd. Soms is het algemene protocol bij een bepaalde bewoner namelijk aangepast aan zijn situatie.
Er is veel herhaling nodig om het in het dagelijks handelen in te slijpen. Dat neemt over een heel team soms zo'n drie tot vier jaar in beslag. En dan moet je regelmatig iets nieuws bedenken om de aandacht erop te richten. In de herhalingscursus, een arboweek, overleg met de transfercontactpersonen, posters als reminder.
(Lieke Timmermans-Heinen, ergotherapeut, Woonzorgcentrum Nieuwenhage, 's-Hertogenbosch)

3.5.2 GEZONDHEIDSBEVORDERING IN BEDRIJVEN

Er zijn instrumenten om gezondheidsbevordering in een bedrijf te stimuleren en te onderbouwen.

Waar het soms weinig moeite kost om preventieactiviteiten op te zetten, kost het vaak meer moeite en overtuigingskracht om gezondheidsbevordering in bedrijven en instellingen van de grond te krijgen. Werken aan de gezondheid kost tijd en geld maar levert ook voordelen op, niet alleen voor de werknemer. Voor de werkgever zijn de voordelen: minder ziekteverzuim, betere werksfeer, betere arbeidsprestaties, een beter imago van het bedrijf, minder personeelsverloop. Wanneer er structureel wordt ingezet op gezondheidsbevordering levert dat uiteindelijk een besparing van kosten op.

Voor gezondheidsbevordering op het werk zijn tal van interventies ontwikkeld: sporten op het werk, individuele leefstijladvisering, een abonnement op sporten buiten het bedrijf, fietsen naar het werk (fietsplan), lunchwandelen, beweegworkshop of -clinic, deelname aan sportieve evenementen, een beweegtest (www.30minutenbewegen.nl) of leefstijltest, tafeltennistafels, trapgebruik bevorderen, aanpassen van het aanbod in het bedrijfsrestaurant, aanpassen van prijzen van gezonde en minder gezonde producten. Om bedrijven en instellingen te helpen een keuze te maken uit gezondheidsbevorderingsprogramma's zijn er hulpmiddelen ontwikkeld. De TNO leefstijlscan voor bedrijven is een instrument om de conditie van werknemers in kaart te brengen (www.tno.nl/bewegen, > cases > TNO leefstijlscan). Een ander instrument dient om te berekenen op welke termijn een interventie in het bedrijf zichzelf terugverdient (www.tno.nl/bewegen, > cases > rendement van bedrijfsbewegingsprogramma's). Ook NIGZ-Werk heeft digitale instrumenten ontwikkeld om de gezondheid en het gezondheidsbeleid van een bedrijf in kaart te brengen (www.gezondheidsmanagement.nl).

Gezondheidsbevordering op de werkplek vereist een methodische aanpak

De methodiek van gezondheidsbevordering op de werkplek is in grote lijnen hetzelfde als in andere verandersituaties, zoals beschreven in dit boek en zoals beschreven in het Preventie Effectmanagement Instrument (Kok e.a., 2005). Wel vergt het verkrijgen van draagvlak bij management en directie extra inspanning. Daarom maakt participatie van het management en werknemers vanaf het begin deel uit van het proces. Zij moeten het belang ervan inzien. Structureel werken aan gezondheidsbevordering op de werkplek noemt het Nationaal Instituut voor Gezondheidsbevordering en Ziektepreventie (NIGZ-Werk) integraal gezondheidsmanagement. Dat gaat verder dan preventie van ziekteverzuim. Het gaat om actief zoeken naar mogelijkheden om de gezondheid en prestaties van werknemers en bedrijf te verbeteren: gezondheidsbevordering op de werkplek, integraal aangepakt.

Fasen van gezondheidsbevordering op de werkplek

NIGZ-Werk onderscheidt in integraal gezondheidsmanagement drie fasen.

Fase 1 Bewust gezond
In deze fase staat bewustwording van werknemers centraal.
Doel van activiteiten in deze fase is: werknemers en de organisatie zijn zich bewust van hun gezondheid en gedrag. Interventies die hieraan kunnen bijdragen zijn: geven van gezondheidsinformatie, opstellen van een gezondheidsprofiel per werknemer, opstellen van een profiel voor het hele bedrijf, laagdrempelige activiteiten om kennis te maken met gezondheidsbevordering, stimuleren van werknemers om activiteiten op te zetten.

Fase 2 Kies bewust
In deze fase staat de motivatie om voor gezond gedrag te kiezen centraal.
Doel van activiteiten in deze fase is: werknemers en bedrijf maken keuzes voor gezond gedrag wat betreft voeding, bewegen, roken, alcohol, spanning/ontspanning.
Interventies in deze fase zijn: activiteiten waardoor individuele werknemers persoonlijke voordelen kunnen ervaren van gezond gedrag, opstellen van een individueel gezondheidsplan op basis van een persoonlijk gezondheidsprofiel. Het bedrijf stelt faciliteiten (tijd, ruimte, deskundigheid) beschikbaar. Het bedrijf stelt een financieel plan op om in gezondheid te investeren.

Fase 3 Werk gezond
In deze fase staat het verankeren van de structuur en resultaten centraal.
Doel is: gezonde werknemers in een gezonde organisatie.
Activiteiten zijn: monitoren van de gezondheid, gezondheid als aandachtspunt verankeren in werkprocessen, gezondheid op de agenda plaatsen bij besluitvorming, voordelen van gezondheidsmanagement gebruiken bij werven en behouden van personeel.

> Bij de belastingdienst in Apeldoorn is het project Gezond Belast opgezet voor alle werknemers. Het doel ervan was om het hoge ziekteverzuim terug te dringen. Het hele leefpatroon van werknemers werd onder de loep genomen: werkstress, roken, alcoholgebruik. Dat gebeurde door een parcours af te leggen bij een huisarts, een fysiotherapeut en een diëtiste. Zo zijn de mensen eruit gefilterd die aangespoord werden om mee te doen met het vervolgtraject 'Klaas, de kilo's de baas'. Klaas is de directeur, hij was het boegbeeld voor het project. De Belastingdienst zocht een diëtiste/gezondheidsvoorlichter om werknemers met gezondheidsklachten en overgewicht – dat hoefde niet per se – te begeleiden en voor te lichten over een gezonde leefstijl.
> Ik heb toen een projectvoorstel voor het vervolgtraject over voeding en gewicht ingediend en dat heb ik kunnen uitvoeren. Een vervolgtraject voor beweging is door een ander opgezet en uitgevoerd. De deelnemers gingen een keer per week naar een fitness-instructeur voor begeleiding bij het fitnessen en een keer per week kwamen ze bij mij voor gezondheidsvoorlichting, gericht op voeding.
>
> *Opzet*
> Ik heb groepjes gevormd van 8-12 personen, willekeurig samengesteld. Mannen en vrouwen, met en zonder klachten, van verschillende afdelingen. De kans dat ze met z'n tienen van één afdeling komen is in zo'n groot bedrijf minimaal, dus het is vertrouwd genoeg. Tien weken lang kwamen we elke week een keer bij elkaar. En wekelijks werden de resultaten bijgehouden. Niet alleen het gewicht, al is dat wel een mooie indicatie. Maar daarnaast werden soms ook hartslag en bloeddruk gemeten door de bedrijfsarts. En er werd gesproken over hoe ze in hun vel zitten, hoe energiek ze zich voelen.
>
> *Inhoud: voeding en leefstijl*
> Elke bijeenkomst had een ander thema. Vakantie, wat doe je met je voeding tijdens je vakantie? Maar ook omgaan met feestjes en partijen, weekenden. Met moeilijke momenten in het algemeen. Zo kwam het gemotiveerd blijven op lange termijn aan bod. Want na een paar weken of maanden zakt de motivatie weg. Dus moet je bespreken hoe ze het vol kunnen houden. Wat daarbij helpt is steeds terugblikken naar de reden om überhaupt deel te nemen en welke resultaten er nu al te zien zijn.

De belangrijkste boodschap die ik meegeef is dat ze bezig zijn met hun leefpatroon te veranderen. En dat ze niet maar een dieetje volgen voor een paar maanden en dan weer terug kunnen stappen naar hun oude eetpatroon. Dus steeds beetje bij beetje; en niet te veel tegelijkertijd willen. Ik heb in de groep ook met ieder individueel bekeken: 'Wat vind jij nu belangrijk, wat wil je blijven doen?' Door aandacht te besteden aan ieders eigen patroon, doelen en mogelijkheden is het programma toch voor iedereen persoonlijk te maken. Dat helpt om het goed vol te kunnen houden. Ook nu nog.
Natuurlijk zijn er ook mensen die het eng vinden om in een groep dingen te bespreken. Of mensen die niet het resultaat bereiken wat ze zouden willen. Dan is het wel moeilijk in een groep. Als ik het zag, maakte ik een individuele afspraak. Dat kon wel, al was de tijd daarvoor beperkt.

Andere thema's
Ook beweging kwam aan bod. Na mijn voorlichting gingen ze fitnessen. Roken, alcohol, stress heb ik niet systematisch meegenomen. Dat vraagt weer een andere deskundigheid. Er is wel in dezelfde periode een project 'stoppen met roken' opgezet.
Voor bewegen is een bedrijf ingehuurd, High five. Zij hebben met de deelnemers een parcours opgezet om de conditie te verbeteren en het vetpercentage te verlagen door hen iedere week één keer te begeleiden bij fitness. En daarnaast konden ze, zoveel als ze wilden, gebruikmaken van de ruimte en de apparatuur.

Na het wegen bij binnenkomst, begin ik met evalueren: hoe is het gegaan en zijn er vragen? En dan gaan we met het thema aan de slag, op een praktische manier. Bijvoorbeeld met een ontbijtspel of suiker- en vetspel, de slank eten-test, de quiz voedselveiligheid. Daar koppel ik theorie aan vast.

Alert zijn op ongewenste processen
Vrouwen volgen meer hun eigen tempo, tussen mannen ontstaat nogal eens competitie. En die gaan ook opeens van 'niks' naar 'heel veel'. Dat is niet erg, zolang ze dat op een leuke, gezonde manier doen ... Ik zie ze elke week, dus als iemand te extreem aan de slag gaat, dan zie ik dat snel genoeg.
Er zitten ook wel mensen tussen die in het verleden eetproblematiek hebben gehad. Die adviseer ik om niet mee te doen. Zij hebben namelijk een heel andere begeleiding nodig.

Mechanismen/effecten
Zo'n kleine groep is heel toegankelijk. Deze deelnemers zijn gemotiveerd en zitten allemaal met hetzelfde probleem. Er komt dan gemakkelijk een gesprek op gang waarin ze veel van elkaar oppikken. Ze vinden het prettig om dingen van elkaar te horen. En recepten uit te wisselen. Ik geef wel als voorlichter informatie, maar zij geven zelf ook heel veel praktijkvoorbeelden. Ik heb eigenlijk een coachende rol.
Het project werd onderwerp van gesprek, het ging leven binnen de afdelingen. Op een gegeven moment hoorde je: 'Ga jij vanmiddag ook naar Klaas toe?' Klaas was het project. En je zag mensen met een tupperwarebakje met wortels. Dan wist je: die doet ook mee. Het leefde, het bruiste binnen de afdelingen. Dat was heel mooi.

Financiering
Het bedrijf financierde het project. Werknemers konden zonder kosten en onder werktijd deelnemen. Wel moesten ze zelf de uren investeren, die uren gingen van hun verlofuren af. In die zin deden ze het in eigen tijd, maar wel overdag.
Daar was wel eens discussie over. Moet het in de tijd van de baas of vraag je ook motivatie om zelf tijd te investeren in het project? Ik vind dat laatste wel goed. Nu

heb je mensen die er iets voor over hebben ... en je krijgt het programma al aangeboden van je werkgever: 10 maal voorlichting en fitnessbegeleiding, 10 weken lang.

Samenwerking
Ik probeerde regelmatig even te kijken in de fitness-zaal hoe ze bezig waren. En ik sprak de instructeur natuurlijk wel eens, maar er was geen structureel en inhoudelijk overleg.

Resultaten
Na afloop van de tien weken hebben we opnieuw gemeten en twee maanden daarna nog eens. De biomedische parameters zijn door de bedrijfsarts vastgelegd, ik heb vragenlijsten afgenomen over het gevoel van welzijn. Deelnemers bleken zich inderdaad een stuk beter te voelen. Het ziekteverzuimpercentage is zeker gedaald, maar ik weet niet precies hoeveel. Na de eerste 'lichting' zijn we aan een nieuwe ronde begonnen en met een nieuwe groep verdergegaan. In totaal ben ik daar een maand of acht bezig geweest.

Terugblik
*Als ik terugkijk, dan weet ik niet of ik weer gemengde groepen zou vormen. Vooral de mannen willen horen wat ze wel en niet moeten doen (theorie), praktische tips en dan gewoon doén. Vrouwen willen ervaringen bespreken, terwijl de mannen aan de slag willen.
De deelnemers zouden na afloop eens in de zoveel tijd als groep bij elkaar willen komen. Dat zou ik in een volgend project meenemen. Wat ook beter zou kunnen, is overzicht hebben van het hele programma. Als ik alleen verantwoordelijk ben voor het voedingsgedeelte, weet ik weinig hoe het bij de bewegingsactiviteiten loopt. Hoe meer je op het proces van a tot z invloed hebt, hoe beter je iemand kunt begeleiden. Dat zou pleiten voor meer samenwerking, structureel overleg. Ook de bedrijfsarts zou een grotere rol kunnen hebben, onder meer wat betreft gegevens verzamelen, analyseren en presenteren.* (Anne-Marie Arendsen, diëtiste, Nijmegen)

Samenvatting
» Steeds meer paramedici voeren preventie- en gezondheidsbevorderingsprogramma's uit. Elk programma heeft zijn eigen doelgroep, doel en opzet. Bij paramedici zijn valpreventieprogramma's en beweegprogramma's het bekendst, maar ook gezondheidsbevorderingsprojecten zoals Big!Move, Bewegen op Recept en het groepsprotocol voor vrouwelijke migranten worden inmiddels op meer plaatsen in Nederland uitgevoerd. Paramedici behoren als professional op de hoogte te zijn van het aanbod en de inhoud van dergelijke programma's. Zij kunnen hun patiënten dan gericht verwijzen naar een activiteit in de buurt.
» Preventie in bedrijven wordt uiteraard sterk bepaald door de gezondheidsrisico's in het betreffende bedrijf of in de instelling. Gezondheidsbevordering is 'breder', gericht op fit blijven of fitter worden. Er is een grote diversiteit aan activiteiten voor gezondheidsbevordering op de werkplek. Omdat behalve het individu (de werknemer) ook de werkgever een rol speelt, vereist de fase van bewustwording en draagvlak creëren veel aandacht.

Sites

www.bewegenoprecept.nl
www.bigmove.nu
www.bigmove-overvecht.nl
www.bodyatwork.nl, onderzoekscentrum, bewegen, arbeid en gezondheid van TNO en Vumc.
www.denieuwepraktijk.nl (eerstelijnsinitiatieven)
www.doconline.nl > npidoc > migranten
www.gezondheidsmanagement.nl
www.kennisnetwerkvalpreventie.nl
www.nigz.nl
www.seniorgezond.nl, site voor ouderen met praktische informatie over vallen en valpreventie

www.tno.nl/arbeid
www.tno.nl/bewegen
www.veiligheid.nl

Handvatten voor een voorlichtingsbijeenkomst

4

4.1 Inleiding

Voorlichting maakt deel uit van preventie- en gezondheidsbevorderingsprogramma's. Deze voorlichting kan op verschillende manieren worden uitgevoerd: in een individueel gesprek, in een groepsbijeenkomst, via schriftelijk materiaal, via radio, televisie, internet of een combinatie hiervan. Voorlichting die is verweven in een beweegprogramma, tijdens of rondom bewegingsactiviteiten, komt aan bod in hoofdstuk 2. Dit hoofdstuk geeft didactische handvatten voor een bijeenkomst waarin voorlichting aan een groep centraal staat.

4.2 Oriëntatie op voorlichting

Een paramedicus krijgt wel eens de vraag om 'een verhaal te houden' of voorlichting voor een groep te verzorgen. Soms gaat het om een bestaand programma, al dan niet uitgewerkt in een draaiboek. Andere keren is er geen programma.
Net als bij een verzoek om een bewegingsprogramma of andere activiteit uit te voeren (hoofdstuk 2), is het van belang om een goed beeld te krijgen van wat de bedoeling is. Dat kan aan de hand van de volgende vragen:
- voor wie (wie is de doelgroep precies? Wat weten ze? Hoe kijken ze aan tegen …?);
- welk doel (wat is het doel precies? Op welke stap(pen) van gedragsverandering gericht?);
- welke inhoud en vorm (welke informatie en boodschap, hoe te brengen?);
- door wie (wie is een geschikte voorlichter of zender?).

4.3 Het programma

Relevante informatie voor de voorbereiding en uitvoering van de activiteit is in het draaiboek vastgelegd.
Een draaiboek bevat een overzicht van de voorbereidende activiteiten, informatie over de bijeenkomst (het programma) en bijbehorende materialen. Elke inhoudelijk deskundige moet namelijk in een beperkte voorbereidingstijd de bijeenkomst met behulp van het draaiboek kunnen uitvoeren.
In het draaiboek is te lezen wat het doel is: op welke stap(pen) van gedragsverandering is het programma gericht? Overigens zal het doel van één bijeenkomst bescheiden zijn. Op grond van één bijeenkomst is geen gedragsverandering te verwachten. Wél dat deelnemers meer kennis hebben van het onderwerp of er positiever over zijn gaan denken. In het draaiboek kan ook achtergrondinformatie over het onderwerp worden opgenomen.
In het draaiboek voor een reeks bijeenkomsten behoort het werken aan gedragsverandering herkenbaar te zijn: de eerste bijeenkomst is gericht op de eerste stap(pen) van gedragsverandering, de laatste bijeenkomst op een of meer van de laatste stappen. Voor een inhoudsopgave van de cursus 'Gezond leven en bewegen', een cursus voor Marokkaanse en Turkse Vrouwen met spanningsklachten, zie paragraaf 2.3.

Project 'Mediterrane voeding'

Probleembeschrijving
Voorlichting over voeding heeft in de richtlijnen van de cholesterolconsensus een belangrijke plaats. Gebleken is dat 'mediterrane voeding' het risico op hart- en vaatziekten vermindert. Door een gerichte voedingsmiddelenkeuze is mediterrane voeding in te passen in het Nederlandse voedingspatroon. In de praktijk blijken de richtlijnen voor het geven van voedingsvoorlichting onder meer voor de huisarts moeilijk werkbaar.
Doelgroep: mensen met verhoogd risico op hart- en vaatziekten.
Doel: verschuiving van voedingspatroon in de richting van mediterrane voeding.
Interventie: drie (groeps)voorlichtingsbijeenkomsten, gevolgd door halfjaarlijkse bekrachtiging.

Interventie en -doelen, onder meer:	Methoden en materialen, onder meer:
1^e bijeenkomst in week 1	
Kennismaken met mediterrane voeding.	Aanbieden van mediterrane hapjes.
Toename van kennis over (mediterrane) voeding, relatie voeding en gezondheid.	Presentatie. Informatie wordt ondersteund door cursusboekje.
Bewustwording dat informatie op etiketten beschikbaar is.	Etiketten lezen.
2^e bijeenkomst in week 3	
Uitwisselen van ervaringen. Samen oplossingen zoeken.	Groepsdiscussie. Suggesties worden op flap genoteerd.
Zich bewust worden van eigen voedingsgedrag.	Uitslagen van 'linometer' op groepsniveau. Kennisquiz.
Bevorderen van attitude en vaardigheden bij kopen en bereiden van de mediterrane producten.	Discussie n.a.v. video over boodschappen, prijs, bereiding en tafeldekken.
Kunnen gebruiken van de voedingsmiddelentabel.	Opzoeken van energie en vet van voorbeeldmenu.
3^e bijeenkomst in week 8	
Positieve ervaringen versterken, problemen oplossen.	Groepsbespreking van (succes)ervaringen en problemen.
Zich bewust worden van (mate van) gedragsverandering.	Invullen 'linometer'. Individuele 'linometer'-uitslag van 1^e bijeenkomst.
Bevorderen van eigen effectiviteit, bij sociale druk.	Presentatie en groepsgesprek over sociale invloed bij bijzondere gelegenheden. Uitwisseling van positieve ervaringen en knelpunten.
1^e bekrachtiging	
Volhouden bevorderen of 'opnieuw' beginnen.	Schriftelijk, per post: Uitslag van tweede linometing, vergeleken met de eerste en met het gemiddelde van de groep.
2^e bekrachtiging	
Bevorderen van gedrag of gedragsbehoud wat betreft het eten van vis.	Schriftelijk, per post: boekje over het eten van vis.

(Kruijer, 2001)

4.4 De boodschap

Voorlichting bevat een 'boodschap'
In een programma staat welke onderdelen er zijn en op welke manier die gepresenteerd worden (werkvorm).
Voordat verschillende werkvormen aan bod komen, willen we eerst kijken naar de inhoud: de informatie en de boodschap van het programma.
Het begrip *boodschap* staat voor het belangrijkste wat de voorlichter de doelgroep wil meegeven. De boodschap moet passen bij het doel en afgestemd zijn op de doelgroep. Wanneer een organisatie de voorlichting heeft opgezet, laat de boodschap zien wat die organisatie het belangrijkste vindt. Ook zegt de boodschap iets over de manier waarop de organisatie tegen het gezondheidsprobleem aankijkt.
Een positieve boodschap werkt beter en langer dan een angstaanjagende.
Veel mensen en zeker jongeren vinden dat voorlichting 'harder' moet zijn. Toch zijn er aanwijzingen dat een positieve boodschap in het algemeen meer effect sorteert (TNS/NIPO, 2007). Daarom is de voorlichtingsboodschap in Nederland meestal positief: 'Gezond oud worden', 'Een half uur bewegen doet wonderen'. Zo wil men een prettige associatie of een positief gevoel oproepen: 'Beter in je vel', 'Fit&fun', 'Vet lekker'.
Lang niet iedereen heeft een boodschap aan gezondheid. Zo laten jongeren zich in het algemeen weinig gelegen liggen aan gezondheid, laat staan gezondheid in de toekomst. Om ze te 'verleiden' tot gezonder gedrag is het beter om aan te sluiten bij dingen waaraan zij waarde hechten: 'plezier hebben', 'uitstraling hebben', 'goed in je lijf zitten', 'relaxed zijn', een 'cool' product gebruiken. Voor wie (sportieve) prestaties belangrijk zijn: 'scoren', 'een goede prestatie neerzetten'.
Voor ouderen die weinig bewegen is het effectiever om te appelleren aan gezelligheid, even eruit zijn, ontspanning en samen bezig zijn, dan om de nadruk te leggen op sportieve prestaties of gezondheid.

4.5 De vorm

De vorm hangt samen met het doel en de beginsituatie van de doelgroep
Sommige activiteiten of werkvormen zijn geschikt voor informatieoverdracht, andere vooral om ervaringen op te doen of meningen uit te wisselen. Over het algemeen is onderlinge gedachtewisseling nodig om opvattingen en voornemens van deelnemers te beïnvloeden. Uitvoering van voornemens kun je bevorderen door praktische vaardigheden te oefenen, door aandacht te besteden aan problemen die deelnemers kunnen tegenkomen en door voornemens op papier te laten zetten en eventueel met elkaar te laten bespreken.

Om een programma voor een bijeenkomst methodisch op te zetten staan twee instrumenten ter beschikking:
1 basisstructuur van een programma met een informatief karakter: Inleiding–Kern–Afronding;
2 didactische principes:
 – leerproces en leerstijl;
 – gebruik van effectieve elementen voor leren.

Er is veel variatie mogelijk. Een groepsgesprek kan bijvoorbeeld plaatsvinden aan de hand van vragen die de voorlichter stelt. Je kunt hierbij de rol van gespreksleider vervullen. Je kunt de vragen stellen of de deelnemers uitnodigen vragen naar voren te brengen. Je kunt ook gebruikmaken van vragen of stellingen op kaartjes en deze uitdelen. De vragen kunnen plenair besproken worden of in kleine groepjes; of eerst in kleine groepjes en daarna plenair. Zo zijn er tal van mogelijkheden de algemene werkvorm nader in te vullen, afhankelijk van de groep, het doel en de praktische mogelijkheden.
De beschreven basisstructuur en didactische principes gelden als algemene richtlijn. Tijdens de bijeenkomst kun je je werkwijze aanpassen aan de situatie.
Voor een beschrijving van de algemene werk-

vormen en concrete voorbeelden, zie paragraaf 5.3.

4.5.1 DE BASISSTRUCTUUR
De basisstructuur is: Ontvangst–Inleiding–Kern–Afronding
De onderdelen hebben, ongeacht hun precieze invulling, een specifieke functie.

Ontvangst
Een prettige ontvangst maakt duidelijk dat deelnemers welkom zijn (Openstaan; aandacht). Denk aan bewegwijzering, verlichting, een open deur, koffie en thee en een persoonlijke begroeting.

Inleiding
De inleiding bestaat uit een welkom aan de deelnemers, voorstellen van personen en informatie over het programma en manier van werken. Doel daarvan is dat deelnemers zich welkom voelen en weten wat ze kunnen verwachten (Openstaan; aandacht). Een ronde waarin deelnemers zich voorstellen en verwachtingen uitspreken, biedt de deelnemers herkenning en de voorlichter informatie over de behoeften.

Kern
De kern van de bijeenkomst is gericht op stappen van gedragsverandering van de deelnemers. De keuze van de stappen bepaalt de invulling (informatieoverdracht, probleemverheldering, onderlinge steun, meningsvorming, oefenen). De stap(pen) is (zijn) herkenbaar in de activiteiten en werkvormen, die zó zijn gekozen dat ze passen bij de doelgroep, het doel en het onderwerp. Meestal omvat het kerndeel meer dan één werkvorm. Actieve werkvormen verdienen de voorkeur, omdat ze mensen betrokken houden (zie 4.5.3).

Pauze
Vaak is er een pauze in het kerndeel. Niet alleen kunnen de deelnemers hun concentratie even loslaten, maar er is ook gelegenheid om informeel met anderen te praten, contact te zoeken met de voorlichter of materiaal te bekijken.

Afronding
Het is wenselijk een bijeenkomst plenair af te sluiten. De afronding biedt een samenvatting van de belangrijkste informatie. Doel hiervan is de boodschap nog eenmaal te laten horen. Tevens kunnen deelnemers verwezen worden naar informatiebronnen of hulpverlening. Aan het einde is een dankwoord aan de deelnemers op zijn plaats. Ook kan worden vermeld dat zij materiaal kunnen meenemen of bij het verlaten van de ruimte een attentie krijgen.

> *Goede voorlichting staat of valt met: kijken en luisteren. Dat begint al als mensen binnenkomen. Daarom ben ik er zelf altijd als eerste. Je ziet mensen binnenkomen, zelfverzekerd, rondkijkend, aarzelend. Komen alleen, komen met z'n tweeën. Ik begroet ze natuurlijk, om contact te maken en zo de sfeer te proeven.*
> *(Paula Hansma, seniorenvoorlichter)*

Samengevat is de structuur van een bijeenkomst: ontvangst, inleiding, kern en afronding. Naast de structuur is de werkwijze, de didactiek, van belang. Deze wordt hierna toegelicht.

4.5.2 DIDACTIEK
Didactiek sluit aan bij leerproces en leerstijl
Mensen leren op verschillende manieren. Iemand die leert, doorloopt daarbij een aantal 'stappen' of 'taken'. Als hij de mogelijkheid krijgt, kiest hij daarbij de insteek die het beste bij hem past. De een wil eerst achtergronden weten voordat hij … De ander begint gewoon en leert al doende. En een derde kijkt de kunst af en probeert het dan pas zelf. Zo zijn leerstijlen te benoemen: denkers, doeners, dromers en beslissers (Brinkman, 1995). Zie ook figuur 4.1.

> *Na een korte uitleg over gezonde voeding en soorten vetten gaan we langs de schappen van de supermarkt. Mensen*

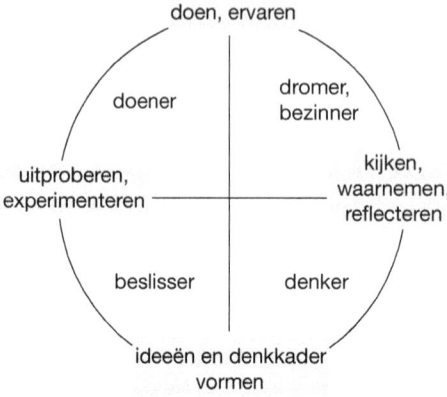

Figuur 4.1 Leeractiviteitencirkel, gebaseerd op de leercirkel van Kolb (Rijkers, 1999; Van Woerkum & Van Megeren, 1999).

kunnen de producten pakken die ze altijd kopen en daar vragen over stellen. Ze kunnen ook producten vergelijken. Ik laat ze voelen en kijken. Dan zeggen ze soms: 'Ik gebruik ..., maar ik zie nu dat er in dat andere minder vet zit.'
Als iemand een pakje Croma pakt, attendeer ik ze op de vloeibare vorm en laat die erbij pakken om te vergelijken. Dat werkt beter dan het zelf zeggen. Ze kunnen nu zelf de inhoud bekijken, verschillen constateren en conclusies trekken.
(Cora de Bree, diëtist, tijdens rondleiding in supermarkt)

Overigens doorloopt iedereen dezelfde 'taken', alleen in een andere volgorde. Anders gezegd: iedereen stapt op een andere plek in de leercirkel. Er is niet één manier van leren die beter is dan alle andere. Er is niet één manier die past bij alle mensen. Om aan te sluiten bij de verschillende leerstijlen van deelnemers is een variatie in werkvormen wenselijk (Brinkman, 1995).

4.5.3 EFFECTIEVE ELEMENTEN IN EEN GROEPSBIJEENKOMST

Gebruik van 'effectieve elementen' vergroot de kans op succes
Effectieve elementen zijn beproefde principes of mechanismen die de deelnemers aanzetten het gedragsveranderingsproces te doorlopen (Kok e.a., 2005).

Programma op maat
Een programma dat aansluit bij de behoefte en interesse van de doelgroep bevordert dat de deelnemers ontvankelijk zijn voor de boodschap (Openstaan) en bereid zijn ermee aan de slag te gaan. Om een programma op maat te maken, is participatie van de deelnemers zowel bij het opzetten van het programma als tijdens de bijeenkomst een beproefde manier.

Ruimte voor individuele benadering
Ook binnen het programma voor de groep kan ruimte voor individuele doelen de betrokkenheid en de kans op succes vergroten: 'ik wil voorlopig alleen meer gaan bewegen; ik wil niet mijn hele eetpatroon nu veranderen; dat is te veel ineens, dan lukt het me zeker niet'. Ruimte voor vragen, voor een afspraak voor een persoonlijk gesprek versterken het effect van een bijeenkomst. Soms kan de begeleider verwijzen naar een (digitaal) individueel advies op maat, zoals de leefgezondcoach in de diabetescampagne of bij het Voedingscentrum.

Afwisseling van werkvormen (zie ook overzicht werkvormen en functie in dit hoofdstuk)
Een diversiteit aan werkvormen zorgt ervoor dat deelnemers betrokken blijven en aandacht houden voor het onderwerp. Bovendien komt variatie aan werkvormen het best tegemoet aan de diversiteit van 'leerstijlen' in een groep.

Activiteit van deelnemers
Actieve werkvormen bieden deelnemers de mogelijkheid om actief met het onderwerp en de problematiek bezig te zijn en stil te staan bij de eigen situatie. Hierdoor kunnen mensen informatie beter verwerken en onthouden.

Voor andere doelen zijn actieve vormen een noodzaak. Zonder ervaringen en tips uit te wisselen en praktisch te oefenen, is een doelstelling zoals 'ervaren van onderlinge steun' en 'vergroten van vaardigheden' niet haalbaar. Mensen onthouden:
- 10% van wat zij lezen;
- 20% van wat zij horen;
- 35% van wat zij zien;
- 55% van wat zij horen en zien;
- 80% van wat zij zelf zeggen;
- 90% van wat zij zeggen en tegelijkertijd demonstreren.

(Maertens & Maris, 1992)

Goalsetting en contracting
Wanneer een individuele deelnemer afspreekt wat hij wil bereiken en hoe hij daaraan gaat werken, is de kans groter dat het hem zal lukken dat doel te bereiken. Daarbij is het verstandig het gewenste (doel)gedrag op te splitsen in kleine, haalbare stappen. Succeservaringen vergroten immers de motivatie (Peters e.a., 2003).

Feedback
Om gezond gedrag uit te (blijven) voeren, is het belangrijk dat mensen informatie krijgen over hun vorderingen en het effect van hun gedrag. Dat is des te belangrijker wanneer ze slechts indirect voordelen merken van hun inspanningen of zelfs alleen nadelen ervaren.

Beloning (positieve feedback) voor inspanningen en het bereikte resultaat maakt het mensen gemakkelijker dat gedrag te (blijven) uitvoeren. Leg de lat niet te hoog. Een succeservaring levert een positief gevoel en vervult daarmee de feedbackfunctie. Vaker fungeren de voorlichter zelf of de deelnemers als bron van positieve feedback. Je kunt ook werken met een concrete beloning: een attentie, een stappenteller. Soms krijgen deelnemers als ze het programma (een cursus) afronden een deel van het inschrijfgeld terug (Van der Putten & Tanoti, 2003). Soms ontvangen ze een certificaat.

De kracht van de groep en de betrokkenheid van de sociale omgeving (sociale steun)
Mensen kunnen hun nieuwe gedrag langer volhouden wanneer ze steun of complimentjes krijgen van anderen, uit de groep of hun eigen omgeving. Programma's die erin slagen de omgeving bij de verandering te betrekken, hebben meer succes dan programma's waarbij de deelnemers het vooral van hun eigen kracht moeten hebben.

Aanleren van praktische en sociale vaardigheden
Om ander gedrag te gaan uitvoeren, zijn vaak praktische en/of sociale vaardigheden nodig. Door deze vaardigheden te leren, zijn deelnemers beter in staat barrières te overwinnen en het gewenste gedrag in praktijk te brengen.

Toewerken naar zelfstandig doorgaan; anticiperen op barrières; bij voorkeur: barrières wegnemen, middelen aanreiken
Deelnemers kunnen problemen tegenkomen wanneer ze het gewenste gedrag in de praktijk uitvoeren. Door te anticiperen op deze problemen en de situaties waarin ze die problemen tegenkomen (risicosituaties), kunnen deelnemers vooraf bedenken hoe ze daarmee kunnen omgaan. Dat verkleint de kans op 'falen'.
Vaak is voorlichting onvoldoende om barrières te overwinnen. Een bredere aanpak kan nodig zijn: gezondheidsbevordering, waarin behalve gezondheidsvoorlichting ook voorzieningen geboden worden en belemmeringen worden weggenomen. Zo lukt het mensen met een chronische ziekte beter om meer te gaan bewegen als het sportaanbod op hun behoefte wordt afgestemd en de sportaccommodaties beter bereikbaar worden.

Aanbieden van follow-up
Een follow-up, enige tijd na een (reeks) bijeenkomst(en), helpt om de gedragsverandering vol te houden of opnieuw aan te pakken.

4.6 De zender

De 'soort' zender bepaalt veel van het succes

Degene die de activiteit begeleidt en de boodschap presenteert, heeft veel invloed op het bereiken van het doel. Daarom moet de begeleider voldoen aan een aantal algemene voorwaarden om de voorlichtersrol goed te kunnen vervullen 'bij die groep, over dat onderwerp, in die situatie'. Vanuit de doelgroep bezien moet de voorlichter:
- aantrekkelijk zijn;
- deskundig zijn;
- geloofwaardig zijn (een betrouwbare informatiebron zijn).

Een voorlichter of begeleider moet aantrekkelijk zijn voor de doelgroep

Aantrekkelijk betekent hier: de voorlichter moet de groep aanspreken. Dat is vooral belangrijk als de voorlichter een voorbeeldfunctie met identificatiemogelijkheid vervult (rolmodel; modelling). Daarvoor is nodig dat hij of zij min of meer lijkt op de doelgroep of op wat de doelgroep als ideaalbeeld ziet. Het kan dan gaan om dezelfde sekse, leeftijd of culturele achtergrond zoals bij een voorlichter eigen taal en cultuur (vetc'er) of seniorenvoorlichter (Voorham & Kocken, 2000; Drewes & Van Haastrecht, 1998). Maar herkenning kan ook plaatsvinden door voorbeelden die de voorlichter gebruikt. Voorbeelden waardoor mensen uit de doelgroep merken dat de voorlichter hun situatie kent en begrijpt.

De voorlichter of begeleider moet deskundig en geloofwaardig zijn

De groep zal informatie eerder serieus nemen wanneer er vertrouwen bestaat in de deskundigheid van de voorlichter of begeleider. Daarom moet duidelijk zijn vanuit welke 'hoek' en met welk belang de begeleider informatie geeft. Dan pas kan de informatie geloofwaardig zijn. Natuurlijk moet ook de begeleider zichzelf voldoende deskundig vinden, wat betreft voorlichting aan deze groep over dit onderwerp.

Om geloofwaardig te zijn moet de voorlichting de (sub)cultuur goed genoeg kennen om de juiste toon te vinden en de juiste 'taal' te spreken. Zo kan elke jongere vertellen dat er uiteenlopende jongerenculturen zijn. De voorlichter moet zich daarvan bewust zijn. 'Foute' kleren of 'foute' woorden maken de voorlichter ongeloofwaardig. Hij hoeft overigens niet te doen alsof hij deel uitmaakt van de groep en de cultuur (Peters e.a., 2003).

> *In elke bijeenkomst voor migrantenvrouwen komt ontspannen en bewegen aan bod. Dit onderwerp wordt verzorgd door een therapeute met affiniteit voor dit onderwerp en voor deze vrouwen. Ze willen graag dat de begeleidster voldoende medische deskundigheid heeft om te beoordelen of oefenen wel goed voor hen is. Want wat betekenen die hartkloppingen? Mag je dan wel of niet oefenen? Die deskundigheid is soms ook voor hun echtgenoten doorslaggevend. Ze gaan immers niet zomaar naar iets gezelligs, ze gaan naar een cursus voor hun gezondheid. Dat moet je dan ook waarmaken.*
> (Hera Borst, wijkgezondheidswerker en projectleider 'Gezond leven en bewegen')

Er zijn verschillende soorten voorlichters:
- professionals, deskundig op een specifiek terrein: diëtist, oefentherapeut, docent lichamelijke opvoeding, cardioloog;
- professionals, deskundig op een breed terrein van gezondheid: huisarts, verpleegkundige;
- professionele voorlichter eigen taal en cultuur, vetc'er: mensen met verschillende culturele achtergronden en taalgebieden die zijn opgeleid om gezondheidsvoorlichting in de eigen taal uit te voeren;
- mensen die de doelgroep goed kennen;
- sleutelfiguren uit de doelgroep;
- peers (mensen uit de doelgroep zelf); als het om patiënten gaat, worden ze vaak lotgenoten genoemd; *peer education* is voorlichting door peers.

> Om voorlichter te zijn bij de cursus 'Omgaan met artrose van de knie' moet je zelf ook ervaringsdeskundige zijn: ouder dan 55 jaar en ervaring met artrose, net als de deelnemers. We zijn daarom gelijkwaardige partners. Ik benoem dat ook: 'U bent ervaringsdeskundige. U weet al heel veel. U kunt uw persoonlijke ervaringen vergelijken met die van anderen en er misschien iets van leren. Daar wil ik graag bij helpen.'
> Verder moet je natuurlijk voldoende thuis zijn in het onderwerp en didactische kwaliteiten hebben of die tijdens een training kunnen leren. Maar belangrijker is dat je met een groep overweg kunt, niet bang bent voor een groep. En didactiek zo beheerst, dat je kunt 'spelen' met het programma en met het onderwerp. Dat je je kunt aanpassen aan interesses en wat er in een groep gebeurt.
> (Paula Hansma, seniorenvoorlichter)

Deelnemers aan bijeenkomsten waarbij de voorlichter eigen taal en cultuur (vetc'er) wordt ingezet, geven aan zich vertrouwd te voelen, gemakkelijker over hun problemen te kunnen praten, de levenservaring van de vetc'er te kunnen waarderen. Een vetc'er is ook rolmodel (Van der Valk, 1998).

> In de migranten-groepstherapie werken we samen met voorlichters eigen taal en cultuur of tolken. De vetc'ers kennen de doelgroep heel goed, weten wat er speelt, hebben vaak dezelfde dingen meegemaakt. Vetc'ers merken meteen als een boodschap niet overkomt, bijvoorbeeld over voeding. In warme landen is het belangrijk om veel zout in je eten te doen, omdat je veel transpireert. Ingeblikte tomaten, met veel zout. Heel gezond, hebben ze geleerd van hun ouders. Hier in Nederland horen ze dat het slecht is om heel veel zout in het eten te doen. Dat roept verbazing op, ongeloof. 'Echt waar? Maar dat moet toch?' Dat was voor mij echt een ontdekking. En ook wel dat je je niet realiseert dat je zelf in de supermarkt vaak kijkt: zit hier suiker in of kleurstoffen, maar dat deze vrouwen vaak niet kunnen lezen. Zij moeten het van kleuren en verpakkingen hebben. Dus moet je werken met voorbeeldverpakkingen of duidelijk aangeven: die donkerblauwe is volle melk en de lichtblauwe is halfvolle melk. Dan weten ze: die is niet goed, die andere is wel goed.
> De vetc'ers kunnen dingen doen, die ik niet zo gemakkelijk kan doen omdat ik niet uit hun cultuur kom. De vetc'er zei een keer, terwijl ze naar buiten keek: 'Als ik nu naar buiten kijk, dan weten wij natuurlijk allemaal: als het zo regent, dan gaan we niet!' De vrouwen moesten daar erg om lachen en beaamden dat. Ik had nooit kunnen zeggen: 'Jullie komen niet als het regent.' Die brug, dat 'wij-gevoel', kan ik niet creëren en die is juist zo belangrijk bij gevoelige onderwerpen, zoals therapietrouw. Of praten over je problemen, dat het belangrijk is om er niet in je eentje mee te blijven zitten. Maar dat is moeilijk als er veel wordt geroddeld. Of als wij zeggen dat heel veel koekjes eten en bakken niet zo verstandig is. Die boodschap van ons valt heel anders dan wanneer een Turkse dat tegen een andere Turkse zegt.
> Door bezuinigingen kunnen we nu geen vetc'ers meer inzetten. We maken nu gebruik van tolken. Dat werkt ook goed, maar wel anders. Een tolk vertaalt. Die houdt geen eigen verhaal, past het verhaal niet aan, vertelt geen eigen ervaringen. Dat heeft voor- en nadelen. Het duurt veel langer. Wat ik zeg wordt vertaald, maar ook wat de vrouwen zeggen. Maar ik houd wel meer grip op het proces.
> (Marlies Welbie, fysiotherapeut, Amsterdam-Osdorp)

4.7 Voorlichting aan een groep

Uitwisseling en onderlinge steun vormen de meerwaarde van groepsvoorlichting
In een bijeenkomst kunnen deelnemers informatie, ervaringen en meningen uitwisselen. Dat is een van de voordelen boven individuele voorlichting of voorlichting via een folder, radio of televisie. Overigens hangt het erg af van de gebruikte werkvormen hoeveel uitwisseling er plaatsvindt. Bij een presentatie (lezing) is er meestal meer sprake van eenrichtingsverkeer dan van wederzijdse informatie-uitwisseling. Een groepsgesprek zorgt daarentegen voor een dynamischer communicatie, zowel tussen begeleider en deelnemers als tussen deelnemers onderling. Ook in 'beweeggroepen' kun je gebruikmaken van de communicatie tussen de deelnemers.
Behalve overeenkomsten tussen de deelnemers aan een groepsbijeenkomst, zoals interesse voor een (mogelijk) gezondheidsprobleem, zijn er ook altijd verschillen in meningen, waarden en normen. Het is de kunst om als voorlichter gebruik te maken van de overeenkomsten én de verschillen.

Een voorlichter richt zich zowel tot het individu als tot de groep
In een groepsbijeenkomst zijn dezelfde communicatievaardigheden bruikbaar als in individuele voorlichting. De voorlichter probeert immers individuele processen uit te lokken en te begeleiden. Daarbij kan hij gebruikmaken van processen die in een groep spelen.

> *Op een gegeven moment gaan mensen elkaar tips geven. Ze vertellen elkaar hoe ze bepaalde dingen aanpakken. Je kunt dat stimuleren door ernaar te vragen, maar vaak gebeurt dat al vanzelf. Soms is het feit dat ze dingen bij anderen herkennen al steunend.*
> (Victorien Barendrecht, oefentherapeut Mensendieck, Amsterdam-Osdorp)

4.7.1 COMMUNICATIEVAARDIGHEDEN ZIJN HET BASISGEREEDSCHAP

Communiceer doelgericht
Een begeleider van een groep gebruikt zijn communicatievaardigheden doelgericht. Deze vaardigheden vormen het basisgereedschap dat hij bij verschillende activiteiten en werkvormen kan inzetten. In deze paragraaf ligt het accent op groepsgesprekken gericht op gedragsverandering.

Gespreksvaardigheden
Luistervaardigheden
'Niet'-selectieve luistervaardigheden (aandachtgevend gedrag):
– non-verbaal gedrag;
– verbaal volgen;
– gebruik van stiltes.

Selectieve luistervaardigheden:
– vragen stellen;
– parafraseren van inhoud;
– reflecteren van gevoel;
– concretiseren;
– samenvatten.

Regulerende vaardigheden:
– openen van het gesprek;
– begincontract sluiten;
– terugkoppelen naar (begin)doelen;
– situatie verduidelijken;
– hardop denken;
– afsluiten van het gesprek.

Nuancerende vaardigheden:
– nuancerende empathie;
– confrontatie;
– positief heretiketteren;
– eigen voorbeelden;
– directheid.

(Lang, 2003)

In dit hoofdstuk besteden we extra aandacht aan de volgende vaardigheden:
- vragen stellen;
- omgaan met vragen uit de groep;
- omgaan met situaties en vragen die méér vragen;
- omgaan met verschillende meningen.

Voor werkvormen, zie hoofdstuk 5.

Vragen stellen (aan de groep)
Vragen prikkelen
Vragen stellen aan deelnemers is een effectieve manier om hen bij het gesprek te betrekken. Bovendien prikkelen vragen hen om over het onderwerp na te denken en het op zichzelf te betrekken.

Vragen dienen om iets te weten te komen of een gesprek op gang te brengen
Het is belangrijk je te realiseren wat je met vragen stellen wilt bereiken. Dat bepaalt de manier waarop je dat doet en welke (soort) vragen je stelt. Vragen kunnen dienen als 'starter' voor een gesprek. Je kunt vragen stellen om kennis te peilen om vervolgens ontbrekende kennis aan te vullen en nieuwe informatie te geven. Vragen kunnen ook stimuleren om relaties te leggen tussen stukjes informatie en om het geheel van de informatie te overzien en te interpreteren. Tot slot kun je door middel van vragen nagaan of deelnemers begrepen hebben wat je verteld hebt.

Een vraag stellen
- Stel een open vraag aan alle deelnemers:
  - stel één vraag tegelijk, formuleer de vraag kort en duidelijk; stem taalgebruik af op de deelnemers;
  - kondig aan dat je de gelegenheid geeft rustig na te denken, vertel dat je daarna reacties zult vragen, geef aan dat reacties heel verschillend kunnen zijn en dat ze allemaal bijdragen aan de discussie, maar wanneer mensen liever niet op een vraag ingaan mag dat natuurlijk ook;
  - geef een ruime denkpauze.

Vragen om een reactie
- Vraag vervolgens aan wie je als eerste het woord mag geven. Observeer wie verbaal of non-verbaal reageert. Nodig uit het woord te nemen of een aanvulling te geven op wat anderen ingebracht hebben.

Reactie geven
- Ga altijd in op een antwoord. Daardoor geef je blijk van waardering voor de geleverde bijdrage. Niet reageren ontmoedigt reacties van anderen en geeft het gevoel genegeerd te worden. Ga niet te uitgebreid in op het eerste antwoord, omdat het risico bestaat dat andere reacties daardoor nauwelijks meer mogelijk zijn. Om die reden kan het prettiger zijn, en voor de deelnemers 'veiliger', om eerst een paar reacties te vragen, en eventueel kort te noteren, en dan op de reacties in te gaan. Kondig dat van tevoren aan.
- Verhelder het antwoord. Vraag daarom door, vraag naar alternatieven en naar consequenties, bij voorkeur via open vragen.
- Afhankelijk van het soort vraag:
  - *Feitelijke vragen waarop een juist antwoord bestaat*
    Wanneer het antwoord niet (geheel) juist is: bevestig het goede (deel van het) antwoord. Geef aan dat de vraag wellicht op een verkeerde manier gesteld is, probeer de oorzaak van het 'verkeerde' antwoord te achterhalen (redenering). Bedank de antwoorder voor zijn reactie. Speel het antwoord eventueel door naar anderen om een discussie op gang te krijgen.
  - *Vragen naar ervaringen en meningen*
    Vraag reacties van anderen: 'Wie wil nog meer reageren?'
    Nodig expliciet uit tot andere reacties: 'Ik kan me voorstellen dat er ook heel andere opmerkingen zijn. Wie mag ik het woord geven?'

Afronden
Herhaal kort wat de deelnemers ingebracht hebben en bedank tot slot iedereen voor zijn inbreng.

> *Mensen zaten in een kring en dan koppelden we terug: 'We hebben het daar en daar over gehad. Er zullen beslist nog vragen bij u zijn. Wie wil daarmee beginnen?' Als iemand dan komt, volgt de rest vanzelf. Als niemand komt, dan ga ik zelf vragen stellen: 'In hoeverre heeft u zich moeten aanpassen na het infarct? Was dat gemakkelijk?'*
> *(Gerry Hoeks, diëtist, tijdens cursus hartrevalidatie)*

Omgaan met vragen (uit de groep)
Bereid je voor op vragen
In een groepsgesprek en na een presentatie stellen deelnemers vaak vragen. Een goede voorbereiding op vragen die te verwachten zijn, levert veel gemak tijdens de bijeenkomst zelf.
Je kunt besluiten om de vragen meteen te beantwoorden of de vragen inventariseren om ze vervolgens in een logische volgorde te bespreken. Schrijf in het laatste geval de vragen op (liefst op bord, flap of sheet), zodat de vragensteller ziet dat zijn vraag genoteerd wordt.

Beantwoord vragen een voor een en 'to the point'
- Luister goed naar de vraag, kijk de vragensteller aan. Laat hem uitpraten. Geef nog niet te veel reactie.
- Herhaal de vraag kort. Zo win je tijd om na te denken hoe je de vraag gaat beantwoorden. Bovendien kun je nagaan of je de vraag juist hebt begrepen en je weet dat iedereen de vraag gehoord heeft. Begin pas met antwoorden als je de vraag goed hebt begrepen.
- Geef antwoord op één vraag tegelijk. Wanneer één persoon meer vragen gesteld heeft, geef dan aan dat je x (aantal) vragen gehoord hebt. 'Uw eerste vraag is ..., uw tweede vraag is ...' Wanneer je ze kort kunt beantwoorden, is dat geen probleem. Wanneer de serie vragen leidt tot een lang antwoord geef dan aan dat je ook andere mensen de gelegenheid wilt geven hun vragen te stellen. Laat de vragensteller kiezen op welke vraag hij nu het liefst antwoord wil hebben.
- Geef een eenvoudig antwoord. Richt je tot de hele groep en niet alleen tot de vragensteller.
- Wanneer iemand een vraag stelt die al eerder aan de orde is geweest, geef je een kort helder antwoord, liefst met andere woorden. Geef aan dat je er al eerder op in bent gegaan.

Houd je bij het onderwerp
- Ga bij het beantwoorden van een vraag niet in discussie. Laat je evenmin verleiden tot uitspraken die je niet wilt maken.
- Als je het antwoord niet weet, geef dat dan aan. Wanneer er mogelijkheden zijn om het antwoord later alsnog te geven, beloof je het antwoord op te zoeken en geef je aan wanneer je erop terugkomt.
- Als blijkt dat de vragensteller je antwoord niet goed begrepen heeft of niet wil geloven, herhaal je je uitleg kort in andere woorden. Schakel eventueel andere deelnemers in om het antwoord uit te leggen.
- Soms stelt een deelnemer een vraag over bijvoorbeeld een familielid, terwijl je als voorlichter denkt dat de vraag eigenlijk betrekking op de deelnemer zelf heeft. Geef dan gewoon antwoord op de vraag. Respecteer de behoefte van de deelnemer om niet openlijk te zeggen dat hij een probleem heeft.
- Ga eventueel in de pauze of na de bijeenkomst naar deze deelnemer toe om te vragen of hij voldoende informatie heeft gekregen. Desgewenst kan de deelnemer iets meer vertellen over zijn probleem.

(Stegerhoek & Janssen, 2001; www.nigz.nl > dossiers > allochtonen en gezondheid)

Situaties en vragen die méér vragen
Een programma loopt niet altijd volgens het boekje.
Er kunnen altijd onverwachte situaties optreden waar je met tact en creativiteit mee moet omgaan. Het is daarom zinvol om er vooraf bij stil te staan.

- Niemand stelt vragen.
  Prikkel het publiek bijvoorbeeld met een korte samenvatting of een stelling.
- Een vragensteller steekt een heel verhaal af.
  Wanneer de vragensteller veel vertelt maar geen vraag stelt, onderbreek dan. Vraag hem tot de kern te komen: 'U heeft veel te vertellen. Toch wil ik graag eerst horen welke vragen er zijn, bij u en bij anderen. Heeft u een vraag die u wilt stellen?'
- Een vraag valt buiten het kader van de bijeenkomst of buiten het onderwerp.
  Ga niet op deze vraag in. Geef wel aan dat het een interessante vraag is maar dat deze buiten het kader van de bijeenkomst of het onderwerp valt.
- Een deelnemer zegt dingen die feitelijk onjuist zijn.
  Geef kort en zakelijk de juiste informatie. Zorg er daarbij voor dat de deelnemer zich toch gewaardeerd voelt om zijn inbreng. Je kunt bijvoorbeeld zeggen dat dit inderdaad vaak wordt gedacht maar dat uit onderzoek is gebleken dat het toch niet waar is. Verlies je niet in details, ook al weet je er veel van af.
- Een deelnemer brengt een persoonlijk probleem in.
  Een mededeling of vraag kan betrekking hebben op de persoonlijke situatie van de vragensteller. Soms leent het onderwerp zich niet voor gezamenlijke bespreking of er is binnen het programma geen tijd voor. Geef dan aan dat je merkt dat het onderwerp voor de vragensteller erg belangrijk is, maar te specifiek om voor de hele groep te bespreken. Verwijs zo nodig naar een later tijdstip om individueel over het onderwerp verder te spreken.
- Vijandige vragen.
  Ook als je de vijandigheid niet begrijpt, is vijandig reageren op een dergelijke vraag meestal niet adequaat. Soms kun je de vraag in eigen woorden herhalen, zodat je deze kunt ombuigen naar bijvoorbeeld een antwoord waarin je de belangrijkste punten nog eens aangeeft. Een andere mogelijkheid is hardop te reflecteren en begrip te tonen voor de moeilijke taken waarvoor mensen zich geplaatst zien.
- Vragen over de persoonlijke situatie of mening van de voorlichter.
  Soms stelt een deelnemer een vraag aan de voorlichter over diens persoonlijk gedrag of persoonlijke mening: 'Hoe eet u zelf?' Geef een antwoord waarbij je je prettig voelt. Soms werkt het drempelverlagend en stimulerend wanneer de voorlichter eigen ervaringen inbrengt. Maar het is ook mogelijk om aan te geven dat het niet aan de orde is of er niet toe doet wat je als voorlichter denkt en doet. Maak dan wel duidelijk dat je achter het belang van het onderwerp staat en staat voor wat je zegt.

> *Er zijn altijd wel deelnemers die je deskundigheid uittesten. 'O, dus u bent geen fysiotherapeut. Heeft u dan wel verstand van artrose?' Het zijn een soort 'spelletjes' om een positie in de groep te verwerven. Mannen doen dat meer dan vrouwen. Mannen zoeken bondgenoten om hun positie duidelijk te maken van 'wij mannen'. In een bijeenkomst over overgewicht bracht ik daarom ook mijn eigen ervaringen in om mijn gewicht een beetje op peil te houden. Een man maakte toen een opmerking, zoiets van 'goed gevuld'. Ik probeer daar met humor op te reageren. Ik heb gezegd: 'Nou, er is dus niks mis met uw ogen.'*
> (Paula Hansma, seniorenvoorlichter)

- Partners van patiënten hebben andere zorgen dan de patiënten.
  In een bijeenkomst voor patiënten en hun partners kunnen de partners andere zorgen en belangen hebben dan de patiënten. Patiënten of hun partners kunnen een vraag stellen om 'gelijk' te krijgen tegenover de ander. Zorg dat je buiten een mogelijk conflict blijft. Maak de posities van beiden duidelijk en toon begrip voor ieders positie.

> *In de cursus voor mensen na een hartinfarct loopt de discussie over voeding al gauw via de partners, meestal vrouwen, en dan zie je vaak een vast rolpatroon: de vrouwen doen de boodschappen en maken het eten klaar. Vrouwen brengen sowieso iets gemakkelijker in wat hen stoort. Ik reageer daarop vanuit de rode lijn van de cursus: het is de verantwoordelijkheid van de patiënt wat hij eet. Dat uitgangspunt maakt het voor mij ook gemakkelijker om met conflicten tussen de patiënten en partners om te gaan. Zulke conflicten gaan trouwens niet alleen over eten. Die spelen op veel meer terreinen in een relatie.*
> *(Gerry Hoeks, diëtist, cursus hartrevalidatie)*

Omgaan met verschillende meningen
Er is een verschil tussen 'dat is zo' en 'dat vind ik'.
Er bestaan vaak verschillende meningen. Daar is niets mis mee. Het is belangrijk om in een groepsgesprek meningen uit te wisselen. Wel kan het voor een voorlichter lastig zijn dat meningen en 'feiten' door elkaar gehaald worden. Van een feit kan worden gezegd of het juist is. Van een mening moet duidelijk zijn dat een ander er anders over kan denken.

Bewaak het onderscheid tussen feitelijke informatie en een mening
Geef in samenvattingen van de inbreng van deelnemers duidelijk aan waar het om een mening gaat: 'U vindt dat ...' of 'U zegt dat ik in een week geen vier kilo kan aankomen. Maar na de kerstweek zie ik dat de weegschaal vier kilo meer aangeeft dan de week daarvoor.'
- Soms kun je deelnemers vragen om zelf aan te geven of het om een feit of hun mening gaat.
- Maak verbaal en non-verbaal duidelijk dat verschillende meningen in de groep het gesprek interessant en uitdagend maken. Dat geeft een positieve waarde aan het feit dat er verschillende meningen zijn. Geef aan dat de mening van de een niet beter of slechter is dan die van de ander.

Bespreken van verschillende meningen maakt een gesprek levendig
Door argumenten uit te wisselen kunnen de deelnemers de argumenten opnieuw afwegen en hun mening bijstellen.
- Vraag bij meningen door. Vraag naar de achtergrond en besteed aandacht aan de argumenten: 'kunt u wat meer vertellen over uw standpunt?'
- Erken de ervaring waarop de deelnemer zijn mening baseert. Eigen ervaringen spelen immers vaak een belangrijke rol in een mening. Maar maak ook duidelijk dat ervaringen niet de enige basis hoeven te vormen voor een mening. 'Ik begrijp dat u persoonlijk geen schade ondervindt van roken en iedereen zijn vrijheid gunt. Dat is fijn. Toch ben ik ook benieuwd naar de ervaringen van anderen en andere meningen.' Of: 'Wie wil reageren? Wie is het hiermee eens? Of juist niet?' Zo zorg je ervoor dat er ruimte blijft voor andere meningen. Drijf verschillen echter niet op de spits. Een ruzie heeft een negatieve invloed op de sfeer tijdens de bijeenkomst en erna! (Drewes & Van Haastrecht, 1998).
- Geef niet te snel je eigen mening in reactie op de inbreng van de deelnemers. Soms geven zij sociaal wenselijke antwoorden, zeker wanneer zij elkaar nog niet goed kennen. Het is beter om te zeggen dat het ook anders kan zijn dan uit de (sociaal wenselijke) antwoorden lijkt.

> *Als iemand erg domineert en als zijn mening haaks staat op wat ik als boodschap duidelijk wil maken, dan probeer ik hem zo diplomatiek mogelijk te corrigeren. Als iemand te ver gaat en afbreuk doet aan het doel van de bijeenkomst of de gezondheidsaspecten wegschuift, dan probeer ik toch een keer aan te geven dat het zijn keuze en zijn visie is. Soms reageren andere deelnemers ook wel. Dan bindt zo*

*iemand ook wel in. Maar het vraagt wel ervaring om er soepel mee om te gaan.
(Gerry Hoeks, diëtist, cursus hartrevalidatie)*

4.7.2 BEÏNVLOEDINGSMETHODEN

Een voorlichter maakt behalve van basale communicatievaardigheden gebruik van beïnvloedingsmethoden. Deze zijn in wezen niet anders dan die in individuele voorlichtingsgesprekken. Voor een overzicht zie kader Fasen en Methoden. Een voorlichter kiest een methode die geschikt is om gedragsverandering te beïnvloeden, afgestemd op relevante gedragsdeterminanten in een gegeven situatie en groep. De gekozen methoden zijn toe te passen in verschillende werkvormen.

4.7.3 OVERZICHT VAN WERKVORMEN

Een voorlichter heeft in groepsbijeenkomsten de keuze uit een aantal werkvormen, zoals een presentatie (lezing), een groepsgesprek, een demonstratie, spelen van situaties ('rollenspel') en opdrachten. Tabel 4.1 geeft een overzicht van werkvormen en welke functie ze kunnen vervullen. In hoofdstuk 5 worden de verschillende werkvormen beschreven.
De specifieke kenmerken van werkvormen zijn weergegeven in tabel 4.2.

4.8 Voorbereiding van de uitvoering (organisatie)

Tot nu toe heeft de inhoud, het programma voor een bijeenkomst, alle aandacht gekregen. Voordat de voorlichting kan plaatsvinden, moeten er nog veel dingen geregeld worden. In dit onderdeel komt aan de orde hoe de praktische voorbereiding (organisatie) van een bijeenkomst eruitziet.
Wanneer de voorlichting plaatsvindt op verzoek van een school, vereniging, instelling of organisatie, liggen sommige keuzes voor de hand: voorlichting in hun eigen ruimte, gedurende de reguliere tijden van de groep. Toch is het ook dan nodig om goed na te gaan of dat de beste keuze is.

Wanneer een bepaalde bijeenkomst al vaker is uitgevoerd, beperkt de praktische voorbereiding zich soms tot het vastleggen van een nieuwe datum en het reserveren van ruimte en middelen.

*We voeren de cursus 'Gezond leven en bewegen' nu voor de derde keer uit. We maken telkens gebruik van een ruimte in het consultatiebureau. Maar ook dan is er veel te regelen. Je moet toch altijd navragen of de ruimte vrij is op de cursusdata en -tijden. Met de vetc'ers, de huisarts, de maatschappelijk werker en de docent van de fysiogym moet je bijtijds overleggen op welke datum zij beschikbaar zijn voor hun praatje tijdens de cursus. Het blijft een hele organisatie.
(Hera Borst, wijkgezondheidswerker, projectleider 'Gezond leven en bewegen')*

Het maakt nogal wat uit voor de praktische voorbereiding of je gevraagd wordt voorlichting te verzorgen voor een groep uit een bepaalde organisatie (1) of voor mensen die je wilt 'binnenhalen' (2) en die niet via een contactpersoon te bereiken zijn. De voorbereiding hiervan is te vinden in hoofdstuk 2 (2.4.1 en 2.4.2).

4.9 Ondersteunend materiaal

Er bestaat een groot scala aan voorlichtingsmiddelen (zie kader), al is de keuze als het over een bepaald onderwerp gaat soms beperkt. De middelen zijn de drager van de voorlichtingsboodschap. Een voorlichtingsmiddel is een van de elementen in de voorlichtingsreeks: ontvanger–doel–boodschap–middel/kanaal–zender. Een effectief middel is afgestemd op de doelgroep en het doel, en past bovendien bij de boodschap. Daarom moet een voorlichtingsmiddel zorgvuldig gekozen worden.
Daar komt nog bij dat elk middel zijn mogelijkheden en beperkingen heeft. Daar houd je rekening mee, zowel bij de keuze van het

fase	methoden
aandacht (Openstaan)	welkom en prettige entourage aandachttrekkende opening
bewustwording (Begrijpen)	informatie (bruikbaar, belangrijk, betekenisvol) (laten) bespreken (beklijvend; actieve verwerking)
intentie (Willen) attitude	
risicoperceptie	feitelijke informatie over risico's confrontatie evaluatie van eigen gedrag
voor- en nadelen	(laten) ervaren overreden met (nieuwe) argumenten zelf(her)evaluatie geanticipeerde spijt
sociale invloed	
norm	gewenste gedrag van 'model' als norm tonen
druk/steun	sociale vergelijking mobiliseren sociale steun versterken sociale netwerk versterken assertiviteit vermijden van druk (risicosituaties)
eigen effectiviteit	zelf (laten) doen en succes (laten) ervaren positieve feedback modelling attributie bespreken, gericht op interne, instabiele attributie
barrières en vaardigheden (Kunnen)	
barrières	anticiperen op barrières gezamenlijke strategie ontwikkelen versterking contacten in wijk/tussen organisaties (wijkgericht werken)
vaardigheden	(laten) oefenen modelling demonstreren
gedragsverandering (Doen)	stellen van doelen afspraken vastleggen inpassen in dagelijks leven beloning in vooruitzicht (laten) stellen anticiperen op falen
gedragsbehoud (Blijven doen)	feedback follow-up attributie bespreken, gericht op interne, instabiele attributie omgaan met risicosituaties zelfmanagement

(Van der Burgt & Verhulst, 2003; Brug, Schaalma & Kok, 2000)

middel als bij de manier waarop je er gebruik van maakt.
In veel landelijke projecten wordt schriftelijk en digitaal voorlichtingsmateriaal gemaakt, waarin de professionals zelf logo, namen, data en tijden kunnen invullen, zodat het 'eigen' materiaal wordt.

Soorten voorlichtingsmiddelen (voorbeelden)
Flyers, folders, brochures, stripverhalen
Posters
Uitnodigingsbrief
Persbericht
(Stickers met) beeldmerk, pictogrammen

Flap-over
Stellingen (op papier, flap, bord, kaartje, overheadsheet, in computer)
Vragen (op papier, flap, bord, kaartje, overheadsheet, in computer)
Vragenlijst en scoreformulier
Kwartetspel
Informatiemap, beweegpas (gratis toegang tot ...), waardebon voor ...

Ansichtkaarten ('free cards'), stickers, kraskaarten (krasloten)
Dummy's van voedingsmiddelen enzovoort
Afbeeldingen van producten en gerechten
Keurmerken, stickers met een keurmerk
Recepten, boeken, voorbeeldmenu's, scheurblad voedingsadviezen in beeld
Voorbeeldoefeningen op papier, op cd-rom
Gebruiksaanwijzingen, checklisten, variatielijsten, grafieken, foto's, draaiwijzers
Keukenapparatuur, inhoudsmaten, modellen
Spelmateriaal
Hebbedingetje, attentie, stappenteller
Anatomische modellen

Fitness-apparatuur en andere sportmaterialen

Open huis, open dag (zie bijlage 6)
Stand (zie bijlage 7)

Nieuwsbrief, website
Radiospotje, tv-spotje
Video, cd-rom, dvd
Direct mail; individueel advies op maat (na een zelftest of een eerder ingevulde vragenlijst), sms-service
Lesbrief en handleiding voor leerkrachten en groepsbegeleiders

Theaterproductie met discussie, inspring- en meespeeltheater
Health check, test (BMI, conditie, bloeddruk, cholesterol, glucose)

Hardware en bijbehorende software
Overheadprojector en sheets
Computer en *beamer*
Av-apparatuur: cassettespeler, video- of dvd-apparatuur

4.9.1 MATERIAAL ONTWIKKELEN IS VAKWERK
Niet iedereen kan een professionele voorlichtingstekst schrijven
Als er geen geschikt materiaal bestaat of materiaal dat maar een kleine aanpassing nodig heeft, dan kan het nodig zijn om zelf voorlichtingsmateriaal te (laten) ontwikkelen. Paramedici hebben daar over het algemeen geen vaardigheid in en kunnen moeilijk door de ogen van de doelgroep naar de informatie kijken. Ze kunnen moeilijk beoordelen of een tekst voor een 'leek' eenvoudig is. Het verdient daarom de voorkeur om een niet-inhoudelijk deskundige met schrijfervaring, de tekst te laten schrijven, bijvoorbeeld een voorlichter, communicatiedeskundige of professionele tekstschrijver.

Tabel 4.1 Welke werkvorm is geschikt voor welke stap (fase)?								
stap (fase)	communicatieve interventie	werkvormen						
		presentatie/lezing	groepsgesprek (discussie)	onderling bespreken van informatie of stelling	spel, oefening (geen vaardigheidstraining)	rollenspel	demonstratie	training/oefening
Openstaan (aandacht)	• aandachtgevend gedrag • afwisseling van zender • uitnodigen tot interactie • aansluiten bij behoeften	afwisseling van werkvormen: aandachttrekkend en uitnodigend						
stap (fase)	communicatieve interventie	presentatie/lezing	groepsgesprek (discussie)	onderling bespreken van informatie of stelling	spel, oefening (geen vaardigheidstraining)	rollenspel	demonstratie	training/oefening
Begrijpen (bewustwording)	informatie geven; informatie bespreken verwerken van informatie, informatie laten bespreken	+	+ +	+	+			+ (quiz, spel, casusbespreking)

4 Handvatten voor een voorlichtingsbijeenkomst

stap (fase)	communicatieve interventie	presentatie/lezing	groepsgesprek (discussie)	onderling bespreken van informatie of stelling	spel, oefening (geen vaardigheidstraining)	rollenspel	demonstratie	training/oefening
Willen (attitude, sociale invloed, eigen effectiviteit (intentie))	(laten) bespreken van ervaringen, voor- en nadelen van gedrag; laten ervaren van effect van gedrag		+		+	+		+
	voorbeeld geven (modelling)				+	+	+	
Kunnen (barrières en vaardigheden)	(laten) voordoen en laten oefenen;					+	+	+
Doen (gedragsverandering)	bespreken van te verwachten problemen		+					
	contracting: doelen stellen en afspraken maken		+	+				
Blijven doen (gedragsbehoud)	actief navragen van verloop; feedback		+	+				

Tabel 4.2 Specifieke kenmerken van werkvormen.

	lezing, presentatie	groepsgesprek	onderling bespreken van informatie, stelling	spel of oefening (geen training)	rollenspel	demonstratie	oefening/training
groepsgrootte min/max	12-onbeperkt	6-12; sommigen: 6-20	in (sub)groepen van 2-6	afhankelijk van de aard van het spel	6-20	6-10; soms tot 20	6-10
interactie voorlichter-groep	i.h.a. beperkt; in kleine groep; tussentijdse vragen mogelijk, afhankelijk van de vaardigheden van de spreker	+	voorlichter houdt vinger aan de pols m.b.t. inhoud en vorm	+	+	+, als de groep niet te groot is	+
interactie in groep; meerwaarde voor groepsproces	zeer beperkt; eventueel ondervangen door vervolgbespreking in groepjes	+ +	mogelijkheid om stil te staan bij eigen ervaringen; biedt gelegenheid informatie te verwerken en toe te passen op eigen situatie	+ +	+ +	+, afhankelijk van situatie en soort demonstratie	+, afhankelijk van trainingsopzet

4 Handvatten voor een voorlichtingsbijeenkomst

	lezing, presentatie	groepsgesprek	onderling bespreken van informatie, stelling	spel of oefening (geen training)	rollenspel	demonstratie	oefening/training
voordelen	• is een 'veilige' start voor deelnemers • brengt deelnemers op gelijk niveau van informatie • de voorlichter heeft sterke invloed op de inhoud en het verloop van de bijeenkomst • inhoudelijke deskundigheid kan effectief worden gebruikt	• deelnemers zijn actief • de voorlichter kan aansluiten bij deelnemers (informatie op maat) • de voorlichter kan nagaan of de informatie overgekomen is • belangrijke vorm voor meningsvorming en verandering van houding	• gelegenheid om zich voor te bereiden op uitwisseling of informatie te verwerken	• draagt bij aan sfeer, samenwerking in de groep • helpt om informatie te verwerken en houding te bepalen • biedt variatie t.b.v. leren	• draagt bij aan vinden van oplossingen en alternatieven op maat • biedt mogelijkheid aanpak uit te proberen en vaardigheden te oefenen	• je kunt iets laten zien: voorwerp handeling, effect van handeling	• biedt mogelijkheid om vaardigheden eigen te maken • versterkt vertrouwen in eigen kunnen
nadelen	• accent op informatie geven • niet gericht op mening en houding • groep is passief, kan afhaken • geen controle of informatie begrepen is	• i.h.a. geen; discussie kan 'uit de hand lopen'	• als het te lang duurt, verzandt het gesprek; het groepje moet zelf het proces bewaken	• kan onrustig zijn	• kan bedreigend zijn. groep kan het flauw of onzinnig vinden • kost relatief veel tijd	• voorlichter is soms erg geconcentreerd op voordoen	• kan bedreigend zijn • groep moet klein genoeg zijn om voldoende feedback te kunnen geven aan elke deelnemer

	lezing, presentatie	groepsgesprek	onderling bespreken van informatie, stelling	spel of oefening (geen training)	rollenspel	demonstratie	oefening/training
aandachtspunten	max. 20 minuten	wanneer een onderwerp helemaal nieuw is en de deelnemers er erg weinig van weten of er weinig ervaring mee hebben is deze vorm niet geschikt	terugkoppeling naar de groep	• vereist veiligheid • vereist heldere spelregels • ieder moet een bijdrage kunnen leveren	• vereist (grote mate van) veiligheid (meestal pas mogelijk in de loop van een cursus) • vraagt zorgvuldige voorbereiding, begeleiding tijdens het oefenen en nabespreking	contact houden met groep en reageren op opmerkingen	vereist veiligheid (afhankelijk van soort oefening) vraagt zorgvuldige voorbereiding, begeleiding tijdens het oefenen en nabespreking

Vormgeven is een vak apart

Een tekst is nog geen effectief voorlichtingsmiddel. Vormgeving maakt niet alleen het middel aantrekkelijk, maar zorgt er vooral voor dat de informatie overkomt. En uiteindelijk gaat het om het effect dat je met het middel wilt bereiken. En ook vormgeving is een vak apart waarvoor paramedici niet zijn opgeleid.

4.9.2 EEN PRETEST UITVOEREN

Een pretest leidt tot beter voorlichtingsmateriaal

Wie de tekst ook schrijft en wie de folder ook vormgeeft, het is altijd wenselijk de tekst en vormgeving vooraf uit te testen bij lezers (uit de doelgroep). Dit wordt pretesten genoemd. Ook bij kleinschalige of eenmalige voorlichting is het belangrijk het materiaal dat voor de voorlichting gebruikt zal worden (brief, folder) vooraf te testen.

Door een pretest gaat men na of het materiaal (inhoud en vorm) aansluit bij de doelgroep en of de boodschap overkomt. Daardoor wordt duidelijk of degenen voor wie het materiaal bedoeld is de boodschap begrijpen en het materiaal aantrekkelijk vinden. Het is immers de bedoeling dat het materiaal helpt het doel te bereiken. Het materiaal moet daarom wel voor de doelgroep bruikbaar zijn (Kramer, 2000; Van der Putten & Tanoti, 2003).

Een pretest levert aanwijzingen voor verbetering

Een pretest brengt onduidelijkheden, misverstanden en moeilijke passages aan het licht en levert daarnaast meestal aanwijzingen om het materiaal te verbeteren. De enige die eigenlijk echt kan beoordelen of voorlichtingsmateriaal voldoet, is de doelgroep zelf. Op de tweede plaats, wat dit doel betreft, komen de mensen die de doelgroep goed kennen en kunnen aangeven hoe een foldertekst of een afbeelding op een poster waarschijnlijk bij de doelgroep overkomt.

Voor een voorbeeld van een pretestvragenlijst zie bijlage 3. Voor een mondelinge pretest, zie paragraaf 7.5.

4.9.3 NIET PRETESTEN, WEL FEEDBACK VRAGEN

Laat een tekst altijd door enkele mensen lezen

Als het niet mogelijk is een echte pretest uit te voeren, laat dan liefst enkele buitenstaanders, met een ander beroep of andere functie, de tekst lezen. Zoek bij voorkeur mensen die niet allemaal hoog opgeleid zijn, tenzij de doelgroep hoog opgeleid is. Mensen die de tekst voor het eerst zien, merken dingen op die degene die de tekst heeft geschreven niet ziet. Vraag om te letten op wat zij als lezer belangrijk vinden. Ontbreekt er belangrijke informatie? Denken zij dat er moeilijke stukken of onduidelijkheden in de tekst staan? Is de informatie prettig leesbaar? Gebruik de opmerkingen van de lezers om de inhoud, de opbouw en het taalgebruik te verbeteren.

> *Op een folder die ik maak, zet ik de datum en ook: concept. In een folder over autogene training heb ik dingen aangepast, zodat ik er in mijn werk beter mee uit de voeten kan. Ik heb deze folder aan enkele mensen voorgelegd: 'Ik heb een folder gemaakt en ik weet nog niet of die wel duidelijk is. Ik wil graag weten wat je ervan vindt.' Als het voor hen nieuwe informatie is, is het wel lastig. Ik vraag dan: 'Herken je het? Denk je dat je er iets mee kunt?' Ik wil namelijk graag weten of het wel aansluit.*
> (Mjon Schriemer, fysiotherapeut)

4.10 Uitvoering en evaluatie

En dan is het zover. Alle voorbereidingen zijn getroffen en de bijeenkomst gaat plaatsvinden. Tijd om dingen klaar te zetten, te controleren en te regelen. Maar hoe goed de voorbereiding ook is geweest, op het laatste moment kan er iets onvoorziens gebeuren. In paragraaf 2.6 staan tips om onverwachte gebeurtenissen op te vangen. Op deze plaats noemen we nog enkele andere onverwachte gebeurtenissen die een voorlichtingsbijeenkomst in de war kunnen sturen.

Apparatuur is stuk
Door trefwoorden op een bord of flap te schrijven kan een presentatie toch ondersteund worden wanneer de apparatuur niet werkt. Daarnaast is het handig afdrukken bij de hand te hebben van sheets of een reserveset van de afbeeldingen van een powerpointpresentatie op sheet.
Andere defecte apparatuur is minder eenvoudig te vervangen. Zoek naar oplossingen voor het betreffende programmaonderdeel. Soms kun je de kern van de boodschap vertellen. Vaak moet je improviseren.

Het programma sluit niet aan bij het niveau van de groep
- Het programma is te hoog gegrepen
  Soms al in de inleiding maar vaker in de loop van het kerndeel kun je als voorlichter merken dat het programma te hoog gegrepen is. Zeker bij een groepsgesprek kun je aan reacties of vragen van de deelnemers merken dat (basale) kennis ontbreekt. Pas het niveau en het programma alsnog aan. Blijf alert op de reacties van de deelnemers. Vraag na of deze informatie interessant voor hen is.
- Het programma biedt te weinig nieuwe informatie
  Het omgekeerde komt ook voor: de deelnemers hebben veel meer kennis dan tevoren was ingeschat. Peil (opnieuw) de verwachtingen en interesses. Ga na of en hoe je het programma zodanig kunt aanpassen dat het beantwoordt aan de behoeften van de aanwezigen, maar overschat jezelf niet. Je hoeft niet alles te weten en te kunnen.

De groep is niet helemaal vrijwillig aanwezig
Soms blijkt pas tijdens de bijeenkomst dat (sommige) aanwezigen niet geheel uit vrije wil gekomen zijn: ze nemen deel omdat dat voor iets anders nodig is. De kans bestaat dat zij niet echt geïnteresseerd zijn. Dat kan storend gedrag in de hand werken. De kunst is om te achterhalen wat hen wel interesseert en daar zoveel mogelijk op aan te sluiten. Wanneer het om een deel van de groep gaat, vraagt dat creativiteit en overleg met de groep om het programma af te stemmen op de (verschillende) verwachtingen en interesses.

Onverwachte vragen: zie 4.7.1.

Voor informatie over het evalueren van voorlichting, zie paragraaf 2.7.

Samenvatting
» Effectieve voorlichting aan een groep wordt planmatig opgezet en uitgevoerd. In de opzet spelen de communicatiereeks 'ontvanger–boodschap–kanaal–doel–zender' en de stappen van gedragsverandering een cruciale rol.
» De doelgroep (ontvangers) wordt gekarakteriseerd aan de hand van demografische kenmerken, gezondheid, gezondheidsgedrag en communicatiekenmerken. Daarnaast is de beginsituatie van een groep relevant, waaronder voorkennis en motivatie.
» Het doel van voorlichting geeft het gewenste resultaat bij de doelgroep aan, zo concreet mogelijk, liefst in maat en getal. Soms werkt men met algemene doelstellingen en specifieke doelen. De boodschap en de wijze van presenteren zijn afgeleid van het doel en afgestemd op de doelgroep.
» Voor de manier van overbrengen staan twee principes ter beschikking: de structuur van het programma 'ontvangst–inleiding–kern–slot' en didactische principes. Tot de laatste behoren de leerstijl en het gebruik van 'effectieve elementen' in de voorlichting.
» De voorlichter (zender) ten slotte moet aantrekkelijk, geloofwaardig en deskundig zijn. Er zijn verschillende 'soorten' voorlichters: professionals, ervaringsdeskundigen/lotgenoten, mensen uit de doelgroep die getraind zijn om voorlichting te geven (*peer education*).
» Bij groepsvoorlichting richt de voorlichter zich zowel op de groep als op het individu. Hij maakt daarbij gebruik van basale communicatievaardigheden die de informatieoverdracht, informatieverwerking en inter-

actie bevorderen. Vragen stellen is daarbij minstens even belangrijk als informatie geven en vragen beantwoorden.
» De voorlichter maakt doelgericht gebruik van verschillende werkvormen die elk hun mogelijkheden en beperkingen hebben.
» De doelgroep en doelstelling, boodschap en opbouw van de bijeenkomst (programma en werkvormen) en de benodigde middelen worden vastgelegd in een draaiboek. Ook de aandachtspunten voor de praktische voorbereiding van een bijeenkomst zijn in het draaiboek te vinden.

www.kcgs.nl > praktijk (kenniscentrum grote steden)
www.kenniscentrumovergewicht.nl
www.nigz.nl > dossiers > allochtonen > praktijkwerk (een reeks artikelen over communicatie met het publiek)
www.overgewicht.org > professionals
www.palet.nl > feest- en gedenkdagen
www.quidatabank.nl (overzicht van preventie- en gezondheidsbevorderingsprojecten)
www.slag.nu (steunpunt lokale aanpak gezondheidsverschillen) > om te downloaden > communiceren met lage SES-groepen > voor handige tips

Sites

www.ggdkennisnet.nl

Werkvormen in een voorlichtingsbijeenkomst

5.1 Inleiding

In dit hoofdstuk besteden we aandacht aan voorlichting aan kleine groepen (tot twintig deelnemers) en werkvormen voor deze voorlichting. Voor specifieke kenmerken van werkvormen, zie tabel 4.2. Welke werkvorm geschikt is voor welke fase (stap), zie tabel 4.1. Voor informatie over een open dag en een stand, zie bijlage 6 en 7.

5.2 Presentatie (lezing)

Een succesvolle presentatie (lezing) lokt actieve informatieverwerking uit

Een presentatie is meestal opgebouwd uit drie delen: kop, romp en staart. Om de inhoud te bepalen kun je jezelf de WWW-vragen stellen: voor Wie (wie is de doelgroep; wat vinden ze van het probleem; wat vinden ze interessant), Waartoe (het doel) en Wat (de boodschap).
Een presentatie past bij de fasen Aandacht en Bewustwording (stappen Openstaan en Begrijpen). Een presentatie heeft meer effect als die de toehoorder helpt om de informatie op te nemen en te verwerken. Dat kan door de informatie in een referentiekader te plaatsen en te zorgen voor interactieve momenten.

Gebruik succeselementen voor de opbouw en uitvoering van de presentatie

Spreken gaat sneller dan informatie opnemen en verwerken. Bespreek daarom niet te veel verschillende thema's en breng variatie aan in de manier van presenteren. Door 'succeselementen' te gebruiken wordt een presentatie bovendien aantrekkelijk (zie kader Succeselementen voor de opbouw van een presentatie). Ten slotte zijn er 'do's and don'ts' tijdens de presentatie zelf.
Toch blijft het gevaar bestaan dat de deelnemers bij deze werkvorm vooral passief zijn. Daarom duurt een presentatie bij voorkeur maximaal twintig minuten.

Gebruik bij voorkeur hulpmiddelen bij een presentatie

Hulpmiddelen kunnen een presentatie ondersteunen. Gebruik bij voorkeur niet alleen tekst, maar laat ook (bewegende) beelden zien.

Overheadprojector en sheets
– Zorg dat je weet hoe groot de zaal is. Dat bepaalt namelijk de minimale lettergrootte. Houd anders onderstaande richtlijnen aan:
  - één onderwerp per sheet;
  - tekstsheet liefst horizontaal (leest prettiger);
  - niet te veel informatie per sheet;
  - korte woorden, korte tekst: minder dan 7 regels, minder dan 7 woorden per regel; minimale lettergrootte: 20-puntsletter; bij voorkeur wat groter: 24-28-puntsletter;
  - ook sheets met illustraties.
– Zorg voor voldoende (dag)licht, zorg voor oogcontact.
– Kijk naar het publiek, niet naar de projectie; wijs eventueel iets op de sheet aan met een pen.
– Lees de woorden op de sheets niet voor, maar gebruik ze als houvast bij het verhaal dat je eromheen vertelt.

Succeselementen van de opbouw van een presentatie

hoofdstructuur	onderdelen	succeselementen
kop	introductie van spreker opening doel	pakkend begin: anekdote, probleem met bijzondere oplossing, citaat, enkele open vragen
	programma: onderwerp en onderdelen van de presentatie voorinformatie, d.w.z. kan het publiek tussentijds vragen stellen?	logische heldere opbouw 3-4 subthema's
	overgangszin	
romp	hoofdthema subthema's	heldere voorbeelden herhaling van belangrijkste boodschappen tussentijdse samenvatting afwisseling van manier van presenteren (dialoog, sketch, anekdote) ondersteuning van het betoog door specifieke functie van ondersteunende middelen
	overgangszin	
staart	samenvatting conclusies vooruitwijzing, d.w.z. aangeven wat in volgende bijeenkomsten aan de orde zal komen en aangeven aan wie en wanneer de toehoorders vragen kunnen stellen	
	krachtig slot	uitsmijter: anekdote, citaat, open vragen (leiden naar een vervolg) als er vragen uit het publiek komen: publiek bedanken voor de aandacht en de bijdragen als er geen vragen uit het publiek komen: publiek bedanken voor de aandacht
indien afgesproken: gelegenheid tot vragen stellen		

Flap-over
- Zorg dat iedereen, ook achter in de ruimte, alles kan lezen.
- Schrijf leesbaar: groot, met een dikke stift. Controleer de leesbaarheid.
- Schrijf enkele woorden op proef in verschillende formaten en in verschillende kleuren, ook een woord onder aan de flap. Ga na of de tekst (en de onderste regel!) achter in de ruimte leesbaar zijn.
- Schrijf en spreek niet tegelijk. Houd contact met het publiek, ook tijdens het schrijven.
- Gebruik af en toe simpele tekeningen. Die zeggen soms meer dan woorden.

Computer
- Informeer vooraf naar de mogelijkheid om een computerpresentatie te houden. Vraag of er een computer en beamer beschikbaar zijn die geschikt zijn (technische specificaties!) voor de presentatie. Foto's vereisen een groot geheugen; bij onvoldoende capaciteit kan dat leiden tot een trage projectie. Wanneer je zelf een laptop meeneemt, zorg dan dat de verbindingsapparatuur past. Vraag of er een technicus aanwezig is wanneer zich problemen voordoen tijdens de presentatie.
- Houd voor het ontwerpen van de schermen onderstaande richtlijn aan:
  - één onderwerp per scherm;
  - niet te veel informatie per scherm;
  - korte woorden, korte tekst: minder dan 7 regels, minder dan 7 woorden per regel;
  - ook schermen met illustraties;
  - geef de schermen een rustige achtergrond.
- Oefen van tevoren met de apparatuur tijdens een oefenpresentatie.
- Zorg voor voldoende (dag)licht, zorg voor oogcontact.
- Kijk regelmatig van het scherm op naar het publiek.
- Lees de woorden op het scherm niet voor, maar gebruik ze als houvast bij het verhaal dat je eromheen vertelt.
- Zorg dat je een set met sheets als reserve bij je hebt. Wanneer de computer het laat afweten, kun je toch je presentatie houden.

5.3 **Groepsgesprek**

Inleiding
Een groepsgesprek kan net als een presentatie bedoeld zijn voor informatieoverdracht (kennis, bewustwording; stap Begrijpen). Er is echter meer gelegenheid tot onderlinge informatie-uitwisseling: er is immers meer interactie mogelijk. Ook kan de kennis van deelnemers beter tot zijn recht komen.

Een groepsgesprek is bruikbaar voor de meeste fasen van gedragsverandering
Zo is een groepsgesprek bijvoorbeeld ook geschikt om de houding van deelnemers te beïnvloeden (A, S en E van de fase intentie, stap Willen; zie paragraaf 1.6). Onderwerp van gesprek zijn dan niet alleen kennis en feiten, maar ook ervaringen, meningen en oplossingen die men ziet voor een probleem: 'Wat zou u doen in dit geval?' of 'Wat vindt u daarvan?' Zo gaan deelnemers met elkaar in gesprek. Ze horen wat anderen vinden en wat zij als voordeel en als nadeel zien van bepaald gedrag (A), horen hoe andere deelnemers met een vergelijkbare situatie omgaan (E), geven en krijgen tips, ervaren steun van elkaar (S). Zo kunnen ze door hun verschillende manier van kijken elkaar verder helpen.

De gespreksleider creëert voorwaarden
De gespreksleider heeft nogal verschillende dingen te doen in een groepsgesprek (Drewes & Van Haastrecht, 1998). Enerzijds moet de gespreksleider deelnemers stimuleren en het gesprek reguleren, zodat het bijdraagt aan het beoogde doel. De voorlichter moet vaardig en alert zijn om structuur aan te brengen in een groepsgesprek. Anderzijds is essentieel dat de begeleider zodanig werkt dat een prettige en veilige sfeer ontstaat en deelnemers tot hun recht komen (procesbegeleiding).

Structuur

De basisstructuur van een groepsgesprek is als volgt (de introductie van de bijeenkomst, voorlichter, groep, doel van de bijeenkomst heeft al plaatsgevonden):
- introductie van onderwerp en werkwijze;
- eerste ronde bespreking: algemeen;
- samenvatting en/of conclusie ter afronding van eerste deel;
- selectie van deelonderwerp(en) of introductie van nieuwe informatie;
- tweede ronde bespreking: uitdiepen van een onderdeel of van nieuwe informatie;
- samenvatting en conclusie;
- eventueel vervolgrondes, afhankelijk van het aantal deelonderwerpen;
- afronding.

Introductie van een groepsgesprek
De introductie van een groepsgesprek dient om het onderwerp en de werkwijze toe te lichten.
- Introduceer het onderwerp. Koppel terug naar een voorafgaande presentatie of leid het onderwerp zelf kort in. Daardoor zorg je dat iedereen over dezelfde relevante informatie beschikt.
- Geef aan dat het belangrijk is dat ieder zijn ervaringen en meningen kan inbrengen. Dat daarom 'veiligheid' noodzakelijk is. Bovendien moeten alle deelnemers aan bod (kunnen) komen.
- Leg de werkwijze uit. Geef daarbij je eigen rol aan. Spreek basisregels af, zoals elkaar laten uitpraten.
- Gebruik de introductie ook om een eerste indruk van de deelnemers te vormen. Observeer hoe deelnemers reageren. Wie is actief en wie is meer afwachtend? Respecteer deze verschillen.

Besprekingsrondes
Verbreden en verdiepen
In deze fase komt de discussie tot ontwikkeling. De gespreksleider is volgend zolang de discussie nieuwe informatie oplevert. Hij houdt het onderwerp en de doelstelling als rode draad in de gaten. Zo kan hij steeds weten 'waar de groep zit'.
- Presenteer een vraag of stelling. Vraag vervolgens om reactie, liefst door een open uitnodiging: 'Wie wil reageren?'
- Vraag door bij onduidelijkheden: 'Kunt u iets meer vertellen over ...?' of: 'Dit is voor mij niet helemaal duidelijk. Kunt u dat preciezer uitleggen?' of 'Kunt u een voorbeeld geven?'
- Let erop dat de inbreng relevant is. Geef anders aan dat de groep afdwaalt: 'Ik heb het idee dat we wat van het onderwerp afraken.' Ga na bij de deelnemers of dat klopt. Of vraag tot de kern te komen. Vat daarbij het voorgaande samen en vraag om een korte aanvulling. Noem het onderwerp of de vraag opnieuw.
- Vraag nieuwe informatie als de discussie beperkt blijft tot enkele aspecten: 'Missen we nog belangrijke informatie?' Of stel eventueel een vraag over een nieuw element. 'Ik hoor hierover wel eens dat ... Dat heb ik vanavond nog niet gehoord. Wat vindt u daarvan?'
- Vat het gesprek samen als er geen nieuwe informatie meer wordt ingebracht: 'Ik heb het idee dat er niet veel nieuwe ervaringen ingebracht worden. Hebben we het belangrijkste besproken? We hebben het gehad over ...'
- Houd de doelstelling in de gaten. Wanneer herkenning van problemen het doel is, is het natuurlijk zinvol dat deelnemers aangeven of ze dezelfde ervaringen hebben en daarover kunnen vertellen.

Trechteren
Trechteren vindt plaats om het gesprek terug naar de kern te brengen. Trechteren gebeurt door het gesprek samen te vatten en de relatie aan te geven met het volgende onderdeel.
- Maak voor een samenvatting eventueel gebruik van een bord of flap. Dan kan iedereen overzicht houden.
- Vat samen waar het gesprek over gaat en wat er aan de orde is geweest.
- Formuleer zo mogelijk een conclusie.

- Geef aan op welke punten er belangrijke verschillen van mening bestaan en welke dat zijn.
- Vraag of de samenvatting klopt of dat er belangrijke informatie in ontbreekt. Geef de gelegenheid een aanvulling te geven. Zorg er dan wel voor dat deelnemers de discussie niet heropenen.
- Introduceer een nieuw onderdeel (zie verbreden en verdiepen): 'Uit het gesprek komen twee belangrijke onderwerpen, namelijk ... Ik stel voor dat we het nu gaan hebben over het eerste onderwerp. De vraag was of ...? Wie wil daar iets over zeggen?'

Afronding van een groepsgesprek
- Vat het gesprek en de inleidende informatie samen. Koppel wat er besproken is terug naar het doel van het gesprek. Formuleer zo mogelijk conclusies. Geef deelnemers de gelegenheid je samenvatting en conclusies aan te vullen.
- Bedank tot slot de deelnemers voor hun inbreng.

Procesbegeleiding
De begeleider zorgt dat deelnemers tot hun recht kunnen komen.
- Observeer de deelnemers. Probeer een beeld te krijgen van de afzonderlijke deelnemers en hun 'rol' in de groep. Wie nemen het voortouw? Leidt hun bijdrage naar het doel? Zijn er deelnemers die lachers op hun hand willen krijgen? Of deelnemers die sterk op de voorgrond zijn? Leiden zij af van het gesprek of bevordert hun inbreng de sfeer? Belangrijkste vraag die je met je observatie beantwoordt is: leiden de bijdragen van de deelnemers naar het doel? Zo nee, is dat dermate storend dat je 'moet' bijsturen?
- Bevorder de communicatie met oogcontact, aanmoedigingsgeluiden 'hm', 'ja', tussentijdse samenvattingen en knikken. Laat deelnemers uitspreken. Stel regelmatig vragen.
- Probeer alle deelnemers in het gesprek te betrekken. Rem veelpraters eventueel. 'U heeft uw ervaringen en uw mening duidelijk gemaakt. Ik wil ook anderen de gelegenheid geven te vertellen wat zij vinden.' Sluit aan bij signalen van betrokkenheid (non-verbaal gedrag): 'Ik zie u knikken, heeft u zoiets ook ervaren? Wilt u reageren?'
- In een gesprek over meningen komt het wel eens voor dat een deelnemer steeds vragen stelt, maar weinig vertelt over wat hij vindt. Wanneer dat het gesprek belemmert, speel dan de vraag terug: 'U vraagt ... Ik ben wel benieuwd hoe u de vraag zou beantwoorden.'
- Geef ruimte wanneer een gesprek tussen enkele deelnemers ontstaat, maar onderbreek het wanneer andere deelnemers afhaken. Vat dan samen. Bespreek hoe je verder gaat. Doorgaan over het onderwerp, maar in de hele groep? Of het onderwerp afronden en een nieuwe vraag bij de kop pakken? Doe eventueel zelf een voorstel.
- Geef af en toe ruimte om onderling te praten. Dat is een manier van verwerken.
- Houd de tijd in de gaten. Wijk hiervan af als dit de groep of het resultaat van de bijeenkomst ten goede komt. Leg dit aan de groep voor en vraag de deelnemers of ze zich kunnen vinden in je voorstel.

Werkwijzen
De voorlichter hanteert algemene gespreksvaardigheden om een groepsgesprek te begeleiden. Vragen, herhalen wat gezegd is, parafraseren en reflecteren nodigen de deelnemers uit om (meer) te vertellen. Daarnaast zijn er werkvormen die de deelnemers prikkelen om actief deel te nemen (Brinkman, 1995). Deze werkvormen verkleinen de kans dat enkele mensen veel zeggen en veel mensen weinig. Enkele voorbeelden komen hierna aan bod.

5.3.1 VRAGEN AAN ELKAAR
Deze vorm is geschikt voor een discussie in een kleine groep of in subgroepen (zie paragraaf 5.3).

- Leg de werkwijze uit en spreek spelregels af. Die dienen om veiligheid te waarborgen. Ze gaan over:
  - het soort vragen (een vraag moet relevant zijn; het moet een open vraag zijn, geen verkapte mening);
  - het beantwoorden van een vraag (deelnemers mogen alleen een vraag stellen die ze zelf ook zouden willen beantwoorden; deelnemers kunnen aangeven dat ze een vraag liever niet beantwoorden).
- Bespreek plenair wat de deelnemers het belangrijkste vonden in deze vraagronde. Koppel deze ervaringen terug naar het doel van de bijeenkomst en/of dit onderdeel van het programma.

5.3.2 SUBGROEPEN EN PLENAIRE RAPPORTAGE

- Wanneer de groep groot is en je toch iedereen aan bod wilt laten komen, werk dan in subgroepen.
- Verdeel de groep in subgroepen van ongeveer gelijke grootte (2-6 per subgroep). Stel ze zo samen dat het onderlinge contact uitdagend is.
- Geef een duidelijke opdracht en bespreek de spelregels. Kondig aan dat ze straks per subgroep rapporteren.
- Loop tijdens het werken de groepen langs. Stimuleer, leg eventueel iets uit en probeer een subgroep over een dood punt heen te helpen.
- Vraag de subgroepen de rapportage voor te bereiden: elke subgroep spreekt af wie van hen de terugrapportage zal doen en wat deze zal inbrengen. Stimuleer om daarbij bord of flap te gebruiken.
- Bespreek plenair na. Vraag de vertegenwoordigers van de subgroepen hun ervaringen of bevindingen te vertellen. Plaats de verzamelde informatie in het kader van (het doel) van de bijeenkomst.

5.3.3 RONDJE

Een 'rondje' dient om de ervaringen of mening van alle deelnemers te inventariseren. De werkvorm is alleen geschikt wanneer deelnemers zich veilig genoeg voelen.
- Introduceer het onderwerp.
- Leg de werkvorm en de spelregels uit: deelnemers geven tijdens het rondje geen commentaar op elkaar. Er ontstaat (nog) geen discussie. Zo kan eerst iedereen zijn informatie kwijt en wordt de discussie niet meteen één kant uit gestuurd.
- Deelnemers mogen wel toelichting vragen. Degene die aan de beurt is, staat centraal. Pas na het rondje mogen deelnemers reageren.
- Geef de richting van het rondje aan: met de klok mee of juist niet, van links naar rechts of andersom. Geef aan bij wie je begint. Of vraag wie wil beginnen.
- Bewaak deze spelregels. Overweeg om de deelnemers hierbij te betrekken.
- Vat de informatie uit het rondje samen en noem opvallende punten. Koppel terug naar het doel van de bijeenkomst of het doel van dit programmaonderdeel.

5.3.4 DENKPAUZE

Een denkpauze is eigenlijk geen echte werkvorm, maar wel een belangrijke manier om iedere deelnemer de gelegenheid te geven een standpunt te bepalen of zijn ervaringen op een rijtje te zetten. Ieder denkt even na over wat hij wil inbrengen.
- Geef aan dat je een denkpauze wilt inlassen om over een vraag of stelling na te denken. Geef aan wat je precies van ieder wilt: een mening? Ideeën? Ervaringen? Adviseer eventueel aantekeningen te maken.
- Geef aan wat je met de resultaten na de denkpauze gaat doen: plenair bespreken? Als startpunt van een discussie? In subgroepen uitwisselen?
- Stel een vraag of leg een stelling voor.

5.3.5 BRAINSTORM

Een brainstorm is bedoeld om naar aanleiding van een vraag zoveel mogelijk ideeën te verzamelen. Afhankelijk van de vraag heeft deze werkvorm betrekking op bewustwording (Begrijpen), op attitude- en sociale-invloedaspec-

ten van de intentie (Willen) of op barrières van de stap Kunnen. De informatie wordt pas later geordend. Dan pas vindt discussie plaats. Een brainstorm kan individueel of gezamenlijk plaatsvinden.
- Introduceer het onderwerp.
- Bespreek de werkvorm en de spelregels: deelnemers mogen tijdens de inventarisatie geen commentaar op inbreng van anderen leveren. Doel van deze spelregel is dat ieders idee een plaats krijgt.
- Schrijf de ideeën op, op bord of flap, zodat iedereen ze kan zien. Zo kunnen ze ook nieuwe ideeën oproepen.

Variatie: Om deelnemers meer ruimte te geven hun gedachten te vormen zonder gestoord te worden door ideeën van anderen kan ook gewerkt worden met plakbriefjes. Deelnemers schrijven hun gedachten op de plakbriefjes (een per briefje). Twee (of meer) kleuren plakbriefjes zijn nuttig wanneer tevoren twee (of meer) categorieën van ideeën vaststaan: voor- en nadelen, bewegen en eten, problemen en oplossingen. Zie verder: werken met plakbriefjes (stickerparade).

5.3.6 WERKEN MET PLAKBRIEFJES
Werken met plakbriefjes of stickers is heel geschikt om de diversiteit van meningen (visueel) zichtbaar te maken (attitude).
- Introduceer het onderwerp.
- Bespreek de werkvorm en spelregels: deelnemers geven met een plakbriefje of sticker aan of ze het wel of niet eens zijn met een stelling. Wanneer ze het eens zijn met de stelling plakken ze er bijvoorbeeld een groene sticker bij, anders een rode.
- Schrijf op een flap of bord een prikkelende stelling. Meerdere stellingen zijn ook mogelijk.
- Deel stickers of plakbriefjes uit of laat de deelnemers deze zelf pakken. Gebruik verschillende kleuren als dat functioneel is.
- Gebruik eventueel een variatie: deelnemers schrijven een kort commentaar op een sticker/plakbriefje en plaatsen dit bij de betreffende stelling. Deelnemers kunnen ook noteren welke vragen ze over het onderwerp hebben.
- Bespreek plenair het resultaat: wat valt op? Zo gebruik je de verzamelde informatie als start van een groepsgesprek.

5.3.7 SITUATIEBESPREKING
Bespreken van een situatie is geschikt om een probleem voor te leggen en een diversiteit van meningen, reacties of oplossingen te genereren (attitude, sociale invloed; barrières).
De voorlichter stelt vooraf een geschikte situatieschets op. Die moet herkenbaar en levensecht zijn.
- Vertel hoe de situatie in elkaar zit of reik de deelnemers de situatieschets op papier uit. Geef in het laatste geval de gelegenheid deze rustig te lezen.
- Vraag de deelnemers te bedenken hoe hun reactie in de beschreven situatie zou zijn.

Inventariseer en bespreek de reacties (zie algemeen: groepsgesprek). Desgewenst kunnen oplossingen in een spel uitgewerkt worden (zie 5.4.3).
Deelnemers kunnen ook zelf situaties inbrengen. Een nadeel is dat de voorlichter snel moet inschatten of een situatie zich leent voor het doel en bespreking in de groep.

5.4 Andere werkvormen in een groep

5.4.1 DEMONSTRATIE
Om een handeling te leren, is een demonstratie een effectieve werkvorm (stap Kunnen). De voorlichter zelf of iemand anders doet de handeling voor. Door gebruik te maken van een 'rolmodel' die de vaardigheid demonstreert (modelling) wordt het leereffect nog groter. De handeling kan ook op een videoband of cd-rom getoond worden.

Werkwijze
- Maak duidelijk om welke vaardigheid het gaat en benadruk het nut. Dat vergroot de aandacht (stap Openstaan) bij de deelnemers.

- Zorg ervoor dat iedereen de demonstratie kan zien en horen.
- Demonstreer de vaardigheid in haar geheel. Leg hierbij uit waarom je iets doet. De gehele vaardigheid kan ook op videoband, cd-rom of dvd getoond worden.
- Demonstreer de vaardigheid in achtereenvolgende stappen. Geef bij iedere stap de belangrijkste punten aan en zorg na iedere stap voor een korte samenvatting.
- Geef na de demonstratie een samenvatting van alle stappen.
- Demonstreer en bespreek veelvoorkomende fouten. Leg nogmaals de correcte werkwijze uit en de reden daarvan. Overigens kan deze stap ook later plaatsvinden: nadat deelnemers geoefend hebben.
- Geef de deelnemers de gelegenheid zelf te oefenen. Zorg voor feedback.
- Vraag de deelnemers hoe zij in hun eigen omgeving zouden handelen als ... Zo verzamel je informatie over verschillende manieren van aanpak (alternatieven). Bespreek deze en benadruk dat er meestal niet één goede aanpak is, maar dat deelnemers iets aanpakken op een manier die bij hen en hun situatie past. Laat de verschillen in aanpak zien. Op deze manier bevorder je dat deelnemers stilstaan bij de verschillende mogelijkheden om de handeling in hun eigen situatie toe te passen (transfer) (Dochy & Van Luyk, 1987).

Proces
- Betrek de deelnemers bij de demonstratie.
- Geef de gelegenheid direct te reageren. Vul zo nodig aan, stel zo nodig de uitleg en het tempo bij.

Een demonstratie kan ook een ander doel hebben. Zo kan een demonstratie in een winkel, op de markt, in de centrale hal van een buurtcentrum of ziekenhuis dienen om enerzijds aandacht te trekken en anderzijds de boodschap concreet te maken en in de praktijk te laten zien.
Het is wel een kunst om in dergelijke situaties de aandacht te trekken, contact te maken met mensen die er rondlopen en hun aandacht enige tijd vast te houden. De tijd om informatie te geven is kort, maar het is de moeite waard om een korte boodschap op een aansprekende manier aan te reiken.

Voor het Voedingscentrum heb ik met een collega roerbakdemonstraties in de dierentuin verzorgd, tussen de olifanten en de bavianen. Eén ging roerbakken en de ander deed de werving: 'We gaan dadelijk roerbakken. Heeft u zin om te komen proeven?' Kinderen hielden we zolang bezig met een quiz.
Je kon dan je hele verhaal over roerbakken kwijt: 'Ik roerbak omdat ik dat in een vloeibaar bak- en braadproduct of in olie kan doen. En ik roerbak omdat we altijd nog te weinig groenten eten.' We hadden een 'bavianenrecept'. Die ingrediënten hadden we ook in die roerbakpan. Nou, dat vonden de mensen hartstikke leuk. Ik liet de mensen proeven. Het werkte heel goed, ze zijn dan echt ontvankelijk om te leren. Ze kregen ook een folder met die recepten mee.
Als er weer mensen kwamen toelopen zei ik: 'Als u even wacht dan ga ik meteen weer beginnen met roerbakken.' Dan voelden zij zich vereerd: het wordt voor mij gedaan. Ze bleven kijken en dat trok weer andere mensen aan. Zo kon je achter elkaar door roerbakken. Het was een heel goede methode van voorlichting geven. Je moet het maar verzinnen!
(Cora de Bree, diëtiste)

5.4.2 OEFENINGEN
Oefenen is een geschikte manier om zich vaardigheden eigen te maken (stap Kunnen). Deze paragraaf beperkt zich tot praktische vaardigheden (handelingen). Oefenen van communicatievaardigheden komt aan de orde in 5.4.3, oefenen in het toepassen van kennis (menu samenstellen, weekplanning maken) in 5.4.4.
Veiligheid in de groep is belangrijk omdat er gelegenheid moet zijn om 'fouten' te maken,

maar de mate waarin veiligheid een rol speelt, hangt sterk af van de aard van een oefening. Daarnaast moet er ruimte zijn om ervaringen te bespreken omdat deelnemers verschillende ervaringen kunnen hebben met de oefening en het oefenen gevoelens en reacties oproept. Wanneer deelnemers de vaardigheid beheersen, neemt de eigen effectiviteit toe: het vertrouwen dat zij hebben dat het zal lukken het nieuwe gedrag uit te voeren. Een grotere eigen effectiviteit (E) versterkt op zijn beurt weer de intentie om het gedrag uit te voeren (stap Willen).

Tot slot kunnen oefeningen in een programma bedoeld zijn als zinvolle activiteit en niet zozeer om vaardigheden te leren. Voor zowel 'oefenen om vaardigheden' te leren als 'oefenen als activiteit' is vakdidactische bekwaamheid vereist. Vakdidactiek ligt buiten het terrein van dit boek. Wel geven we een eenvoudig handvat voor instructie.

Voorbereiding van oefenen
(bewegen, ontspannen; *in cursief opmerkingen specifiek voor de bereiding van een gerecht*)
- Maak een handelingsanalyse. Zorg dat je daarin de essentiële onderdelen van een oefening opneemt (inhoud en volgorde van essentiële punten).
- Bereid de instructie voor. Bepaal of je een demonstratie wilt uitvoeren (zie 5.4.1). Bereid in dat geval de demonstratie voor.
- Zorg dat *ingrediënten en materialen* aanwezig zijn.

Werkwijze instructie en begeleiding van oefenen
Controleer of *ingrediënten en materialen* aanwezig zijn; zet ze klaar of zorg dat deelnemers ze snel kunnen pakken.

Introductie
- Maak duidelijk om welke vaardigheid het gaat en benadruk het nut. Dat vergroot de aandacht (stap Openstaan).
- Voer desgewenst een demonstratie uit (zie 5.4.1). Gebruik eventueel ter ondersteuning visueel materiaal (plaatjes, *een recept*, een videoband of dvd).
- Gebruik de reacties op de demonstratie om te bespreken wat de deelnemers ervan vinden om zo meteen de handeling/oefening zelf uit te voeren. Zijn er deelnemers die er ervaring mee hebben? Welke ervaring? Wat verwachten zij en wat verwachten anderen? Zal het lukken? Wat lijkt ze moeilijk? Willen ze meedoen? Zien ze ertegenop?
- Laat de deelnemers plaatsnemen, het eventueel benodigde materiaal bij de hand.
- Zorg ervoor dat iedereen de instructie kan horen.

Uitvoering
- Geef de instructie stap voor stap. Verschaf de deelnemers informatie die op dit moment relevant is over de lichaamshouding, de handelingen en wat ze kunnen voelen en zien (*ruiken en proeven*). Noem bij iedere stap de belangrijkste punten. Begin bij eenvoudig uit te voeren onderdelen, bouw die op tot een eenvoudige reeks, zodat de deelnemers een succeservaring opdoen.
- Observeer of de deelnemers de stappen kunnen volgen en kunnen uitvoeren. Pas eventueel het tempo of de oefening aan. Assisteer zo nodig.
- Bespreek veelvoorkomende kritische punten. Leg nogmaals de correcte aanpak uit en de reden daarvan. Dit kan eventueel ook later.
- Maak duidelijk dat iedere deelnemer de oefening op zijn eigen manier uitvoert en op zijn eigen manier ervaart: 'Bij deze ontspanningsoefening hoeft u geen prestatie te leveren. Gewoon zitten, uw adem volgen, voelen hoe u ademt, dat is genoeg.' of 'Het is de bedoeling van deze oefening dat u net een tandje bijzet, maar u kunt altijd stoppen wanneer u denkt dat het u te veel wordt.' Geef duidelijk aan bij welke signalen de deelnemer moet stoppen of moet waarschuwen.
- Maak duidelijk dat er geen wedstrijd plaatsvindt. 'Het is de bedoeling dat u merkt hoe roerbakken in zijn werk gaat en

dat u kunt proeven wat u zelf klaargemaakt hebt. En als uw buurvrouw een ander recept maakt, kunt u misschien daarvan ook iets proeven.'
- Geef waar mogelijk de deelnemers de tijd en ruimte om de oefening in hun eigen tempo te doen.
- Kijk goed rond en vraag individuele deelnemers hoe het gaat, wat ze merken, waar ze tegenaan lopen. Zorg voor feedback aan individuele deelnemers en/of aan de groep als geheel.
- Geef deelnemers een sein om de oefening af te ronden.

Nabespreking
- Vraag reacties op de oefening. Benoem alle pogingen en gelukte onderdelen positief. Bespreek ook wat moeilijk was. Vraag andere deelnemers of zij dat herkennen en vraag ze hoe ze daarmee omgaan. Oplossingen uit de groep zijn stimulerender dan eigen suggesties. Vul eventueel aan.
- Koppel terug naar de inleiding en het doel van de bijeenkomst en van de oefening.
- Vraag deelnemers te helpen met opruimen.

Transfer
Vraag de deelnemers hoe zij in hun eigen omgeving zouden handelen als ... Zo verzamel je informatie over verschillende manieren van aanpak (alternatieven). Bespreek deze en benadruk dat er meestal niet één goede aanpak is, maar dat mensen iets aanpakken op een manier die bij hen en hun situatie past. Laat de verschillen in aanpak zien. Op deze manier bevorder je dat deelnemers stilstaan bij de verschillende mogelijkheden om de handeling in hun eigen situatie toe te passen (transfer) (Dochy & Van Luyk, 1987).

> *Ik leg een oefening kort uit en doe hem voor. De Marokkaanse voorlichtster vertaalt wat ik zeg, verwijst soms even terug naar wat zij tevoren verteld heeft en geeft eventueel toelichting. Je moet uitleggen waar een oefening voor dient, om ze te motiveren. Voor deze vrouwen is oefenen geen vanzelfsprekendheid. Daarom leg ik uit dat ze natuurlijk thuis ook wel bewegen, maar dat ze daar meestal druk en gespannen bezig zijn en te weinig ontspannen. Dat juist de afwisseling van spanning en ontspanning bewegen prettig maakt.*
> *Ik werk wel vaak met het beeld van 'doorstroming' van adem, bloedsomloop en energie. Ik leg dan uit dat doorstroming ervoor zorgt dat er minder spanning ontstaat en ze daardoor minder hoofdpijn hebben.*
> *(Nel Visser, fysiotherapeut, cursus 'Gezond leven en bewegen')*

5.4.3 SPELEN VAN SITUATIES (OEFENEN VAN COMMUNICATIEVAARDIGHEDEN)

Inleiding
Uitspelen van situaties in een rollenspel is een werkvorm om communicatie te oefenen (vaardigheden, stap Kunnen). Bijvoorbeeld: op een feestje het aangeboden gebak afslaan. Daarvoor zijn realistische spelsituaties nodig. In een rollenspel oefenen de deelnemers hoe ze die kunnen aanpakken. Ze kunnen nieuw gedrag uitproberen en oefenen. Ze ervaren hoe het hen afgaat en wat het effect is van hun nieuwe aanpak. Door het rollenspel na te bespreken, krijgen deelnemers bovendien feedback op hun aanpak. Dat versterkt de eigen effectiviteit waardoor de motivatie toeneemt (E in de stap Willen).

Voorwaarde is een veilig groepsklimaat
Het spelen van korte fragmenten en zorgvuldig nabespreken dragen bij aan de bereidwilligheid om te spelen. Ook voor degene die observeert kan een rollenspel een indringende ervaring opleveren.

Introductie op de werkvorm
- Leg het doel van 'spelen' uit. 'Spelen' maakt zichtbaar dat de ene aanpak een ander effect heeft dan een andere aanpak. 'Spelen' geeft de mogelijkheid verschil-

lende manieren uit te proberen en te zien of ze werken.
- Leg de werkwijze uit. Kondig aan hoe lang een spelscène meestal duurt. Een korte duur verlaagt de drempel om te spelen. Geef aan of 'spelers' de rol kunnen voorbereiden, bijvoorbeeld in een groepje. Benadruk dat het niet gaat om een prestatie, om goed of fout. Geef aan of andere deelnemers kunnen 'inspringen' wanneer ze een idee hebben hoe de scène verder gaat.
- Bespreek de spelregels. Meestal geldt de regel dat spelers elkaar tegenspel mogen bieden, maar de tegenspeler niet voor een onmogelijke opgave plaatsen. Dan schiet het spel zijn doel voorbij. Bovendien mogen spelers op elk moment het spel stopzetten, om welke reden dan ook. Ze kunnen bijvoorbeeld aangeven wanneer ze niet weten hoe ze verder moeten. Dat biedt de deelnemers veiligheid om niet 'af te gaan'.
- Vertel kort hoe de nabespreking zal verlopen. Geef daarbij vooral de regels voor feedback aan. Dat creëert veiligheid en vergroot de bereidheid om te spelen.
- Vertel hoe je de functies wilt (laten) verdelen. Functies zijn: spelen en observeren (waarnemen).

Voorbereiding van het rollenspel
- Leg de situatie uit waarin het rollenspel zich afspeelt. Deel deze informatie eventueel op papier aan de deelnemers uit.
- Geef (mondelinge of schriftelijke) informatie over de rollen. Verschillende groepsleden krijgen een rol.
- Anderen zijn waarnemer. Geef instructies over waar zij op zullen letten.
- Geef iedereen een korte tijd om zich voor te bereiden.

Uitvoering
Geef aan dat je het spel na enkele minuten zult stoppen. Leg uit dat dit niet betekent dat de spelers hun rol niet goed uitvoeren. Zo zorg je ervoor dat het spel een beperkte duur heeft. Kort genoeg om het verloop in de herinnering te kunnen terugroepen. En zó kort, dat degenen die niet spelen, betrokken kunnen blijven.

Nabespreking
Herhaal de spelregels bij de nabespreking en bespreek het rollenspel kort na. Hanteer daarbij vaste spelregels:
- Laat degenen die de rollen gespeeld hebben eerst reageren (stoom afblazen).
- Stel daarna pas gerichte vragen: wat ging goed? Wat was moeilijk of wat ging niet zo goed? Waar merkte je dat aan? Hoe heb je dat aangepakt? Werkte dat? Waar merkte je dat aan?
- Ga na in hoeverre dat aansluit bij ervaringen van de 'tegenspeler'.
- Betrek degenen die geobserveerd hebben bij de nabespreking. Vraag na wat hun opgevallen is en of ze herkennen wat de spelers vertellen. Bewaak hierbij de spelregels.

Variaties
Deelnemers brengen zelf een situatie in, stellen de scène (beginsituatie) vast.
Deelnemers stellen vast wat de inhoud van de rol is en wat de observatiepunten zijn.
Het spel wordt opgenomen.

Opnemen van het spel heeft het voordeel dat iedereen de scène nog eens kan zien. Een nadeel is dat deelnemers er meestal nog meer tegen opzien om te 'spelen'. Bovendien kost het meer tijd, vóór, tijdens en na de bijeenkomst. Weeg daarom goed af of dat meerwaarde heeft.
Wanneer je het spel wilt opnemen, zorg dan bijtijds voor apparatuur en zorg dat je weet hoe de apparatuur werkt. Zet de apparatuur van tevoren klaar en verzeker je van hulp in het geval dat er iets misloopt.
Wanneer de opname bewaard wordt, zijn goede afspraken nodig om de privacy te beschermen: wie mag de band bekijken? Wie bewaart de opname? Hoe lang?

5.4.4 OPDRACHT EN SPEL

Inleiding

Bij een opdracht voeren de deelnemers individueel of in een (sub)groep een activiteit uit: ze verzamelen informatie of meningen, zoeken krantenknipsels of illustraties, interviewen iemand, tekenen hun levensloop, lopen een parcours, bezoeken een supermarkt en zoeken bepaalde producten. Soms houdt de opdracht in dat de deelnemers iets maken, een krant, collage, folder, video, theatervoorstelling, receptenboek, menu of maaltijd.

De opdracht kan ook betrekking hebben op een spel, zoals een quiz, ganzenbord of winkelspel. Een andere vorm is een sportieve activiteit, zoals een wandeling of fietstocht, waarin opdachten of bezoek van informatiepunten verwerkt zijn.

Zorg ervoor dat het doel van een opdracht duidelijk is

Een opdracht is als werkvorm zowel geschikt om zich te oriënteren op een onderwerp (voorbereidende opdracht) als om opgedane kennis te verwerken en toe te passen. Door actief te zijn, voelen mensen zich meer betrokken.

Een opdracht of spelactiviteit is een middel, geen doel op zich. Wanneer de opdracht in kleine groepen wordt uitgevoerd, is samenwerking een belangrijk element. De opdracht moet zodanig zijn dat de deelnemers de opdracht samen tot een goed einde kunnen brengen. In een reeks bijeenkomsten is daarvoor meer ruimte dan in een eenmalige bijeenkomst, ook al kan daarin een korte opdracht heel goed werken.

Voorbereiding van de opdracht: 'een product maken'

Zorg ervoor dat benodigd materiaal aanwezig is.

Instructie

- Leg doel en werkwijze uit. Geef gelegenheid om te reageren en vragen te stellen. Vraag de deelnemers ideeën in te brengen hoe ze de opdracht willen gaan aanpakken. Doe dat niet uitputtend. Rond af met de opmerking dat de deelnemers hierna zelf, al dan niet met anderen, hun idee verder kunnen uitwerken.
- Bespreek welk 'product' de deelnemers gaan maken. Wanneer ze kunnen kiezen wat ze willen maken, vraag dan welke ideeën en voorkeuren er zijn. Bewaak het doel en de haalbaarheid van hun keuze. Maak duidelijk waar het product voor dient, of het wel of niet buiten de groep getoond of gebruikt zal worden (als de deelnemers dat goed vinden).
- Wanneer deelnemers gezamenlijk een product maken, trekt dat een zware wissel op de onderlinge samenwerking. Bespreek dat met de deelnemers. Vraag aandacht voor de samenwerking en ruimte voor ieders inbreng.

Uitvoering

- Bewaak het proces, de tijd en het product. Als begeleider heb je daarin een stimulerende rol. Daarnaast ben je aanspreekpunt voor vragen en problemen.
- Zorg hierbij voor voldoende hulpmiddelen.

Afronding

- Kondig aan wanneer deelnemers de opdrachten moeten gaan afronden.
- Start de nabespreking met de 'regels' van nabespreken (feedback). Zorg dat zowel het werken aan de opdracht als het resultaat ervan aan bod komt.
- Laat individuen of groepjes hun product aan elkaar presenteren. Geef de gelegenheid vragen te stellen en te reageren op het product van anderen. Koppel terug naar de doelen van de opdracht.
- Maak afspraken wat er met het product gaat gebeuren.
- Zorg dat er tijd is om alle materiaal en de ruimte op te ruimen.

Samenvatting

» Een voorlichter kan op verschillende manieren met een groep werken. De voorlichter kiest werkvormen die passen bij de doelgroep en geschikt zijn voor het doel van de voorlichting. Veelgebruikte vormen zijn: presentatie, groepsgesprek, demonstratie, oefening, spelen van situaties en uitvoeren van opdrachten. Elke vorm heeft zijn mogelijkheden en beperkingen. Een werkvorm is vaak geschikt voor één of enkele fasen van gedragsverandering. Voor andere fasen zijn andere werkvormen nodig.

» Bij alle werkvormen is een goede introductie nodig over de werkwijze en het doel. Daarnaast zorgt de voorlichter voor een prettige sfeer waarin deelnemers zich veilig weten. De voorlichter stimuleert, begeleidt en bewaakt het verloop van de uitvoering van een werkvorm.

6 Een project opzetten: het voortraject

6.1 Inleiding

'Ik wil iets doen aan preventie van overgewicht.'
'Als (ex-)hartpatiënten 'uitgerevalideerd' zijn, zijn er onvoldoende sportfaciliteiten.'
'Er zijn zoveel mensen met chronische klachten en flinke gezondheidsrisico's die meer gebaat zouden zijn bij meer bewegen en plezier in bewegen dan bij behandeling.'

Gezondheidsbevordering en preventie komen niet uit de lucht vallen

Meestal is er een aanleiding om als paramedicus 'iets' aan gezondheidsbevordering of preventie te doen. Kennelijk is er een punt waar iets aan gedaan kan worden en wat iemand belangrijk genoeg vindt om aan te pakken of minstens om erover na te denken. Toename van (klachten door) overgewicht, chronische klachten waarvoor behandeling amper effectief is, toename van inactiviteit, gebrek aan beweegactiviteiten voor mensen met beperkingen.

Gezondheidsbevordering kan op veel manieren ingevuld worden

Een greep uit de mogelijkheden: groepsbijeenkomsten met voorlichting, een beweegprogramma, een cursus met informatie en oefeningen, een gratis les of test, een open dag in de praktijk of instelling, een informatiemarkt of informatie op een website. Maar ook uitdelen van folders hoort bij gezondheidsbevordering, informatie in een tentoonstelling of stand, informele individuele gesprekjes op een plaats waar veel mensen uit de doelgroep komen (sportcentrum, dienstencentrum voor ouderen, school, wijkgebouw, hal van een ziekenhuis, bibliotheek), een vaste rubriek in een lokaal huis-aan-huisblad of verenigingsblad. Meestal wordt een combinatie van activiteiten en middelen gebruikt.

De rol of taak van de paramedicus verschilt van project tot project

Soms is de keuze door anderen gemaakt en is het programma al gereed. Dan zijn de methoden en materialen kant-en-klaar en is het aan de paramedicus het programma uit te voeren (zie hoofdstuk 2 en 3). In andere projecten is de paramedicus, samen met andere disciplines en andere organisaties, betrokken bij het ontwikkelen van een gezondheidsbevorderingsproject (zie hoofdstuk 3).

Zowel gedrag als omgeving kunnen een aangrijpingspunt zijn.
Als het probleem is gesignaleerd wordt niet alleen de factor *gedrag* bekeken maar ook de factor *omgeving*. Misschien leent het probleem zich meer voor een aanpak waarbij ook iets aan de omgeving gedaan wordt: meer mogelijkheden om dicht bij huis aan beweging te doen, gezonde voeding in het assortiment van de bedrijfskantine, fruit op school.
Hoe het ook zij, het probleem moet eerst in kaart worden gebracht. Daarna komen de vragen over doelgroep en doel en ten slotte de vraag over de interventie(s). Op al deze punten zijn keuzes mogelijk.

In de hoofdstukken 6 en 7 schetsen we het planmatig opzetten van gezondheidsbevordering en preventie. Het voortraject met de eerste drie stappen komt in dit hoofdstuk aan de orde, evenals samenwerking met derden. Hoofdstuk 7 gaat over het ontwerpen en uitvoeren van de interventie(s).

6.2 Probleemverheldering

Voordat een interventie wordt ontworpen, is het van belang om het probleem helder te krijgen. Dat is nodig om een activiteit of programma doelgericht op te zetten en te onderbouwen. Daartoe wordt achtergrondinformatie verzameld aan de hand van de volgende stappen:
1 analyseer het (gezondheids)probleem;
2 ga na in hoeverre gedrag en omgeving een rol spelen in het probleem;
3 ga na welke gedragsdeterminanten aan de orde zijn.

Deze stappen zijn terug te vinden in het preventie-effectmanagementinstrument, kortweg 'preffi' (Kok e.a., 2005) en andere modellen voor methodisch opzetten van gezondheidsbevordering zoals Intervention Mapping (Bartholomew, Parcel & Kok, 2006; zie paragraaf 1.6).

Preventie-effectmanagementinstrument (preffi)
Randvoorwaarden
Analyse van het probleem
Analyse van gedrag en omgeving
Analyse van gedragsdeterminanten
Ontwikkeling van interventie:
- keuze doelgroep
- keuze doel
- keuze interventie; effectieve elementen
- management, plan van uitvoering
Uitvoering
Evaluatie

(Naar: Kok e.a., 2005)

6.2.1 ANALYSE VAN HET (GEZONDHEIDS)PROBLEEM

Wat de aanleiding ook is, deze stap dient om na te gaan wat er eigenlijk speelt. Dat kan aan de hand van enkele vragen over het signaal, de vraag of het eventuele probleem. Deze stap (probleemanalyse) resulteert in een probleembeschrijving of probleemdiagnose.

Vragen in de stap Probleemanalyse zijn:
- Is er een (gezondheids)probleem?
- Wat is het probleem precies?
- Hoe groot is het probleem, in maat en getal:
  · Hoe vaak komt het probleem voor, hoeveel mensen hebben dat probleem?
  · Hoe ernstig is het probleem? Wat betreft maatschappelijk functioneren, kosten, gezondheidsschade; beperkingen en handicaps voor de betrokkene en de omgeving.
  · Wie hebben het probleem? En ervaren zij het als probleem?

Bezint eer ge begint
Het lijkt misschien overbodig om bij zulke vragen stil te staan, maar deze stap is essentieel. Het zou niet de eerste keer zijn dat er een oplossing wordt bedacht voor een probleem dat weinig voorkomt of niet zo ernstig is. Daarom is het antwoord op de vragen belangrijk. Onderzoeks- en gezondheidsbevorderingsorganisaties en de regionale ggd beschikken vaak over dergelijke gegevens. Voor sites zie aan het einde van dit hoofdstuk. In de toekomst is veel van deze epidemiologieinformatie te vinden in de regionale volksgezondheid toekomst verkenningen (regionale vtv, te raadplegen via www.rivm.nl/vtv > vtv > vtv 2006 > VTV in de toekomst). Wanneer deze gegevens niet beschikbaar zijn, kun je bij collega's en andere organisaties peilen of zij het (gezondheids)probleem herkennen en of zij aanwijzingen hebben over de omvang ervan. Dit oriënterende contact met een andere organisatie kan later in het ontwikkelproces nog van veel nut zijn.

De stap Analyse van het (gezondheids)probleem resulteert in een beschrijving van het probleem, liefst in maat en getal. Soms heeft een andere organisatie het probleem al geanalyseerd en is een probleembeschrijving voorhanden. Dan is het zaak er kennis van te nemen en de gegevens goed te interpreteren.

Maat en getal
Gezondheidsproblemen van groepen mensen zijn in verschillende epidemiologiematen (gezondheidsindicatoren) uit te drukken.

Levensmaten
Sterfte of mortaliteit: aantal per 100.000 inwoners dat in een jaar overlijdt.
Levensverwachting: aantal te verwachten levensjaren bij de geboorte in een bepaald jaar.
Gezonde levensverwachting: aantal jaren dat men naar verwachting in goede gezondheid doorbrengt. Mensen worden gemiddeld steeds ouder, maar hoeveel van die 'extra' jaren zijn gezonde jaren?
Qaly (*Quality adjusted life years*): het verwachte aantal resterende levensjaren met een rekenfactor gecorrigeerd voor de kwaliteit.

Ziektematen
Incidentie: aantal nieuwe 'gevallen' met een bepaalde ziekte of gezondheidsprobleem per 100.000 inwoners.
Prevalentie: aantal mensen met een bepaald gezondheidsprobleem per 100.000 inwoners. Berekend per jaar of op een bepaald moment, zoals tijdens een griepepidemie. De prevalentie geeft zowel mensen weer die het probleem al langere tijd hebben als 'nieuwe gevallen'.

Maten voor 'medische consumptie'
Aantal ziekenhuisopnamen
Ziekteverzuim
Aantal huisartsconsulten
Aantal (para)medische behandelingen
Kosten van verstrekte hulpmiddelen

Maten voor hoe gezond men zich voelt (ervaren gezondheid)
Sickness Impact Profile (SIP)

ICF
Quality of Life-vragenlijsten

Probleembeschrijving (probleemdiagnose)
De sterfte aan diabetes onder inwoners van Den Haag onder de 65 jaar is anderhalf tot tweeënhalf keer zo hoog als in de rest van Nederland. Ook is er een verhoogde sterfte aan hart- en vaatziekten, vooral in achterstandswijken van de stad Den Haag.
In Den Haag wonen 25.000 Hindostanen, merendeels Surinaams. Bij mensen van Indiase afkomst komt diabetes mellitus type 2 zes- tot tienmaal vaker voor dan bij niet-Indiërs. Op basis van de sterfte en prevalentiegegevens is te berekenen dat ongeveer één op de twee Hindostanen tijdens zijn leven diabetes mellitus ontwikkelt (*Vlees en voeding*, 15 (1998), 2, 11-12: In Den Haag hoge diabetessterfte onder Hindostanen).

Na de probleembeschrijving vindt prioriteitstelling plaats
Waaraan je prioriteit wilt geven, hangt onder meer af van inhoudelijke argumenten. Problemen die veel voorkomen en/of ernstig zijn, krijgen meer prioriteit. En problemen waarvoor nog geen interventieprogramma's bestaan krijgen voorrang.
In de afweging kan ook meespelen welke speerpunten een organisatie zelf heeft en de manier waarop een organisatie zich wil profileren. Daarnaast kunnen landelijke ontwikkelingen en landelijk beleid meespelen bij het stellen van prioriteiten. Wanneer het ministerie of een landelijke organisatie extra aandacht wil besteden aan bepaalde problemen of bepaalde delen van de bevolking, dan kan het verstandig zijn hierbij aan te sluiten. Daarvoor kun je inhoudelijke argumenten aandragen, maar ook praktische en financiële. De kans is dan immers groter dat de financiering van een preventie- of gezondheidsbevorderingsactiviteit gehonoreerd wordt.
Hoe het ook zij, je moet een prioriteit stellen en die onderbouwen. Ook daarvoor is een goede probleembeschrijving nodig. Landelijke organisaties spelen daar soms op in. Door

cijfermateriaal aan te reiken, maken ze het gemeenten en lokale organisaties gemakkelijker om projecten over 'hun' thema op te zetten.

Handleiding preventie van overgewicht in lokaal gezondheidsbeleid

Het Voedingscentrum heeft een *Handleiding preventie van overgewicht in lokaal gezondheidsbeleid* (Voedingscentrum, 2007) ontwikkeld. Daarin is voorwerk gedaan om lokale preventieprojecten op te zetten. De handleiding bevat een voorbeeldtekst voor een gemeentelijk gezondheidsbeleid, epidemiologiegegevens, voorbeelden van beleidsdoelen, suggesties voor een basispakket van maatregelen voor preventie van overgewicht en voorbeelden van samenwerkingspartners. Daarnaast bevat de handleiding een zogenaamde 'Leeflijn, ingrediënten voor de aanpak van overgewicht' waarin per leeftijdscategorie mogelijke doelgroepen, intermediairs, interventies en settings zijn gerubriceerd.

6.2.2 ANALYSE VAN GEDRAG EN OMGEVING

Als product van stap 1, Analyse van het (gezondheids)probleem ligt er een probleembeschrijving. Stap 2 is gewijd aan de componenten van het probleem: gedrag en omgeving.

Gezondheidsbevordering richt zich vaak op gedrag
Vanuit het oogpunt van gezondheidsbevordering is de vraag relevant of gedrag te maken heeft met het probleem. Voorlichting en andere vormen van gezondheidsbevordering zijn immers als interventie te gebruiken als gedrag een rol speelt. Gedrag hoeft niet per se de oorzaak of een oorzakelijke factor te zijn, zoals weinig beweging een oorzakelijke factor is voor hartklachten en osteoporose. Het kan ook gaan om de manier waarop mensen omgaan met de gevolgen van ziekte. Wanneer ze zó met een gezondheidsprobleem zouden kunnen omgaan dat ze minder beperkingen ervaren, is dat ook een hele winst. Daarom is het belangrijk na te gaan of gedrag een rol speelt en om welk gedrag het gaat. Als mensen zelf niets aan het probleem kunnen veranderen, is het maar de vraag of een gezondheidsbevorderingsprogramma met voorlichting en/of activiteiten zinvol is.

Omgevingsfactoren vragen een andere aanpak
In projecten voor gezondheidsbevordering is de omgeving, naast gedrag, een aangrijpingspunt. Om gedrag uit te kunnen voeren, moeten de voorwaarden ervoor wel in de omgeving aanwezig zijn. Daarbij valt vooral te denken aan de sociale omgeving, voorzieningen en het aanbod aan activiteiten en diensten. Tot de fysieke omgeving horen (lucht)kwaliteit, kwaliteit van woningen, sportfaciliteiten, veiligheid.

Is het gedrag en/of de omgeving te beïnvloeden?
Om het probleem te kunnen beïnvloeden, is informatie nodig over de vraag of en welk gedrag te maken heeft met het probleem. Anderzijds is informatie nodig over omgevingsfactoren. In kaart brengen van deze informatie kan aan de hand van enkele vragen.

Vragen in deze stap zijn:
- Ten aanzien van gedrag:
  - Speelt gedrag een rol? Anders gezegd: is gedrag een relevante factor in het probleem? En om welk(e) gedrag(ingen) gaat het dan?
  - Welk aandeel heeft het gedrag in het probleem? (in welke mate komt dat gedrag voor?) En hoe groot is de invloed van het gedrag op het probleem? Met andere woorden: levert verandering van gedrag ook 'winst' op? En 'winst' voor wie?
  - Bij meerdere gedragingen die van invloed zijn: welke heeft de meeste invloed?
- Ten aanzien van de omgeving:

- Welke omgevingsfactoren spelen een rol? Hoe groot is hun invloed? In hoeverre is de omgeving te beïnvloeden?

Ook deze vragen hoef je niet altijd zelf te beantwoorden. Vaak zijn er gegevens beschikbaar uit landelijk of lokaal onderzoek. Wanneer ze niet beschikbaar zijn, is het misschien wel mogelijk navraag te doen bij mensen die zicht hebben op de problematiek.
Deze stap resulteert in een beschrijving van gedragingen die een rol spelen in het probleem (gedragsdiagnose). Ook nu liefst weer in maat en getal: hoe vaak komt het gedrag voor en welke invloed heeft het gedrag op het probleem? En als er meer relevante gedragingen zijn: welke heeft de meeste invloed? Ook de omgevingsfactoren zijn in kaart gebracht.

Manieren om mondeling informatie te verzamelen, anders dan uit epidemiologisch onderzoek
- Navraag bij collega's die veel ervaring hebben met mensen met het gezondheidsprobleem.
- Interview van deskundigen uit andere organisaties.
- Interview van sleutelfiguren uit organisaties die contact hebben met de groep mensen met het probleem (doelgroep).
- Interview met sleutelfiguren uit de doelgroep (patiëntengroep, wijk, enzovoort).

Voorbeelden van relevant gedrag
Erfelijke factoren spelen een grote rol bij het ontstaan van diabetes type 2 bij Surinaamse Hindostanen. Andere risicofactoren in deze groep zijn weinig lichaamsbeweging en overgewicht. Voeding en beweging, daar kunnen mensen zelf wat aan doen, zowel ter preventie van diabetes als in de behandeling van diabetes. De belangrijkste twee knelpunten voor een diabetespatiënt in de hindostaanse eetcultuur zijn de onregelmatige etenstijden en de grote hoeveelheid koolhydraten tijdens de avondmaaltijd. Verdeling van maaltijden over de dag is niet vanzelfsprekend, men eet als men trek heeft. Verder worden aardappelen als groente beschouwd. Roti (pannenkoek) en dahl (gekruide dikke soep van peulvruchten) worden vaak in één maaltijd gecombineerd. Die maaltijd bevat daardoor veel koolhydraten (*Vlees en voeding*, 15 (1998), 2, 11-12: In Den Haag hoge diabetessterfte onder Hindostanen).

Onderzoek van de ggd naar de gezondheid en leefgewoonten in een achterstandsbuurt in Eindhoven levert de volgende informatie (zie de tabellen hieronder). Na elk cijfer staan twee andere cijfers. Het eerste cijfer tussen haakjes is het wijkcijfer, gecorrigeerd voor de samenstelling van de wijkbevolking. Dat wil zeggen dat de ggd rekening houdt met het feit dat de wijk anders is dan andere wijken wat betreft leeftijdsopbouw en sociaaleconomische positie. Dat verschil beïnvloedt de cijfers. Daarom zijn de cijfers aangepast: het tweede cijfer (tussen de haakjes) geeft het getal aan dat geldt als de samenstelling van de bevolking in alle wijken hetzelfde zou zijn. Het derde cijfer geeft het gemiddelde aan van alle inwoners van de stad.

Lichaamsbeweging			
gewoonte	wijk-getal		stads-gemiddelde
sport niet	68%	(68%)	54%
sport < 1x per week	5%	(5%)	9%
sport min. 1x per week	28%	(27%)	37%
geen andere lich.bew.	35%	(37%)	31%
< 1x per week andere lich.bew.	6%	(6%)	11%
min. 1x per week andere lich.bew.	59%	(57%)	58%

Voeding			
niet dagelijks groente	44%	(44%)	36%
0-3 dagen per week groente	5%	(5%)	6%
niet dagelijks fruit	67%	(67%)	63%
0-3 dagen per week fruit	38%	(37%)	33%
vindt dat hij/zij weinig groente eet	12%	(11%)	11%
vindt dat hij/zij weinig fruit eet	33%	(30%)	33%

Lichaamsgewicht			
overgewicht	27%	(27%)	29%
ernstig overgewicht	14%	(14%)	8%

6.2.3 ANALYSE VAN GEDRAGSDETERMINANTEN

Door de voorgaande stap 2 (Analyse van de gedragscomponent) is duidelijk geworden welk gedrag of welke gedragingen met het probleem te maken hebben. Soms is ook bekend welk(e) gedrag(ing) de meeste invloed heeft op het gezondheidsprobleem.

Om gedrag effectief te kunnen beïnvloeden, is nog meer informatie nodig. Als bekend is waarom mensen doen zoals ze doen, is dat belangrijke informatie. Die biedt de mogelijkheid om een programma op maat te ontwikkelen: gericht op de factoren die van invloed zijn op het gedrag. Zowel op het ontstaan van gedrag als op het in stand blijven van het gedrag.

Vragen in deze stap zijn af te leiden van het ASE-model van gedragsverandering of andere gedragsverklaringsmodellen.
- Welke kennis hebben de betrokken mensen over het probleem?
- Wat weten zij over de invloed van hun gedrag op het probleem?
- Welke opvattingen en ideeën hebben zij over het gedrag?
- Welke opvattingen en ideeën hebben mensen in hun omgeving over het gedrag? Bestaat er steun of druk vanuit de omgeving?
- Wat denken de betrokken mensen over hun vermogen om hun gedrag te veranderen? Denken ze dat het zal lukken?
- Welke problemen verwachten mensen als ze hun gedrag zouden willen veranderen?

Verschillende bronnen beschikken over antwoorden op deze vragen
Vaak zijn er gegevens uit onderzoek bij landelijke onderzoeksinstellingen en gezondheidsbevorderingsorganisaties of bij de lokale ggd. Wanneer er geen gegevens voorhanden zijn, kun je navraag doen bij mensen die zicht hebben op de problematiek.

Gegevens zijn nodig om voorlichting gericht op te zetten
De stap Analyse van gedragsdeterminanten resulteert in een overzicht van gedragsbeïnvloedende factoren, liefst in maat en getal. Soms is duidelijk wat de belangrijkste factor is. Zo wordt duidelijk waar een programma zich op moet richten. Op kennisvermeerdering als de betrokkenen te weinig weten van het probleem, op attitude en sociale invloed als ideeën en manier van reageren op elkaar een belemmering vormen. Of op versterking van sociale invloed, wanneer steun aanwezig is of aangesproken kan worden.

Manieren om gegevens te verkrijgen over gedragsdeterminanten, anders dan uit literatuur
- Navragen bij collega's.
- Navragen bij deskundigen van andere hulpverleners en instellingen.
- Navragen bij sleutelfiguren die de betrokken mensen goed kennen.
- Gesprekken met betrokkenen zelf. Uitspraken illustreren vaak goed wat zij denken en vinden.

- Groepsgesprekken met een aantal mensen uit de doelgroep (interview met focusgroep).

Determinanten van gezond gedrag bij kinderen en adolescenten
- Sociale steun is belangrijk voor bewegen, zowel bij kinderen/jongeren als bij volwassenen.
- Het vergroten van de mogelijkheid tot bewegen is belangrijk. Scholen en werkplekken bieden daarvoor goede settings. Met name het vergroten van het aantal uren gym/bewegen op scholen kan een verschil maken voor kinderen/jongeren. Het vergroten van wandelmogelijkheden kan voor volwassenen een verschil maken. Op de werkplek is het aanbieden van 'prompts' om mensen aan te moedigen vaker de trap te nemen een eenvoudige manier om een bescheiden bijdrage te leveren aan meer lichamelijke activiteit.
- De beschikbaarheid en bereikbaarheid van (on)gezonde voeding is een belangrijke factor in voedingskeuzes en voedingsgedrag van kinderen/jongeren en volwassenen. Vergroting van het aantal gezonde en verkleining van ongezonde keuzes in scholen en werkplekkantines/restaurants kan een verschil maken.
- Ouders spelen een cruciale rol bij het eet- en beweeggedrag van hun kinderen. Zij moeten niet alleen het goede voorbeeld geven maar ook gezond gedrag actief stimuleren en ondersteunen.
- Adolescenten zijn gevoelig voor invloeden van hun leeftijdgenoten, hun 'peers', de prijs van sigaretten en marketing door de industrie als het gaat om sigaretten roken. Het rookvrij maken van scholen, kantines, restaurants en het verhogen van de prijzen ontmoedigt roken.
- De sociaaleconomische status van kinderen/jongeren en volwassenen speelt een belangrijke rol. Kinderen van ouders met een lagere sociaaleconomische status en volwassenen met een lager huishoudelijk inkomen bewegen minder, eten minder gezond en roken meer.

(Brug & Van Lenthe, 2005; De Nooijer e.a., 2005)

6.2.4 HET PROBLEEM IN KAART GEBRACHT

Het gehele voortraject leidt tot een probleembeschrijving (stap 1), een beschrijving van gedrag dat met het probleem te maken heeft en omgevingsfactoren (stap 2) en een overzicht van gedragsdeterminanten (stap 3). Deze beschrijving is op te vatten als het eerste deel van een projectplan voor lokale of regionale gezondheidsbevordering.
In elk geval is er voldoende informatie om vast te stellen of je met gezondheidsbevordering iets aan het probleem kunt doen. En om dat gericht te kunnen doen. Een goed moment dus om na te denken of je die taak wilt oppakken.

De uitkomst van het prevalentieonderzoek in Den Haag was duidelijk: diabetes type 2 komt erg veel voor bij hindostanen. Zij krijgen wel voedingsadviezen, maar die zijn sterk gebaseerd op een Nederlands voedingspatroon. Hindostaanse diabetespatiënten blijken dan ook niet zo veel met die adviezen te doen. Als je weet dat dit een groot probleem is, dan moet je er ook wat mee doen.
(Geeta Ramsaransing, voedingskundige, project 'Diabetes mellitus en cardiovasculair risico bij Hindostanen')

Aangezien de remedies voor artrose beperkt zijn – pijnstillende medicatie, bewegingstherapie en orthopedische ingrepen – ligt het voor de hand om te kijken naar de mogelijkheden van gedragsinterventies. Onderzoek heeft de volgende aandachtspunten voor de interventie opgeleverd (Tak e.a., 1999):
- belang van fysieke activiteit (niet competitief);
- gewichtsvermindering;
- aanleren van positieve copingstrategieën;
- informatie over de aandoening;
- aandacht voor alleenwonenden;
- rust als pijnverminderingsstrategie moet vermeden worden;
- aandacht voor mensen met beginnende klachten van artrose.

6.3 Oppakken en samenwerken

Inleiding
Het voortraject heeft voldoende informatie opgeleverd om vast te stellen of met gezondheidsbevordering iets aan het probleem te doen is. Dan dient de volgende vraag zich aan: 'Ga ik deze taak oppakken of niet?' En: 'Ga ik dat zelf doen of gaat mijn organisatie dat doen?'

Er zijn meer spelers in het veld
Misschien hebben andere organisaties meer kennis van het probleem of de doelgroep of zijn zij beter uitgerust om gezondheidsbevordering op te zetten. Het kan ook zijn dat samenwerking tussen de eigen organisatie en andere organisaties de beste mogelijkheden biedt om zoiets van de grond te krijgen. Zo zijn bij veel projecten over blessurepreventie zowel mensen uit de sportwereld betrokken als mensen uit de paramedische hoek, bij preventie van overgewicht bij kinderen de JGZ van de ggd, thuiszorg, kinderopvang- en schoolorganisaties, instellingen en professionals uit de sport-, welzijns- en zorgsector. Het is gebruikelijk om te praten over 'het veld' en 'de spelers' in het veld.
Om te kunnen beslissen over gezondheidsbevordering moet bovendien bekend zijn wat er al aan activiteiten zijn over het onderwerp voor de betrokken groep. En wie die uitvoert. Met deze informatie kan de professional beslissen of hij de taak zou willen oppakken en met wie.

Randvoorwaarden bepalen het speelveld
Daarnaast is het belangrijk een beeld te krijgen van de randvoorwaarden. Ook al is nog niet te zeggen hoeveel het zal kosten om een programma voor gezondheidsbevordering op te zetten en uit te voeren, het moet duidelijk zijn of geld, tijd en andere faciliteiten beschikbaar zijn. Dat bepaalt de 'speelruimte' bij het opzetten van een gezondheidsbevorderingsprogramma. Of het kan een reden zijn om ervan af te zien. Gezondheidsbevorderingsactiviteiten die mensen stimuleren of in staat stellen om (meer) te participeren in de maatschappij kunnen passen binnen de WMO: de Wet maatschappelijk ondersteuning die door gemeenten wordt uitgevoerd (Van der Burgt, Van Mechelen-Gevers & Te Lintel-Hekkert, 2006; KNGF, 2007). Gemeenten kunnen op grond van deze wet financieel bijdragen aan gezondheidsbevorderingsactiviteiten.

> *In onze gezondheidscentra willen we een programma voor mensen met artrose aanbieden. We hebben indertijd het pilotprogramma van TNO uitgevoerd. We willen dat aanpassen en opnieuw gaan aanbieden. We zijn aan het kijken of dat door de zorgverzekeraar gefinancierd kan worden, als groepsbehandeling. Dat doen we liever dan een aparte financiering of een financiering waarbij mensen moeten bijbetalen.*
> *(Vincent Gerris, fysiotherapeut, centrummanager gezondheidscentrum Prinsejagt, Eindhoven)*

Je moet weten wat er al gebeurt en wie wat kan doen
Breng het speelveld in kaart aan de hand van de volgende vragen.

Wat gebeurt er al?
- Is er al voorlichting over het onderwerp en zijn er al andere activiteiten voor de betrokken groep (programma, project, materiaal)? Hoe zijn ze opgezet? Wat zijn de ervaringen?
- Zijn er in de plaats of regio al activiteiten rondom het onderwerp voor de doelgroep?
- Wat kan ik? Wat kan en wil mijn organisatie?
- Horen gezondheidsbevorderende activiteiten voor de betrokken groep bij mijn vakgebied?
- Is de eigen organisatie en is de professional zelf deskundig genoeg? Niet alleen vakinhoudelijk, maar op het terrein van gezondheidsbevordering? Hoe krijg je collega's mee in de plannen?

Wat kunnen anderen (beter)?
- Horen gezondheidsbevorderende activiteiten, waaronder voorlichting, voor de betrokken groep meer thuis bij een andere organisatie of professional? Kan een andere organisatie of professional die beter opzetten en uitvoeren?
- Welke organisaties houden zich met de doelgroep of het onderwerp bezig? Is daar een overzicht van ('sociale kaart' rondom een onderwerp of groep)?
- Is duidelijk wat zij doen?

Wat kan samenwerking opleveren?
- Is samenwerking met andere organisaties en professionals wenselijk?
- Wat kunnen andere organisaties bieden?
- Hoe kun je andere organisaties benaderen? Hoe krijg je ze mee in de plannen?

Sociale kaart
De sociale kaart biedt een overzicht van de instellingen en personen die op een bepaald terrein (onderwerp) werkzaam zijn, hun taken en activiteiten. In het kader van gezondheidsbevordering omvat de sociale kaart niet alleen instellingen en activiteiten uit de gezondheidszorg, maar ook uit de sectoren welzijn, sport en onderwijs. Bovendien noemt de kaart provinciale of landelijke organisaties die op het terrein van voeding of beweging van belang (kunnen) zijn.

Mensen met diabetes type 2 krijgen op de diabeteseducatiepunten van de thuiszorg educatie over voeding en diabetes. We hebben met de diëtisten en diabetesverpleegkundigen gesproken over de knelpunten in de behandeling van hindostaanse patiënten met diabetes type 2. En samen bepaald welke dingen aangepakt kunnen worden. Om samenwerking op te bouwen is een goede communicatie nodig. Je kunt als externe deskundige namelijk ook als een bedreiging worden ervaren, maar gelukkig zijn we erin geslaagd om een goede samenwerking tot stand te brengen.
(Geeta Ramsaransing, voedingskundige, project 'Diabetes mellitus en cardiovasculair risico bij Hindostanen')

En nu aan de slag: samenwerking intern
Om de kans van slagen te vergroten, is draagvlak nodig binnen de eigen organisatie. Er is veel gewonnen als collega's, de leidinggevende en mensen uit andere relevante afdelingen achter het plan staan om gezondheidsbevordering op te pakken. Dat vraagt handig opereren: op een gunstig tijdstip aankaarten, rekening houden met prioriteiten van de organisatie en de leidinggevende en anticiperen op bezwaren en problemen. De houding van de leidinggevende is van groot belang.

Aan de slag: samenwerking extern
Oriënteer je op 'de spelers' in het veld en wat zij doen. Beperk je in deze fase niet tot grote organisaties die voor de hand liggen. Zorg dat je ook weet wat kleine organisaties, informele groepen en andere 'spelers' doen.
Maak van de sterke kanten van elke 'speler' gebruik. De één heeft misschien geen inhoudelijke inbreng maar kan toegang hebben tot de doelgroep. Ook degenen die een kleinere rol vervullen kunnen vaak uitstekend werk

doen, bijvoorbeeld door hun achterban te informeren.
Maak, om slagvaardig te kunnen zijn, de voorbereidingsgroep niet te groot en stel de groep op pragmatische gronden samen. Of formeer subgroepen die elk een deelactiviteit uitvoeren (Dijkstra, 2001).

Handleiding preventie van overgewicht in lokaal gezondheidsbeleid, deel 2: Van beleid naar actie
In deze handleiding van het Voedingscentrum staan halffabrikaten en suggesties om preventie van overgewicht lokaal van de grond te tillen door met relevante organisaties samen te werken. De digitale halffabrikaten voor de gemeentelijke aanpak zijn van de site www.voedingscentrum.nl te downloaden en voor de betreffende gemeente in te vullen.

Gemeente A heeft in de nota gezondheidsbeleid de doelstelling opgenomen dat het aantal jongeren met overgewicht in 2015 met 8% is afgenomen. Deelnemende organisaties hebben de volgende taakverdeling (zie tabel Samenwerkingspartners preventie van overgewicht bij kinderen).
De gemeente hanteert als uitgangspunt de vier leefregels BOFT uit het actieplan 'Kinderen en overgewicht, een actieplan voor ouders' (Hirasing, 2007):
- Beweging stimuleren.
- Ontbijten.
- Frisdrank en andere suikerhoudende dranken minder gebruiken.
- Televisiekijken en computergebruik verminderen.

In een andere regio is gekozen voor de programma's Familie Lekkerbek (www.familielekkerbek.nl).

(Naar: Voedingscentrum, 2007)

Tabel 6.1 Samenwerkingspartners preventie van overgewicht bij kinderen.

samenwerkingspartners preventie van overgewicht bij kinderen	taken
de ggd, afdeling epidemiologie, afdeling JGZ	Epidemiologische gegevens, evaluatieonderzoek. Opstellen van een actieplan. Signalering, uitvoering van preventieactiviteiten.
thuiszorg, ouder- en kindzorg, diëtisten	Ondersteuning van overgewichtpreventie, signalering, uitvoering van preventieactiviteiten.
sportorganisaties	Uitvoering van activiteiten, ondersteuning van preventie.
welzijnsorganisaties	Bereiken van de doelgroepen, uitvoering van preventieactiviteiten.
huisartsen, praktijkondersteuners	Signalering, uitvoering van preventieactiviteiten, bereiken van doelgroepen.
scholen	Signalering, ondersteuning van overgewichtpreventie, uitvoering van preventieactiviteiten.
diëtisten (vrijgevestigd)	Ondersteuning van overgewichtpreventie, uitvoering van preventieactiviteiten, behandeling.
fysiotherapie	Ondersteuning van overgewichtpreventie, uitvoering van preventieactiviteiten, behandeling.

Samenwerking moet meerwaarde hebben

Samenwerken is geen doel. De samenwerkingspartner moet een reden of belang zien om mee te doen. Het is goed er van tevoren bij stil te staan, zodat je daarop kunt inspelen. Om dezelfde reden zijn de uitgangspunten en doelstellingen van de organisatie informatief. Die maken duidelijk welke belangen de organisatie heeft.

Op de diabeteseducatiepunten was behoefte aan voorlichtingsmateriaal. De taal is zo vaak een probleem, dat geschikt materiaal een must is. Bovendien hadden de diëtisten en verpleegkundigen weinig kennis van de hindostaanse leef- en voedingsgewoonten. Daardoor sloten hun adviezen vaak niet aan bij de leefgewoonten. Als hulpverlener kun je dan je geloofwaardigheid verliezen.
(Geeta Ramsaransing, voedingskundige, project 'Diabetes mellitus en cardiovasculair risico bij Hindostanen')

Bij wijkgericht werken participeren bewoners

Bij een aantal projecten werkt men volgens de principes van 'wijkgericht werken'. Dat houdt méér in dan gezondheidsbevordering in een buurthuis. Van wijkgericht werken is pas sprake als de gezondheidsbevorderende interventie zich richt op de determinanten van gezondheid in de brede zin (zoals volgens het model van Lalonde, zie paragraaf 1.2), als organisaties uit verschillende sectoren zoals gezondheidszorg, welzijn en sport met elkaar samenwerken en bewoners en bewonersorganisaties actief betrokken zijn bij het opzetten van het project.

Essentiële elementen van wijkgerichte gezondheidsbevordering of communitybenadering

- Participatie: vanaf het begin worden mensen uit de wijk betrokken bij de opzet, bij beslissingen.
- Intersectorale samenwerking: samenwerking tussen organisaties uit onderwijs, welzijn, gezondheidszorg, huisvesting, sport. Zij spreken af dat ze gezamenlijk verantwoordelijk zijn voor het resultaat.
- Sociale netwerkbenadering: relaties en positieve krachten in het sociale netwerk worden ingezet om normen te stellen, steun te geven en betrokkenheid te bevorderen. Onder meer door mensen met een spilfunctie op te leiden tot *peer educator*.
- Combinatie van gedrags- en omgevingsfactoren.

type actie	interventie
lesprogramma's	Lekkerfit (Hartstichting), Smaaklessen (Voedingscentrum).
onderzoek, signalering	Periodiek gezondheidsonderzoek. Instrumenten: signaleringsplan, overbruggingsplan overgewicht JGZ en monitor overgewicht (ggd).
campagne	Ga voor gezond (NIGZ).
cursus	Lokale cursus overgewicht (thuiszorg).
materiaal, beleid	Ouderavond over voeding en bewegen (Hartstichting), tractatiebeleid (Voedingscentrum). Boek: *Kinderen en overgewicht, een actieplan voor ouders* (te downloaden van www.overgewicht.org).
omgevingsinterventies	Schoolpleininterventies (gemeente, lokaal).

Tabel 6.2 Type actie en interventies preventie overgewicht bij kinderen.

- Overleg- en samenwerkingsstructuren voor langere tijd.
- Commitment op managementniveau. Leg die schriftelijk vast.

(Spermon e.a., 1999; Harting & Assema, 2006)

Bij wijkgericht werken zijn de bewoners het vertrekpunt
De wijk is in deze benadering niet zozeer de geografische plaats waar een activiteit gehouden wordt. De wijk wordt juist beschouwd als een leefgemeenschap met bepaalde problemen, maar waar ook kennis aanwezig is en een schat aan ervaringen en meningen, plus de competentie om aan oplossingen bij te dragen.
In deze aanpak werkt men met de bewoners samen aan verandering. Verandering van een situatie die zij als probleem ervaren in een richting die zij als oplossing ervaren. Dat vereist een goede samenwerking tussen bewoners, vrijwilligers en professionals, uit alle betrokken organisaties. Er moet immers voldoende draagvlak zijn om tot oplossingen te komen en de oplossing ook uit te voeren.

Samenwerking vanaf het begin vergroot het draagvlak
Door in een vroeg stadium met mensen uit andere organisaties of de wijk te praten, kunnen zij weer anderen betrekken bij het plan en zo draagvlak creëren. Samen vaststellen van het doel, de doelgroep en de interventie is van groot belang om het plan gezamenlijk succesvol uit te voeren.
Vroeg starten met de samenwerking kan echter ook een nadeel hebben. Wanneer het erg lang duurt voordat de voorlichting opgezet of uitgevoerd wordt, kan de aandacht en inzet van de betrokken organisaties en wijkbewoners afzwakken. Houd dan in elk geval de betrokkenen op de hoogte van wat er achter de schermen wél gebeurt. Informeer hen wanneer zij weer 'aan zet' zijn.

Afspraken op papier geven houvast
Voor alle participerende organisaties bieden afspraken op papier duidelijkheid: iedereen weet wat ze van een andere organisatie mogen verwachten. Vaak zullen het de leidinggevenden van de deelnemende organisaties zijn die de formele afspraken vastleggen. Maar de afspraak is ook nuttig binnen de organisatie: voor iedereen is duidelijk wie welke bijdrage aan een voorlichtingsproject levert (Dijkstra, 2001). Daarbij gaat het zowel om menskracht en taken, middelen (concreet) als financiële middelen. Randvoorwaarden zoals beleid en financiën worden besproken in hoofdstuk 9.

Samenvatting
» Gezondheidsbevordering kan op verschillende manieren worden ingevuld. Paramedici kunnen verschillende rollen vervullen. Een project wordt methodisch uitgevoerd, om tot een keuze van adequate interventies te komen. Aangrijpingspunten voor gezondheidsbevordering zijn: gedrag en omgeving.
» Aan de keuze van interventies gaat een heel traject vooraf. Het voortraject dient om het probleem te verhelderen. Het bestaat uit drie stappen waarin bronnen geraadpleegd worden om antwoord te geven op essentiële vragen.
» Stap 1 betreft de probleemanalyse: wat is het gezondheidsprobleem? Bij wie doet zich het probleem voor? En hoe groot is het probleem?
» Stap 2 is de analyse van de gedrags- (en omgevings)component van het gezondheidsprobleem: welk gedrag draagt bij aan het probleem? Is dat gedrag te beïnvloeden?
» Stap 3 omvat de analyse van de gedragsdeterminanten: welke factoren zijn van invloed op het gedrag?
» De drie stappen leiden tot een beschrijving van het probleem, de gedrags- en omgevingscomponent en de gedragsdeterminanten. Deze beschrijving dient om een beslissing te kunnen nemen om het probleem wel of niet aan te pakken.

» Daarbij komen vaak ook andere organisaties in het vizier die al dan niet in samenwerking wat aan het probleem zouden kunnen doen. Daarom is inzicht in organisaties van belang, in hun taken en mogelijkheden. Afhankelijk van het onderwerp en de doelgroep kunnen behalve zorgorganisaties ook peuterspeelzalen, onderwijsinstellingen, ouderenorganisaties, sportaanbieders en supermarkten deel uitmaken van het 'veld'.

» Samenwerking heeft de meeste kans van slagen als ieder op zijn kracht wordt aangesproken en er belang bij heeft. Wijkgericht werken is een specifieke aanpak, waarin de doelgroep vanaf het begin betrokken is bij het ontwikkelen van een plan. Door een doelgroep vanaf het begin in te schakelen neemt het draagvlak onder de doelgroep toe.

Sites

www.astmafonds.nl
www.denieuwepraktijk.nl (eerstelijnsinitiatieven)
www.familielekkerbek.nl
www.ggd.nl
www.hartstichting.nl
www.kenniscentrumakb.nl (kenniscentrum arbeid en klachten bewegingsapparaat)
www.kennisnetwerkvalpreventie.nl
www.kwfkankerbestrijding.nl
www.minvws.nl, met onder andere dossiers/wmo-awbz
www.nigz.nl (nationaal instituut gezondheidsbevordering en ziektepreventie)
www.nationaalkompas.nl (van het RIVM)
www.overgewicht.org
www.quidatabank.nl (databank van gezondheidsbevorderingsprojecten)
www.rivm.nl en www.rivm.nl/vtv
www.sport.nl
www.stivoro.nl
www.tno.nl en www.tno.nl/bewegen > cases>Blessure Informatie Systeem (BIS)
www.voedingscentrum.nl
www.wmostartpagina.nl
sites van (paramedische) beroepsverenigingen

Een project ontwerpen en uitvoeren 7

7.1 Inleiding

Voordat je een preventie- of gezondheidsbevorderingsproject gaat opzetten beschik je over een probleembeschrijving (6.2.1), de beschrijving van gedrag dat een rol speelt in het probleem (6.2.2) en een overzicht van gedragsdeterminanten (6.2.3). Er is vastgesteld dat voorlichting of andere gezondheidsbevorderende activiteiten een geschikte strategie zijn om het probleem aan te pakken. En er is groen licht om deze te gaan opzetten vanuit de eigen organisatie, al dan niet in samenwerking met andere organisaties. Verder zijn de randvoorwaarden duidelijk: uren en budget. Ten slotte is duidelijk wanneer het plan klaar moet zijn. Je kunt van start gaan.

Ontwerpen begint met een doelgroep en een doel
De eerstvolgende stappen worden met de drielettercombinatie 'ddi' aangeduid: doelgroepkeuze, doelformulering en interventiekeuze. De eerste stap dient om nauwkeurig te omschrijven wie je wilt bereiken (doelgroep of ontvangers). Vervolgens bepaal je wat je wilt bereiken (doel) en hoe je dat wilt bereiken (interventie). Vaak is een combinatie van interventies aangewezen (interventiemix). De keuzes en argumenten worden vastgelegd in een draaiboek.
De keuze van deze drie elementen hangen sterk met elkaar samen. De doelen moeten immers passen bij de doelgroep. En de interventies moeten afgestemd zijn op de doelgroep en geschikt zijn om het doel te bereiken. Bij elk van de drie elementen is achtergrondinformatie nodig. Daarom wordt de keuze hier voor elk element afzonderlijk besproken. In de voorbeelden wordt het belang van onderlinge afstemming duidelijk. De volgende paragrafen gaan in op het kiezen van de drie elementen (doelgroep, doel en interventiemix).

De cursus 'Omgaan met artrose' heeft als *doelgroep* mensen tussen de 55 en 75 jaar met artrose aan één of beide knieën. Ze mogen niet op een wachtlijst staan voor een knieprothese. *Doel* van de cursus is deelnemers een aangepaste leefstijl aan te leren om klachten van artrose te verminderen of te voorkomen dat ze verergeren. Het programma bestaat uit *voorlichting en oefeningen*.

(Tak e.a., 1999)

7.2 Kiezen van de doelgroep

Kies en omschrijf de doelgroep
De keuze voor een doelgroep komt voort uit de resultaten van het voortraject. De doelgroep bestaat uit de mensen die je wilt bereiken (ontvangers), de mensen voor wie het programma is bedoeld. Meestal kiest men voor een afgebakende en homogene doelgroep, wat betreft demografische kenmerken, gezondheidsgedrag en determinanten en communicatiekenmerken (zie kader).

Kenmerken van een doelgroep

Demografische kenmerken:
- sekse, leeftijd, opleiding;
- leefvorm; kinderen;
- woonomgeving en sociaaleconomische status (SES).

Kenmerken van gezondheid en gezondheidsgedrag:
- (kans op) een gezondheidsprobleem;
- hoe men aankijkt tegen het onderwerp, het gezondheidsprobleem;
- fase van gedragsverandering, de beïnvloedende factoren; aandacht voor motivatie en mogelijkheden.

Communicatiekenmerken:
- cultuur; waarden, normen, gedragscodes, gewoonten;
- opvattingen, zelfbeeld, geïnteresseerdheid;
- taal en dagelijks taalgebruik (mate van directheid, abstractieniveau; Nederlands en/of andere taal);
- voorkeur voor manier van leren.

Een doelgroep is afgebakend

De probleembeschrijving laat zien dat er een (groot) aantal mensen is met een bepaald gezondheidsprobleem, bijvoorbeeld vrouwen boven de 55 met risicofactoren voor osteoporose. Om te zorgen dat je díé bereikt en dat bereik kunt evalueren, is het noodzakelijk de doelgroep goed te omschrijven en te begrenzen. Er kunnen ook meerdere doelgroepen geformuleerd worden.

> Als eerste doelgroep hebben we geformuleerd: hindostaanse patiënten met diabetes type 2. En diëtisten en diabetesverpleegkundigen als intermediaire doelgroep.
> Als tweede doelgroep de hele hindostaanse populatie in Den Haag. Die wilden we informeren over risicofactoren voor diabetes type 2 en de mogelijkheden om de kans op diabetes 2 te verkleinen.
> (Geeta Ramsaransing, voedingskundige, project 'Diabetes mellitus en cardiovasculair risico bij Hindostanen')

Meestal streeft men naar een homogene doelgroep

Om effectief te zijn, moet de voorlichting aansluiten bij de groep mensen met een bepaald probleem of gezondheidsrisico. Maar dat mensen hetzelfde probleem hebben, betekent nog niet dat je ze als doelgroep kunt beschouwen. Jonge mensen met een weinig actieve leefstijl willen immers anders benaderd worden dan ouderen met een inactieve leefstijl. En tussen jongeren zijn onderling grote verschillen. Precies datzelfde geldt ook voor mensen met astma of mensen met diabetes. Je kunt ze pas als doelgroep beschouwen als je ze op dezelfde manier (zelfde boodschap, zelfde kanaal en middel) kunt benaderen. Ze moeten dus genoeg overeenkomsten vertonen om met één benadering te kunnen volstaan. Kiezen van een min of meer homogene doelgroep kan aan de hand van enkele kenmerken. Het resultaat van de doelgroepkeuze is een voorlopige doelgroepbeschrijving met eventuele subgroepen.

Een niet-homogene doelgroep wordt gesegmenteerd

Wanneer de doelgroep te divers is om met dezelfde boodschap, via dezelfde kanalen en middelen te bereiken, kun je de doelgroep opsplitsen in subgroepen. Dit heet doelgroepsegmentatie. Vaak heb je al een idee voor een activiteit, ook al staat die nog niet vast. Zo'n idee maakt wel inzichtelijk of je met één activiteit of kanaal kunt volstaan om iedereen te bereiken die je wilt bereiken. Opsplitsen (segmenteren) maakt het mogelijk om voor elke subgroep een benadering op maat te ontwikkelen.

Campagne 'Kijk op diabetes'

In 2006-2007 is in de landelijke campagne 'Kijk op diabetes' de leefgezondcoach geïntroduceerd. Op basis van een ingevulde vragenlijst genereert de computer een advies op maat dat de deelnemer via internet of e-mail kan raadplegen. De leefgezondcoach bestaat uit de beweegcoach (een programma voor beweegadviezen op maat) en de voedingscoach (een programma voor voedingsadviezen op maat). Omdat Nederlanders en Hindostanen boven de veertig jaar wel gebruik bleken te maken van internet en Turken en Marokkanen boven de veertig jaar weinig, verwijst de voedingscoach naar Nederlandse en hindostaanse producten, maar niet naar Marokkaanse en Turkse producten.

Soms is de doelgroep heel breed
Het is niet altijd mogelijk om vanaf het begin de doelgroep te verfijnen. Dan wordt de doelgroep heel breed geformuleerd. Een enkele keer is het een bewuste keuze om niet te werken met een bepaalde leeftijdsgroep of mensen met bepaalde klachten. Het project 'Big!Move' en 'Bewegen op Recept' (zie hoofdstuk 3) is bedoeld voor alle mensen in een wijk die veel gezondheidsklachten hebben en, al dan niet op advies van een hulpverlener, zelf aan hun gezondheid willen werken. In deze situatie kan een brede groep voordelen hebben.

7.3 Vaststellen van het doel

Het doel geeft het gewenste resultaat bij de deelnemer of doelgroep aan
Na de doelgroepkeuze volgt het formuleren van het doel. Dat kan in twee stappen: een algemene doelstelling gevolgd door een specifieke doelstelling. De algemene doelstellingen geven de brede intentie en de nevendoelen aan. De gewenste resultaten worden vervolgens bij de specifieke doelen beschreven. Deze geven aan wat je wilt bereiken bij de deelnemer of groep.
Uiteraard hangt deze keuze sterk af van het probleem, de huidige situatie van de doelgroep en de mogelijkheid om een intensief of langdurig programma uit te voeren. De zin 'Ik wil bereiken dat de deelnemer(s) aan de cursus ...' is een hulpmiddel om de specifieke doelen te beschrijven. De doelen worden geformuleerd volgens de SMART-criteria (zie kader: Doelen formuleren in stappen).

Doelen formuleren in stappen
Stap 1 Begin de doelformulering met:
- Ik wil bereiken dat de deelnemer(s) na afloop van de bijeenkomst/cursus ...

Stap 2 Stel vast wat je wilt beïnvloeden (onderdelen van gedragsverandering): kennis, attitude, sociale invloed, eigen effectiviteit, barrières, volhouden.
- Ik wil bereiken dat de deelnemers ... noemen, ... uitleggen, ... kunnen, ... doen, deelnemen aan ...

Stap 3 Gebruik de SMART-criteria om het doel concreet en specifiek te maken, op individueel of groepsniveau.
SMART: specifiek, meetbaar, acceptabel, realistisch, binnen een bepaalde tijd.
Een meetbaar doel luidt bijvoorbeeld: Ik wil bereiken dat de deelnemer aan het eind van de cursus:
a drie manieren kan aangeven waarop hij zijn inname van verzadigde vetten kan beperken (kennis);
b aangeeft welke manier of manieren daarvan voor hem uitvoerbaar zijn (bewustwording en haalbaarheid);
c het voornemen uitspreekt om binnen drie maanden zijn inname van verzadigde vetten te gaan beperken (intentie).

Stap 4 Geef de omvang van de verandering aan.
Deze stap is nodig bij grotere groepen en een groter aantal bijeenkomsten. Geef aan hoeveel verandering je wilt

bereiken bij hoeveel (procent) van de deelnemers.
Ik wil bereiken dat:
- 80% van de deelnemers doel a bereikt;
- 70% van de deelnemers doel b bereikt;
- 30% van de deelnemers doel c bereikt.

Het uiteindelijke doel is gezondheidswinst
Het uiteindelijke doel van gezondheidsbevordering (interventiedoel) ligt op een ander niveau dan gedrag. Het gaat tenslotte om verbetering van de gezondheid en de maatschappelijk winst daarvan. Zo is het uiteindelijke doel van de FLASH-campagne primaire preventie van overgewicht en welvaartsziekten zoals hart- en vaatziekten, diabetes, overgewicht en bepaalde vormen van kanker, onder de Nederlandse bevolking.

Gezondheidsbevordering kan nevendoelen en neveneffecten hebben
Gezondheidsbevordering kan als nevendoel hebben dat mensen uit een buurt elkaar ontmoeten. Een bewegingsstimuleringsproject voor jongeren kan als extra doel hebben dat jongeren samenwerken en ervaren dat samenwerken met het buurtcentrum iets oplevert.
Daarnaast kan een project neveneffecten hebben, al dan niet gewenst. Samenwerking in een project kan het contact tussen instellingen bevorderen, waardoor ook op andere terreinen de samenwerking vlotter verloopt.

Er is nu een voorlopige omschrijving van een einddoel en subdoelen. De doelen zijn haalbaar, concreet (meetbaar) en afgestemd op de doelgroep. Op naar de volgende stap.

7.4 Kiezen van interventie(s)

1 Ga na of er succesvolle programma's bestaan
Wanneer je preventie of gezondheidsbevordering wilt gaan uitvoeren, is het zinvol om na te gaan of er programma's bestaan en of die effectief gebleken zijn. De site www.quidatabank.nl biedt een overzicht van lopende preventie- en gezondheidsbevorderingsprojecten. Daarnaast bieden de sites van kennis- en documentatiecentra en andere organisaties informatie over projecten en programma's: paramedische beroepsverenigingen, het Nederlands Paramedisch Instituut (NPI), het Nationaal Instituut Gezondheidsbevordering en Ziektepreventie (NIGZ), het Voedingscentrum, NOC*NSF, MBvO (Meer Bewegen voor Ouderen), de koepel van ggd'en. Soms zijn er draaiboeken te downloaden. Voor sites, zie aan het einde van hoofdstuk 6.

Als er geen *evidence-based* programma's zijn, zoek dan naar de *best practice*: een oordeel van professionals over de meest geschikte programma's. Ga anders van bestaande programma's na of ze methodisch opgezet zijn en of ze elders met succes zijn uitgevoerd. Baseer je daarbij zoveel mogelijk op evaluatierapporten. Probeer anders een van de organisatoren en uitvoerders van de programma's te spreken.

2 Beoordeel of een bestaand programma bruikbaar is
Beoordeel of het programma geschikt is voor de doelgroep en het doel. Vraag of het draaiboek en al het materiaal voor anderen beschikbaar zijn. Pas het programma eventueel aan.

> Bij de ontwikkeling van het beweegprogramma artrose is gebruikgemaakt van de TNO-cursus 'Omgaan met artrose'. Daarin stonden zelfmanagement centraal en het verhogen van de eigen effectiviteit door zelf ervaren en model-

ling. Andere succeselementen waren: deelnemers oefenen in groepen en werken met contracten, persoonlijke doelen en huiswerk. Daarnaast leren ze probleemoplossingsstrategieën en krijgen ze individuele begeleiding en feedback op vorderingen. Deze succeselementen zijn overgenomen in het beweegprogramma.

(De Jonge e.a., 2004; mededeling KNGF, 2007)

Let bij het beoordelen van de interventies op inhoudelijke en organisatorische aandachtspunten.

Inhoudelijk:
- de interventie moet passen bij de doelgroep en geschikt zijn om het geformuleerde doel te bereiken; de communicatiematrix is hierbij een hulpmiddel (zie punt 4 en de matrix bij punt 4);
- de interventie is effectief gebleken en bevat effectieve elementen (zie kader succesfactoren in 2.2.3);
- bij voorkeur wordt de doelgroep betrokken bij het ontwerpen, uittesten of uitvoeren van de interventie.

Daarnaast moet er aandacht zijn voor onbedoelde neveneffecten. Een goedbedoelde interventie kan negatief uitpakken, wanneer de doelgroep wordt gestigmatiseerd of wanneer vooral mensen deelnemen voor wie de interventie niet is bedoeld.

Organisatorisch:
- de interventie is haalbaar gezien de randvoorwaarden (tijd, geld);
- de interventie is efficiënt opgezet, liefst in samenhang met andere maatregelen, voorzieningen en activiteiten;
- er zijn mogelijkheden om de interventie uit te voeren;
- er zijn mogelijkheden om de doelgroep te betrekken bij de voorbereiding, het uittesten of de uitvoering;
- welke problemen zijn te verwachten?
(Kok e.a., 2005)

3 Verzamel ideeën voor interventies
Ook wanneer de bestaande programma's niet direct bruikbaar zijn, leveren ze vaak wel ideeën op. Inventariseer ideeën en maak daar gebruik van bij het ontwerpen van een programma.

Osteoporosepreventie
Programma's voor osteoporosepreventie voor vrouwen boven de 55 jaar kunnen gericht zijn op beweging, voeding, preventie van vallen of op een combinatie hiervan:
- twee bijeenkomsten; de eerste over voeding met een spel, informatie, discussie en een rondleiding door de supermarkt, de tweede over bewegen met informatie, discussie over mythes en misverstanden en een onderdeel 'Spel en beweging';
- een beweegprogramma, waarin ook voorlichting is opgenomen;
- voorlichting via tupperware-demonstraties;
- voorlichting door daarvoor getrainde medewerkers van beautysalons.

We willen zelf een programma opzetten voor mensen met artrose, om ze meer te laten bewegen en beter te leren omgaan met hun klachten. De TNO-cursus 'Omgaan met artrose' die we als pilot hebben uitgevoerd, willen we als basis gebruiken. De oefeningen waren heel basaal, maar wel evidence-based. De oefentherapie zou uitgebreider kunnen, intensiever en gedurende een langere periode. Heel interessant vond ik dat er ontspanningsoefeningen in zaten als interventie om de pijnbeleving te beïnvloeden. Daar waren

de deelnemers heel enthousiast over. Die zou ik er zeker weer in opnemen, net als de voorlichting door de seniorenvoorlichter.
(Vincent Gerris, fysiotherapeut, centrummanager gezondheidscentrum Prinsejagt, Eindhoven)

4 Kies een of meer interventies en vul ze nader in
Houd doel en doelgroep voor ogen en kies daarbij passende interventies. Kies informatie (boodschap), kanaal (folder, bijeenkomst, activiteiten) en zenders (professionals, peers, voorlichters eigen taal en cultuur).
Er zijn talloze interventies mogelijk, van een voorlichtingsbijeenkomst, cursus of open dag tot modernere of meer creatieve zoals 'een mobiel informatieteam', 'Bewegen op Recept' of een theatervoorstelling door peers. De kunst van het ontwerpen is niet zozeer iets nieuws of creatiefs te bedenken, maar iets te selecteren of bedenken waarmee het doel bereikt wordt. Elke interventie heeft immers haar mogelijkheden en beperkingen.

Meestal is een combinatie van activiteiten nodig
De verschillende stappen van gedragsverandering vragen verschillende interventies. Een programma beslaat daarom vaak een zogenaamde interventiemix. Het kan handig zijn bij het ontwerpen een matrix te gebruiken met de communicatiereeks en de te beïnvloeden stappen zoals in paragraaf 1.6 is gepresenteerd. In díé paragraaf is de matrix een handvat om een bijeenkomst te beoordelen, in deze paragraaf een hulpmiddel om een (nieuw) interventieprogramma te ontwerpen (zie kader Communicatiematrix). Door de interventies in te passen in de matrix wordt zichtbaar welke (onderdelen daarvan) voor welke fase van gedragsverandering bedoeld zijn. Dat helpt om goed voor ogen te houden of het betreffende onderdeel geschikt is om die fase of determinant te beïnvloeden. Ook is te zien dat je gebruik kunt maken van verschillende zenders, afhankelijk van het doel. En je ziet of onderdelen ontbreken. Overigens is de matrix een hulpmiddel, geen dwangbuis.

De activiteiten moeten effectieve elementen bevatten
Van eerdere projecten is bekend wat de sleutel is tot succes: de zogeheten effectieve elementen van een interventie (zie effectieve elementen in pararaaf 4.5.3). Door daar gebruik van te maken, wint de interventie aan kracht. Daarnaast verdient een combinatie van interventiemethoden in een project de voorkeur.
De TNO-cursus 'Omgaan met artrose' was onder andere succesvol omdat die rekening hield met:
- praktische uitvoerbaarheid (gemakkelijk te leren en te onthouden; ook thuis uit te voeren);
- individuele aanpassing in oefenvormen en intensiteit;
- afwisseling tussen statische en dynamische oefeningen;
- veiligheid (oefeningen op of rond een stoel, of op een stabiele ondergrond).

(De Jonge e.a., 2004)

Soms wordt de doelgroep bereikt via intermediairs
Activiteiten of middelen kunnen gericht worden op de (eind)doelgroep, maar ook op intermediairs. Als je kinderen wilt bereiken, kan het strategisch (en effectiever) zijn ze te benaderen via de leerkrachten of jeugdsportleiders. Deze zijn de intermediairs tussen hen en de (eind)doelgroep kinderen.
Ook kan per activiteit de meest geschikte zender worden ingezet. Zo heeft de cursus 'Omgaan met artrose' gebruikgemaakt van zowel inhoudelijk deskundigen (artsen, bewegingstherapeuten, ergotherapeuten) als van seniorenvoorlichters (Tak e.a., 1999). Aan deze seniorenvoorlichters is een deel van het succes toe te schrijven. Voor seniorenvoorlichters in het kader van valpreventie (Val d'experts), zie 3.2.1.

Gezondheidsbevorderingsideeën
- thematafel, themadozen
- prikkelende startactiviteit

Communicatiematrix				
te beïnvloeden fasen (stappen)	ontvanger	boodschap	kanaal/medium	zender
aandacht (Openstaan)				
bewustwording (Begrijpen)				
intentie (Willen) – attitude – sociale invloed – eigen effectiviteit				
barrières en vaardigheden (Kunnen)				
gedragsverandering (Doen)				
gedragsbehoud (Blijven doen)				

- 'bekende persoonlijkheid' als rolmodel
- manifestatie, informatiemarkt, stand, mobiele informatieteams
- demonstratie
- zelf-doe-tests, zelf-doe-stations
- open dag in een instelling of praktijk
- gratis test (fitheid, kracht, gewicht, BMI, buikomvang, cholesterol, glucose)
- informatiebijeenkomst(en), cursus
- aanbod bewegingsactiviteit in de buurt
- gratis les, kennismakingsles
- rondleiding in supermarkt
- gezamenlijk koken en eten
- individuele en groepsvoorlichting aan huis
- regionale wandeldag, fietsdag; wandel- en fietsroutes
- individuele gezondheidstest met individueel advies, computertailed
- gesprek met gezondheidsadviseur
- site, chatbox, infolijn

- gezondheidskrant, gezondheidsrubriek in regionaal dagblad, huis-aan-huisbladen
- beloningen, gadgets
- lokaal gezondheidskeurmerk
- gezonde producten in de aanbieding

In veel interventieprogramma's zijn patronen te herkennen

Sommige activiteiten en effectieve elementen worden vaak ingezet om bepaalde stappen te beïnvloeden. Veelbeproefde combinaties zijn:
- aandacht en bewustwording via posters, folders en (massamediale) spotjes;
- bewustwording en attitudeverandering via groepsactiviteiten en -voorlichting met ruimte voor individuele benadering;
- verandering van sociale invloed:
  • verandering van sociale norm door inzet van rolmodellen (personages in folder, poster en spotjes), voorlichting door groepsgenoten (*peers*) en door voorlichters eigen taal en cultuur; wordt ondersteund door beeldvorming in posters en massamediale uitingen;

- verandering van sociale steun door sociale support te regelen en de omgeving erbij te betrekken;
- verandering van eigen effectiviteit door meedoen en merken dat je meer kunt dan je dacht, voorbeeldgedrag van rolmodellen (modelling), oefenen van (praktische en sociale) vaardigheden in een trainingsprogramma;
- gedragsverandering door te vragen naar voornemens, voornemen te laten opschrijven of uitspreken, liefst in bijzijn van anderen; beloning bij deelname aan activiteit; wegnemen van barrières voor gewenst gedrag; aankondigen dat er een follow-up is; ruimte voor individuele benadering;
- gedragsbehoud door follow-up, feedback over effecten (telefonisch, bijeenkomst; brief na enige tijd; bemoediging voor volhouden; uitnodiging om opnieuw te beginnen bij niet-volhouden) en beloning.

Elke activiteit en elk middel heeft een specifieke functie
Houd de boodschap en functie van een activiteit of materiaal voor ogen wanneer je die uitwerkt. Je moet die ook duidelijk kunnen maken aan anderen, bijvoorbeeld wanneer je de ontwikkeling van een folder of video uitbesteedt aan een professionele tekstschrijver, vormgever en videoproducent.

> *Voor de hindostaanse diabetespatiënten hebben we voorlichtingsmateriaal ontwikkeld dat de diëtisten en verpleegkundigen kunnen gebruiken in hun consulten. Verder een folder met voedingsadviezen met een toelichting en een koolhydraatvariatielijst, een fotoboek over hindostaanse voeding, informatie op audiocassette in de eigen taal en een videoband. Voor de intermediairs hebben we een reader samengesteld over de hindostaanse leef- en voedingsgewoonten en workshops georganiseerd.*
> *Voor de hele hindostaanse gemeenschap hebben migrantenvoorlichters in de eigen taal bijeenkomsten verzorgd over gezonde voeding en voldoende lichaamsbeweging. Daarin vroegen we begrip voor mensen met diabetes als zij bedanken voor drinken of eten, terwijl dat in deze cultuur niet gebruikelijk is.*
> *(Geeta Ramsaransing, voedingskundige, project 'Diabetes mellitus en cardiovasculair risico bij Hindostanen')*

7.5 Materiaal selecteren of ontwikkelen

Bestaand materiaal gebruiken scheelt tijd en geld
Ga na welk materiaal beschikbaar is en beoordeel of het bruikbaar is voor de doelgroep en het doel. Maak daarbij gebruik van een checklist voor de beoordeling van schriftelijk voorlichtingsmateriaal of voorlichtingsvideo (Terra, 2004). Pas wanneer er geen geschikt materiaal bestaat, is zelf (laten) ontwikkelen een optie. Schakel daarbij professionals in op het gebied van communicatie en vormgeving (zie paragraaf 4.9) en laat het nieuwe materiaal pretesten.

Pretesten van nieuw materiaal kan schriftelijk of mondeling plaatsvinden
Een *schriftelijke* pretest van een folder maakt gebruik van een vragenlijst (zie bijlage 3). Meestal bevat de vragenlijst voornamelijk gesloten vragen met vaste antwoordcategorieën. Daarnaast zijn er vaak enkele open vragen en is er ruimte om antwoorden toe te lichten.
Een *mondelinge* pretest bestaat uit een semigestructureerd gesprek. Dat gesprek kan plaatsvinden aan de hand van een vragenlijst of met gebruik van de plus-min-methode. Bij de plus-min-methode lezen respondenten voorafgaand aan het gesprek de folder door en noteren al lezend plusjes en minnetjes in de kantlijn bij stukjes die ze respectievelijk goed en niet goed vinden. In het gesprek daarna wordt gevraagd om de plusjes en minnetjes toe te lichten: wat vindt u er goed aan? Wat vindt u niet duidelijk? Wat vindt u niet prettig aan de illustratie?
Aan beide vormen zitten voors en tegens. Bij een schriftelijke pretest komen lang niet alle vragenlijsten terug. Wanneer de vragenlijst is

toegestuurd, is het vaak nodig een herinneringsbrief te sturen met een extra vragenlijst. Een mondelinge pretest organiseren en uitvoeren kost veel tijd, maar als de gesprekken eenmaal plaatsvinden komen de gegevens ook binnen.

Pretestgesprek

Introductie
Leg de deelnemer aan het begin van het gesprek uit wat het doel is van het gesprek: dat je de folder wilt verbeteren en daarom graag wilt weten wat hij ervan vindt. Maak duidelijk dat er geen goede of foute antwoorden zijn. Dat het gaat om zijn mening over de folder.

Afnemen
Ga niet in discussie met de respondent. Ook niet als hij iets verkeerd gelezen heeft of meent dat informatie ontbreekt die wel in de folder staat. De respondent kijkt en leest zoals hij kijkt en leest. Dat is een belangrijk gegeven. Vraag alleen door om aanwijzingen te krijgen voor verbetering van de folder. Doel van de pretest is immers erachter te komen op welke punten en hoe de folder verbeterd kan worden.

Afronden
Bedank de respondent hartelijk voor zijn tijd en waardevolle informatie. Bied, wanneer dat mogelijk is, een kleine attentie aan.

> *We hebben enkele tientallen mensen telefonisch gevraagd naar hun mening over het voorlichtingsmateriaal. Een huisbezoek zou beter zijn geweest, maar dat was gezien de tijd niet haalbaar. En een consult bijwonen vonden we uit oogpunt van privacy bezwaarlijk.*
> *Gelukkig waren we op de goede weg. In de koolhydraatvariatielijst hebben we enkele dingen aangepast. De (Engelstalige) videoband voor de hindostaanse gemeenschap hebben we geactualiseerd, vertaald in het Sarnami en in het Nederlands ondertiteld.*
> *(Geeta Ramsaransing, voedingskundige, project 'Diabetes mellitus en cardiovasculair risico bij Hindostanen')*

7.6 Plannen

Een goede planning is het halve werk
Om een gezondheidsbevorderings- of preventieprogramma te ontwikkelen en te zorgen dat die tot zijn recht komt, is een goede planning nodig. Zowel voor de ontwikkelfase als voor de praktische voorbereidingen.

Plannen gebeurt vanaf begin- naar eindtijdstip en terug
Een van de praktische dingen van projectmatig werken is de manier van plannen. Je kunt beginnen bij het beginpunt en van daar af gaan plannen. Je kunt ook beginnen bij de vraag wat er op welk moment moet 'liggen' en dus af moet zijn. Meestal werkt een combinatie van beide het beste. De ene route is een controle van de andere route. Een planning laat ook kwetsbare 'plekken' of 'factoren' zien, bijvoorbeeld de krappe tijd tussen twee vergaderingen (zijn de taken die voortvloeien uit de eerste vergadering op dat moment al uitgevoerd?), de maanden mei-juni waarin veel mensen rondom feestdagen vakantie nemen.
Sommige taken zijn uitstekend per week te plannen, maar wanneer berichten moeten uitgaan naar media is het nodig de taken per dag in de planning op te nemen. Regionale kranten en wijkbladen hebben immers deadlines.

> *Groepsvoorlichting voor hindoestaanse gemeenschap*
> *We hebben berichten en artikelen verspreid via lokale media (kranten, maar ook de hindostaanse radiozenders) en via lokale Surinaams-hindostaanse organisaties.*

Planningsschema
De cursus is al ontwikkeld. Deelnemers melden zich tevoren aan.

tijd	activiteit	functie/naam
minimaal 3 maanden voordat de cursus begint	Draaiboek doornemen Contact opnemen met samenwerkingspartners Collega's informeren, i.v.m. hun bijdrage aan werving Op basis van groep, groepsgrootte en eisen aan ruimte een gebouw kiezen en ruimte reserveren Sprekers, begeleiders e.a. gasten om medewerking vragen Wervingsmateriaal in orde maken (tijdstip, locatie, gasten in brieven vermelden, enzovoort) Materiaal bestellen	
8 weken tevoren	Brieven maken Informatiesets voor werving samenstellen	
6 weken tevoren	Mailing wervingsmateriaal Collega's werving laten starten Bevestigingsbrieven of -mails aan sprekers, begeleiders Vragen aan te geven of zij (nog meer) av-middelen willen gebruiken dan een overheadprojector Afspraak maken voor (eventueel telefonisch) overleg om hun bijdrage af te stemmen op het programma	
4 weken tevoren	Bericht voor krant insturen Plaatsing controleren Informeren naar aantal aanmeldingen Reproductie deelnemersmateriaal (bevestigingsbrieven voor deelname of bevestiging per e-mail; materiaal tijdens de cursus)	
3 weken tevoren	Advertentie in krant plaatsen Plaatsing controleren Informeren naar aantal aanmeldingen Zo nodig extra av-middelen regelen Eigen bijdrage aan cursus voorbereiden; eventueel extra materiaal maken	
2 weken tevoren	Interview lokale omroep Bevestigingsbrieven versturen aan deelnemers Eigen bijdrage oefenen	

tijd	activiteit	functie/naam
1 week tevoren	Reserveren locatie, ruimte, materiaal controleren Afspraken over openen, ontvangst, koffie, enzovoort controleren Deelnemerslijst opstellen	
vlak tevoren	Ruimte inrichten, apparatuur controleren, materiaal klaarleggen	
bijeenkomst	Koffie en thee (laten) schenken Materiaal uitreiken (eventueel) Aanwezigheid van deelnemers noteren	

We hebben gekozen voor tamelijk kleine groepen omdat we niet alleen een lezing wilden. Mensen moeten namelijk hun ei kwijt kunnen en vragen kunnen stellen. Bovendien zijn de migrantenvoorlichters getraind om voorlichting in kleine groepen te geven. En die kunnen dat blijven doen als het project is afgelopen.
(Geeta Ramsaransing, voedingskundige, project 'Diabetes mellitus en cardiovasculair risico bij Hindostanen')

7.7 Uitvoeren

Een goed draaiboek en een goede voorbereiding is het halve werk. Voor informatie over voorbereiding en uitvoering zie de paragrafen 2.3, 2.4 en 2.6.

7.8 Evalueren

Bij een planmatige opzet en uitvoering hoort een evaluatie. De evaluatie hoort al bij het opzetten van het programma of het project te worden voorbereid. Een beknopte procesevaluatie of een kort tevredenheidsonderzoek is bijna altijd wel mogelijk. Daarin kan natuurlijk wel worden gevraagd naar veranderingen in opvattingen en gedrag, maar voor een effectonderzoek is meer nodig: een o-meting, een of meer nametingen en een controlegroep. Dat is aanzienlijk moeilijker te realiseren en kost meer tijd en geld. Daarom ligt het accent vaak op evaluatie van het proces en blijft de effectevaluatie beperkt (zie 7.8.2).

7.8.1 EVALUATIE OPSTELLEN
Stel een evaluatievragenlijst op
Zorg dat het invullen van de vragenlijst niet te lang duurt. Hoe langer het invullen duurt des te minder respondenten de vragenlijst (volledig) zullen invullen. Voor een evaluatie van een bijeenkomst, aan het eind ervan uitgereikt, is een vragenlijst van één of maximaal twee A4'tjes met voornamelijk gesloten vragen acceptabel. Dan zijn de vragen nog in vijf minuten in te vullen.

Zorg dat je informatie krijgt over eventuele verbeterpunten
Houd bij het opstellen van de vragen steeds voor ogen dat je de antwoorden wilt gebruiken om een activiteit te verbeteren. De vragen en eventuele antwoordcategorieën moeten zo zijn opgesteld dat ze daar aanwijzingen voor opleveren.
Bied de respondenten ook ruimte om opmerkingen te noteren, liefst bij elke vraag, maar in elk geval aan het eind van de vragenlijst. Deze opmerkingen bevatten vaak nuttige informatie.

Vind het wiel niet opnieuw uit

Maak gebruik van bestaande evaluatievragenlijsten. Pas die zo nodig aan de eigen situatie aan. Voor een voorbeeld van de evaluatieopzet en evaluatievragenlijst, zie bijlage 4 en 5. Voor sommige activiteiten zijn gevalideerde vragenlijsten ontwikkeld.

Maak het de lezer gemakkelijk

Zorg dat de opbouw van de vragenlijst voor de respondent logisch is. Maak daarom clusters van vragen die bij hetzelfde onderwerp horen en schrijf een korte inleiding bij elke cluster. Vragenlijsten waarop respondenten voorgestructureerde antwoorden aankruisen zijn gemakkelijk te verwerken. Maar je moet dan wel bruikbare en dekkende antwoordcategorieën hebben. Wanneer de vragen op dezelfde manier gesteld worden en antwoordcategorieën steeds in dezelfde volgorde staan (van goed naar slecht, van tevreden naar ontevreden, van 5 naar 1), maken de respondenten minder vergissingen bij het invullen.
Voer bij voorkeur een pretest van de vragenlijst uit. Op basis van het commentaar van de proeflezers kan de vragenlijst bijgesteld worden.

Evaluatie in de groep

Evaluatievragenlijst 2^e kookbijeenkomst uit 'Draaiboek gezonde leefgewoonten Westerpark voor Marokkaanse en Turkse bewoners'

Ingevuld door: ...
Datum: .../.../...
Plaats: ...
Doelgroep: ...

Naar aanleiding van de eerste bijeenkomst:
1 Heeft u de gerechten van vorige week thuis ook geprobeerd?
   Welke?
   Hoe werd daarop gereageerd?
2 Over de gerechten van vandaag
   Smaakt de gezondere variant anders? (per gerecht aangeven of anders en zo ja, beter of slechter)
   Wat vindt u lekker of minder lekker aan de gezondere variant?
3 Bent u van plan dit gerecht thuis te gaan bereiden? (per gerecht noteren)
4 Zijn er belemmeringen om dit te doen? Zou u dit gerecht ook voor bezoek willen klaarmaken?
5 Kunt u het geleerde ook toepassen op andere gerechten?

(Van 't Riet & De Boer, 2006)

7.8.2 EFFECTEVALUATIE

Effectevaluatie gaat over het resultaat

In een effectevaluatie wordt onderzocht wat er is bereikt. Effectevaluatie wordt altijd gekoppeld aan de specifieke doelen van de gezondheidsbevorderende of preventieactiviteit, zoals die in het draaiboek staan. Wanneer kennisvermeerdering het doel is, wordt kennis gemeten. Wanneer het programma gericht is op attitude en gedrag, zijn deze onderwerp van de evaluatie. Als het programma gericht is op vermindering van het valrisico, worden risicofactoren en het aantal valincidenten opnieuw gemeten. Op deze manier levert evaluatie nieuwe evidence.

Hoe concreter, des te beter meetbaar

Concrete doelen maken duidelijk waarover de evaluatie moet gaan. Wanneer het specifieke doel van een gezondheidsbevorderingsprogramma is dat 50% van de deelnemers lid wordt of lid blijft van een bewegingsgroep is de effectmaat of effectvariabele duidelijk: lidmaatschap van een bewegingsgroep.

> We evalueren op drie niveaus in Big!Move:
> – *deelnemers: ervaringen van en effecten op de deelnemers (gezondheidstoestand, functioneren, medische con-*

sumptie, ontstaan van nieuwe bewegingsgroepen, plezier in bewegen), via een objectieve en subjectieve ICF-meting tijdens de intake, tijdens de evaluaties na fase 1 en fase 2;
– hulpverleners: gehanteerde principes, methode en begeleiding, via doorlopende evaluatiegesprekken met deelnemers en begeleiders en regelmatige intervisies;
– organisatie: communicatie en bestedingen, door registratie en evaluatie van samenwerking en overleg, investering van tijd en geld.

(Marijn Aalders, fysiotherapeut, Big!Move-ontwikkelaar en -begeleider, Amsterdam, Venserpolder)

Om effect te kunnen meten is een voor- en nameting noodzakelijk
Voor effectmeting is een goede onderzoeksmethode met een voor- en nameting en een betrouwbaar en valide meetinstrument nodig. Een voor- en nameting is te realiseren door de deelnemers voorafgaand aan een activiteit/bijeenkomst een vragenlijst voor te leggen en tests uit te voeren en dat opnieuw te doen aan het eind of enige tijd na de activiteit.

Effecten van Big!Move
Deelnemers van de pilotgroep geven aan dat ze meer kunnen dan ze dachten. Ze hebben meer zelfvertrouwen gekregen. Ook zijn ze zich meer bewust van hun lichaam en hun functioneren in de groep. Doorzettingsvermogen, motivatie en vaardigheid om problemen (op een andere manier) op te lossen zijn groter. Minder verandering is gescoord in gewichtsafname, pijngewaarwording, inspanningstolerantie en slaap.
Wat activiteiten en participatie betreft: 88% is actiever in dagelijkse activiteiten, 69% is zelfstandig gaan sporten, 51% is actief geworden in groepsverband.
Deelnemers hebben meer informele contacten binnen en buiten Big!Move. Deelnemers en begeleiders praten meer over hun persoonlijk functioneren.

Het aantal consulten bij de huisarts is 20% gedaald. Er vond een verschuiving plaats van individuele fysiotherapie naar groepsgewijze begeleiding bij gezond gedrag. Zo werd tegen een lagere prijs (€ 10.000 minder) een grotere gezondheidswinst geboekt.

Effecten op hulpverleners en organisatie
De hulpverleners hebben een omslag in hun denken gemaakt: van gericht zijn op individuele ziekte en zorg/behandeling (ZZ) naar een groepsgerichte aanpak van gezondheid en gedrag (GG). Anders gezegd: van klacht naar kracht. Hulpverleners staan in een consult vaker stil bij de vraag welke benadering op een bepaald moment effectiever is (Overgoor & Aalders, 2004).

7.9 Implementeren

Implementeren is inbedden
Implementatie is een procesmatige en planmatige invoering van vernieuwingen en/of veranderingen van bewezen waarde met als doel dat deze een structurele plaats krijgen in het (beroepsmatig) handelen, in het functioneren van organisaties of in de structuur van de gezondheidszorg. In het kader van dit boek: een gezondheidsbevorderings- of preventieactiviteit structureel (laten) uitvoeren, ingebed in reguliere activiteiten.

Implementeren begint bij het opzetten van een project
In het enthousiasme en de drukte van het opzetten en uitvoeren van activiteiten komt nadenken over 'hoe verder' wel eens in de klem. Dat is jammer want werken aan gezondheid is gebaat bij continuïteit. Daarom zijn vanaf het begin stappen nodig om activiteiten te kunnen continueren wanneer ze succesvol blijken te

zijn (Wensing, Van Splunteren & Hulscher, 2000). Die stappen zijn om twee redenen nodig.
De eerste reden is dat financiering voor lange termijn vaak moeilijker is te realiseren dan een eenmalige financiële bijdrage. Dan zou een succesvolle activiteit gestaakt moeten worden. De tweede reden is dat in de loop der tijd mensen weggaan en anderen misschien minder prioriteit bij de activiteit leggen. De activiteit kan daardoor 'doodbloeden' zonder dat daar een weloverwogen keuze in is gemaakt. Door bijtijds te overleggen over voortzetting en financiering van het project verbinden instellingen en betrokken medewerkers zich aan de activiteit. Voortzetting hangt dan minder af van het enthousiasme van één of enkele personen.
Soms worden sommige activiteiten voortgezet zonder dat vanaf het begin gepraat is over inbedding in het reguliere aanbod en reguliere financiering. 'Niet praten, maar doen' werkt dus soms ook goed.

Proefimplementatie cursussen 'Omgaan met artrose' en 'Hup met de heup'
Om te onderzoeken of landelijke implementatie van de cursussen 'Omgaan met artrose' en 'Hup met de heup' haalbaar is, is een proefimplementatieproject opgezet. Er zijn handleidingen en implementatiehandreikingen ontwikkeld om de cursussen lokaal te organiseren en uit te voeren. Daarvoor zijn in enkele regio's huisartsen, fysiotherapeuten en ergotherapeuten getraind.

(De Jonge e.a., 2004)

In Utrecht-Overvecht wilden we de methodiek van Big!Move ook uitvoeren, maar nu niet vanuit een gezondheidscentrum zoals in Amsterdam Zuid-Oost, maar voor de hele wijk. Er zijn meer huisartsen en therapeuten bij betrokken, praktijkverpleegkundigen, COPD-verpleegkundigen, sociaalpsychiatrisch verpleegkundigen. En doordat we wijkbreed werken, werken we nu veel meer samen met welzijnsorganisaties en andere instellingen. Zo groeien we toe naar wat we noemen GG-connect denken (GG: gezondheid en gedrag). Mensen met elkaar in contact brengen die op het gebied van gezondheidsbevordering bezig zijn. Dat is hard nodig in een wijk waar heel veel is, maar weinig samenhang is. Daar waar het kan, proberen we die samenhang aan te zwengelen.
Dat vraagt allemaal een goede organisatie. En registratie van gegevens, we moeten veel vastleggen om ons te kunnen verantwoorden tegenover Agis als subsidiegever. En we werken toe naar een structurele financiering door de zorgverzekeraar, de gemeente, en een eigen bijdrage van deelnemers.
(Peter Bär, fysiotherapeut, Utrecht, Big!Move Overvecht)

Samenvatting
» Het ontwerpen van een gezondheidsbevorderings- of preventieprogramma begint met het bepalen van een doelgroep en een doel. De doelgroep bestaat meestal uit een afgebakende groep mensen die je wilt bereiken. Als een doelgroep niet voldoende homogeen is, kan de groep opgesplitst worden in subdoelgroepen (segmentatie). Soms kiest een organisatie voor een brede doelgroep: alle mensen die met hun gezondheid aan de slag willen.
» Doelen duiden een beoogd eind- of tussenresultaat aan. Het kan helpen om te werken met algemene doelstellingen en specifieke doelen. Het resultaat moet meetbaar zijn.
» Als de doelgroep en het doel vaststaan, volgt de interventiekeuze. Als er geen bruikbare programma's zijn, is een (gedeeltelijk) nieuw programma nodig. Meestal bestaat een programma uit een combinatie van activiteiten waarin verschillende effectieve elementen gebruikt

worden. De combinatie is gericht op de te beïnvloeden determinanten.
» Voorlichtingsmateriaal en activiteiten moeten geschikt zijn voor de doelgroep, het doel en de boodschap. Gebruik van bestaand materiaal scheelt tijd en kosten. Ontwikkelen van materiaal is namelijk vakwerk en vereist een pretestfase bij de doelgroep.
» Bij de meeste gezondheidsbevorderings- en preventieactiviteiten vindt een procesevaluatie plaats. Effectevaluatie vereist een meetbare doelstelling en een voor- en nameting. Dat is wenselijk maar in de praktijk niet altijd haalbaar.
» Implementatie is het inbedden van gezondheidsbevordering of preventie in een organisatie en/of in reguliere activiteiten. Implementeren vraagt vanaf de start van de programmaontwikkeling aandacht.
» Een gezondheidsbevorderings- of preventieprogramma vraagt een goede planning, vanaf het begin. Een draaiboek is daarbij een bruikbaar hulpmiddel.

Sites

Zie hoofdstuk 6.

8 Grootschalige projecten

8.1 Inleiding

In de voorgaande hoofdstukken zijn lokale projecten en activiteiten aan de orde geweest. Ook landelijk ontwikkelde programma's die lokaal worden uitgevoerd. In dit hoofdstuk ligt de nadruk op activiteiten die landelijk of in een groot gebied worden uitgevoerd, zoals campagnes, computerprogramma's waarmee een individueel advies op maat kan worden samengesteld, grote regionale projecten met verschillende deelprogramma's.

8.2 Campagnes

Campagnes fungeren als aanjager
Iedereen komt gezondheidsboodschappen tegen in allerlei (landelijke) campagne-uitingen: op billboards, in radio- en televisiespotjes, in folders. Regelmatig zijn er campagnes over gezondheid, zoals 'Nederland in Beweging', 'FLASH', 'Maak je niet dik'. Ze brengen op zichzelf geen gedragsverandering teweeg, maar dienen om een onderwerp op de maatschappelijke agenda te plaatsen: agendasetting (Gezondheidsraad, 2006). Zo komt het onderwerp onder de aandacht van een breed publiek (aandacht; stap Openstaan) en krijgt het publiek informatie (bewustwording; stap Begrijpen). Een boodschap die aandacht besteedt aan opvattingen en ervaringen kan bovendien aanzetten tot verandering van de attitude en sociale norm. Daarbij blijken campagneboodschappen over de positieve effecten van een gezonde leefstijl meer aan te spreken dan boodschappen die negatieve gevolgen van ongezond gedrag benadrukken (TNS/NIPO, 2007). Op de laatste stappen van gedragsverandering (gedragsverandering en gedragsbehoud, Doen en Blijven doen) hebben landelijke activiteiten echter weinig invloed. Daarvoor is direct contact met de doelgroep nodig en dat kunnen lokale organisaties meestal beter realiseren.

Campagne 'Maak je niet dik'
Het Voedingscentrum startte in 2002 de campagne 'Maak je niet dik', gericht op de doelgroep jongvolwassenen (25-35 jaar) die nog geen (ernstig) overgewicht hebben. De campagne is in fasen uitgevoerd. In de eerste jaren is de campagne gericht op bewustwording van het eigen gewicht en 'het sluipende gevaar van een kilo per jaar'. Een tweede focus is bewustwording dat zwaarder worden met de leeftijd niet vanzelfsprekend is en voorkomen kan worden. Het tweede en derde jaar gaat het om inzicht in de eigen risico's en verhoging van de eigen effectiviteit wat betreft de preventie van gewichtstoename.
De landelijke campagne zette het onderwerp op de agenda. De campagneboodschap is uitgedragen via radio- en televisiespots, berichten in kranten en tijdschriften, brochures en posters, interactieve sites en een sms-actie (per sms de eigen BMI opvragen). Als hulpmiddel om op gewicht te blijven is de balansdag geïntroduceerd.

Vóór de campagne was al 70% van de mensen zich bewust van het probleem van overgewicht, 85% was al gemotiveerd om op het gewicht te letten. De meeste mensen schatten hun lichaamsgewicht goed in, 17% te hoog (vooral vrouwen), 6% te laag (vooral mannen, allochtonen en ouderen). Wel schatte men het risico om zelf te zwaar te worden erg laag in.
Na drie jaar campagne kent 88% van de respondenten de campagne, vooral door de tv-spots. Meer mensen vinden het belangrijk om op het gewicht te letten en de motivatie om iets te doen om niet zwaarder te worden is toegenomen. De eigen effectiviteit schommelt een beetje. Een deel van de mensen voelt zich na de campagne minder in staat om hun gewicht onder controle te houden. De sociale steun is toegenomen. De risicoperceptie is na het zien van het televisiespotje (een man die steeds dikker wordt) licht afgenomen.
Conclusie: aandacht en bewustwording kunnen met een campagne via de massamedia worden gekweekt, maar voor het aanleren van vaardigheden die nodig zijn voor gedragsverandering zijn andere interventies nodig. Een ingewikkeld concept als calorische compensatie (balansdag) is niet te communiceren met alleen massamedia.

(Wammes, 2007)

Lokale activiteiten versterken het effect van landelijke campagnes
Lokale activiteiten zijn een essentieel onderdeel of vervolg van een campagne. Maar het omgekeerde geldt ook: lokale activiteiten hebben baat bij een boodschap die landelijk uitgedragen wordt. Een landelijke campagne maakt het publiek immers duidelijk dat de boodschap overal aandacht krijgt. Dat maakt bovendien de kans op stigmatisering van de doelgroep kleiner.
Campagneleiders zorgen ervoor dat zij tijdig relevante organisaties en beroepsbeoefenaren (intermediairs) informeren over geplande activiteiten. Beroepsbeoefenaren in de gezondheidszorg worden dan niet onverwachts geconfronteerd met vragen naar aanleiding van de publieksvoorlichting. Ook hebben zij daardoor de mogelijkheid zelf activiteiten op te zetten.

Lokaal projectplan FLASH van ggd Zuid-Holland Noord 2006
1 Inleiding
2 Activiteiten 2006
2.1 Publiekvoorlichting
2.2 Creëren van draagvlak
2.3 Lokale voorzieningen en activiteiten

Bevorderen van een actieve leefstijl onder kinderen van het basisonderwijs
– Bijdrage aan pilot Okido!
– FLASH Sinterklaasactie

Bevorderen van een actieve leefstijl onder jongeren in het voortgezet onderwijs
– Pilot 'Gezond bewegen scoort' in het vmbo
– Nieuwsbrief
– Schoolkrantartikelen over gezonde voeding en bewegen
– Voorlichtingsmateriaal over gezonde voeding en bewegen

Digitaal presenteren van sport- en bewegingsaanbod

Ouderen en chronisch zieken gezond in beweging
– Beweegbeleid binnen woon-zorgcentra
– Pilot Bewegen op Recept
– Versterken sport- en beweegaanbod voor ouderen en chronisch zieken

Kortstondige activiteiten
2.4 Facetbeleid
2.5 Diversen
- Onderzoek en evaluatie
- Communicatie en PR
- Informatie en advies
- Planvorming 2007 en verder
3 Rol- en taakverdeling
4 Fasering
5 Begroting
6 Bijlagen: samenvatting landelijke projecten

(Hekman, 2005)

Campagnes worden planmatig opgezet
Campagnes zijn steeds vaker evidence-based en planmatig opgezet (Gezondheidsraad, 2006). Daarin verschilt een campagne niet wezenlijk van een kleinschalige voorlichtingsactiviteit, ook niet wat financiële verantwoording betreft.
Er zijn voor het ontwerpen, plannen en uitvoeren van gezondheidsbevordering, waaronder voorlichtingscampagnes, verschillende modellen beschikbaar: het *precede-proceed-model* van Green en Kreuter (1999), het *intervention mapping-model* van Bartholomew, Parcel & Kok (2006) en de preffi van Kok e.a. (2005). In alle modellen zijn vijf fasen te herkennen: analyse van het probleem, formuleren van doelen, ontwikkelen, uitvoeren en evalueren van een interventie. Alle modellen benadrukken bovendien het cyclisch karakter. Wel verschilt per model de uitsplitsing van de fasen en er zijn onderling accentverschillen.

Er is een checklist ontwikkeld voor landelijke, massamediale campagnes. Die is te gebruiken bij de ontwikkeling van een campagne en kan tevens dienen als handvat voor de evaluatie (Cuijpers, Jonkers & Keijsers, 2000).

Aanbevelingen van de Gezondheidsraad voor een effectieve campagne:

- Analyseer zorgvuldig het gezondheidsprobleem, gerelateerd gedrag en determinanten.
- Formuleer heldere en verdedigbare doelen.
- Combineer massamediale voorlichting altijd met andere soorten interventies.
- Pas beschikbare theoretische en empirische kennis over gedragsbeïnvloeding toe.
- Verander de informatieomgeving van de doelgroep: wordt de campagne positief ontvangen, kan deze concurreren met andere uitingen, enzovoort.
- Test de materialen van tevoren experimenteel.
- Maak gebruik van nieuwe communicatie en informatietechnologie.

Vaak heeft een campagne verschillende doelgroepen
Met één boodschap, in één vorm gegoten, bereik je meestal niet alle mensen die je zou willen bereiken en willen aanspreken. Daarom wordt gebruikgemaakt van doelgroepsegmentatie: opsplitsen van de doelgroep in kleinere groepen. De meeste campagnes ontwikkelen verschillende campagne-uitingen voor de diverse doelgroepen: afgestemd op hun leefwereld, gedrag en gedragsdeterminanten, aansluitend bij behoeften en wensen, herkenbaar in taal en beeld.

Paramedici kunnen intermediairs zijn naar de doelgroep
Een deel van de campagneactiviteiten is gericht op intermediairs waaronder paramedici. Zij kunnen door hun contact met de doelgroep lokaal de boodschap 'aan de man brengen' of in hun werk daarbij aansluiten.
Intermediairs kunnen verschillende rollen vervullen: materiaal verspreiden, het onderwerp en activiteiten onder de aandacht brengen van patiënten, andere disciplines en collega's in de organisatie. Ook zetten ze steeds vaker lokale activiteiten op die aansluiten bij de campagne, zoals een fittest en beweegweek.
Zo werden in de campagne 'Kijk op diabetes' voor intermediairs ontwikkeld: informatie voor professionals op de site, factsheets met

Modellen voor ontwerpen, plannen en uitvoeren van gezondheidsbevordering		
preffi	precede-proceed-model	intervention mapping-model (vereenvoudigd)
randvoorwaarden		
analyse van het probleem	analyse van het probleem	analyse van kwaliteit van leven en gezondheid
analyse van gedrag en omgeving	analyse van gedrag en omgeving	analyse van beïnvloedbare determinanten; doelen
analyse van gedragsdeterminanten	analyse van gedragsdeterminanten	onderzoek van literatuur en praktijk
ontwikkeling van interventie 1 keuze doelgroep 2 keuze doel 3 keuze interventie; effectieve elementen 4 management, plan van uitvoering	ontwikkeling van interventie	ontwikkeling van interventie 1 specifieke programmadoelen 2 handvatten uit literatuur en praktijk 3 programmaontwerp 4 adoptie en implementatie plan 5 evaluatie plan
uitvoering	implementatie	implementatie
evaluatie	evaluatie	evaluatie

mogelijkheden voor professionals om aan de campagne bij te dragen, factsheets over diabetes, diabetespreventie en de diabetesrisicotest, factsheets met tips voor lokale samenwerking en pr voor lokale activiteiten.

Cholesteroltest in de supermarkt

Tussen november 2004 en mei 2006 is in 2000 supermarkten bij ongeveer 400.000 mensen het cholesterol geprikt. Deelnemers vullen de APK-test in met tien vragen over leefstijl en risicofactoren voor hart- en vaatziekten. Bij twee of meer risicofactoren komt iemand in aanmerking om het cholesterol te laten bepalen. Een verpleegkundige doet de test, bespreekt de uitslag en geeft advies over een gezonde leefstijl. Mensen met een cholesterol > 6,5 mmol/liter krijgen het advies om naar de huisarts te gaan. Bij evaluatie zegt twee derde van de mensen dat ze hun leefstijl hebben aangepast, een derde heeft niets ondernomen. Van degenen die hun leefstijl hebben aangepast betreft dat gebruik van cholesterolverlagende producten (27%), minder vet eten door olie te gebruiken in plaats van boter en vaker vis eten (22%), meer bewegen (14%).

(Geerts, 2007)

Landelijke organisaties stimuleren initiatieven uit 'het veld'

Landelijke organisaties stimuleren lokale organisaties om in de eigen omgeving activiteiten op te zetten die aansluiten bij een landelijke campagne. Zo ontwikkelt de campagneorganisatie vaak een landelijke website, maar daarnaast ook banners voor de sites van lokale organisaties, kant-en-klare draaiboeken of halfproducten die de lokale organisatie zelf op maat kan invullen. Ook is vaak voorlichtings- en wervingsmateriaal verkrijgbaar, concepten voor uitnodigingsbrieven, conceptbegrotingen, conceptprogramma's voor informatiebijeenkomsten met ruimte voor een logo van de eigen organisatie. Bij de campagne 'Kijk op diabetes' is ook een digitale coach voor gezond leven ontwikkeld (zie paragraaf 8.3).

Kijk op diabetes!

Deze campagne heeft tot doel vroege opsporing van mensen met diabetes en mensen met een gestoorde nuchtere glucose. Daardoor kunnen zij eerder gebruikmaken van behandeling en/of leefstijladviezen.

De campagne is trapsgewijs opgebouwd met vier doelgroepen en doelstellingen:
1. gericht op het brede publiek: vergroten van de kennis over (risicofactoren voor) diabetes en over het nut van een gezonde leefstijl en tijdige behandeling;
2. gericht op publiek met risicofactoren: vergroten van de bewustwording van het eigen risico op het krijgen of al hebben van diabetes;
3. gericht op mensen met risicofactoren: tijdige diagnosestelling (van diabetes of gestoorde nuchtere glucose);
4. gericht op mensen met recent vastgestelde diabetes: aanbieden van tijdige en goede diabeteszorg;
5. gericht op mensen met een gestoorde nuchtere glucose: aanbieden van een leefstijlprogramma.

De campagne bestaat uit een combinatie van landelijke en lokale activiteiten. Landelijke activiteiten en middelen ondersteunen activiteiten op lokaal niveau. De interventies sluiten aan bij de trapsgewijze opbouw. De campagne is ook wat doelgroepen betreft gelaagd opgezet. Om enkele (eind)doelgroepen zoals mensen met een lage SES te bereiken richt de campagne zich op intermediairs zoals huisartsen, praktijkverpleegkundigen en praktijkondersteuners, apothekers, diëtisten in de eerste lijn, diabetesverpleegkundigen, fysiotherapeuten, ggd'en en thuiszorgorganisaties.

De campagne heeft al bij de opzet en ontwikkeling van materialen rekening gehouden met drie allochtone doelgroepen: hindostanen, Turken en Marokkanen. Om deze te bereiken, is samengewerkt met intermediairs, zoals het vetcnetwerk (voorlichters eigen taal en cultuur) en allochtone zorgconsulenten.

Voorbeeld

Tweede stap
Doelgroep: mensen met verhoogd risico.
Doel: bewustwording van eigen risico en vergroten van de kennis van het nut van vroegtijdige opsporing.
Boodschap: Heb ik een verhoogd risico op diabetes?
Middelen en kanalen:
- diabetesrisicotest (meet door middel van zeven vragen de kans dat iemand diabetes heeft of de kans dat diabetes binnen vijf jaar ontstaat); de test kan zowel schriftelijk als digitaal worden ingevuld; er is een versie in eenvoudig Nederlands, en een in het Turks;

- flyer;
- folder (twee versies: een in eenvoudig Nederlands, en een in het Turks);
- actie 'bloedsuikertest' in samenwerking met de koepel van apothekers.

Deelname
Ruim 200.000 mensen hebben de digitale diabetesrisicotest ingevuld. Daarvan behoorde 36% tot de doelgroep (overgewicht en > 45 jaar). Van hen heeft 62% het advies gekregen naar de huisarts te gaan vanwege een verhoogd risico. Van de totale doelgroep van 3,2 miljoen personen heeft 2,2% de digitale risicotest ingevuld. Van de autochtone groep heeft 6,4% de risicotest gedaan, van de mensen met een hoge SES 6%, van mensen met een lage SES 7%. Onder de allochtone groepen ligt dit percentage hoger: Turken 22%; hindoestanen 19%; Marokkanen 11%.
Tijdens drie actieweken konden mensen met een verhoogd risico op diabetes gratis hun bloedsuiker laten prikken in de apotheek. De meeste mensen hadden echter geen diabetesrisicotest gedaan. Bij 115.000 mensen is de bloedsuiker geprikt, waarvan driekwart tot de doelgroep behoort.

Opsporingsresultaten
Door de campagne zijn ongeveer 16.000 mensen van autochtone afkomst, met diabetes of een voorstadium daarvan, opgespoord. Van de allochtone groep met een verhoogd risico bleek de helft (7.000) diabetes te hebben. Daarnaast zijn 4.000 mensen met een voorstadium van diabetes opgespoord.

Resultaten bij de intermediairs
Bereik: bijna alle praktijkondersteuners, diëtisten en ggd'en kennen de campagne en het foldermateriaal, de factsheets en website zijn iets minder bekend.
Waardering: de intermediairs waarderen de manier waarop zij zijn geïnformeerd en de materialen. Vooral de patiëntenbrief voor mensen met een hoog risico scoort hoog bij huisartsen en praktijkondersteuners.
Activiteiten: de meerderheid (praktijkondersteuners 75%, diëtisten 45%, huisartsen 45%) heeft in de wachtruimtes folders neergelegd en posters opgehangen. Een kwart reikt de folders zelf uit aan hoogrisicogroepen. De helft gebruikt de materialen bij bloedsuikertests, voorlichting over een gezonde leefstijl, beweegevenementen of informatiemarkt. Veel activiteiten zijn in samenwerking met lokale partners uitgevoerd. De meerderheid van de huisartsen (86%) geeft mensen met gestoorde nuchtere glucose een leefstijladvies. Een derde schakelt daarbij een diëtist of fysiotherapeut in. Bijna de helft maakt een afspraak voor een controlebezoek na drie maanden.

(De Weerdt, Kuipers & Kok, 2007)

Tabel 8.1 Deelname aan gratis bloedsuikertest per doelgroep.

doelgroep	op de hoogte van de bloedsuikerprikactie	meegedaan
autochtone doelgroep	50%	3%
Turkse doelgroep	19%	5%
Marokkaanse doelgroep	20%	12%
hindoestaanse doelgroep	44%	19%

8.3 Digitaal advies op maat

Er is behoefte aan voorlichting op maat
Een campagne is gericht op een bepaalde doelgroep, een grote groep mensen met overeenkomsten maar ook veel verschillen. Het campagnemateriaal en de boodschap zijn afgestemd op een gemiddelde, op wat de doelgroep gemiddeld denkt en vindt, op het gemiddelde gedrag, de gemiddelde determinanten. In de campagne bestaat weinig mogelijkheid om rekening te houden met individuele verschillen in gedrag en gedragsdeterminanten. Bij campagnes met verschillende campagne-uitingen voor verschillende doelgroepen, zijn deze boodschappen gericht op een gemiddelde in de doelgroep.

Een computer genereert voorlichting op maat
Om een voorlichtingsboodschap op het individu af te stemmen, zonder dat daar een individueel gesprek voor nodig is, is een computerprogramma ontwikkeld. De deelnemer vult een vragenlijst over zijn gedrag en gedragsdeterminanten in. Dat kan telefonisch, schriftelijk of via de computer. Zo wordt een gedragsdiagnose gesteld. Maar belangrijker nog: zo worden alle factoren in kaart gebracht waar het advies rekening mee moet houden, de zogenaamde tailoringsvariabelen. Dat zijn demografische, psychosociale, gedrags- en fysiologische variabelen. Op basis daarvan stelt de computer een individueel advies op maat op. Uit een database met stukjes tekst en illustraties kiest de computer die stukjes die passen bij de individuele deelnemer. Daarvoor zijn beslisregels opgesteld: welke voorlichtingsboodschap hoort bij welke diagnose-elementen (Brug, De Vries & De Vries, 2002). De computer plaatst ze tot slot in een logische volgorde en in goed leesbare zinnen.

Digitaal advies op maat is in ontwikkeling
De eerste ervaringen met advies op maat zijn hoopgevend. De deelnemer herkent zich gemakkelijker in het advies dan in een algemeen advies. Lager opgeleiden waarderen het advies en gebruiken het. Er wordt gewerkt aan meer interactieve vormen van een advies op maat.

Leefgezondcoach
De leefgezondcoach is een digitaal advies op maat van de campagne 'Kijk op diabetes' (www.leefgezondcoach.nl en www.kijkopdiabetes.nl). De leefgezondcoach is een ondersteuningsprogramma voor mensen met een verhoogd risico op diabetes type 2. De deelnemer krijgt op basis van een vragenlijst een advies op maat. Het programma is wetenschappelijk onderbouwd en bevat een voedingsdeel en een bewegingsdeel: de voedingscoach en beweegcoach.
De voedingscoach geeft feedback op energie-inname en gebruik van verzadigd vet, groenten, fruit, vezelinname en portiegrootte. Het advies is afgestemd op motivatie, attitude en eigen effectiviteit. Er is speciaal aandacht voor hindoestaanse voedingsmiddelen. De beweegcoach stimuleert de deelnemer om dagelijks te bewegen. De deelnemer krijgt inzicht in zijn beweegpatroon en krijgt suggesties op maat om meer te gaan bewegen. Afhankelijk van zijn motivatie wordt er ingegaan op zijn attitude of eigen effectiviteit.

Actieplan
De leefgezondcoach stimuleert de deelnemer om een actieplan in te vullen. Het ingevulde actieplan (wat, wanneer en waar eten; wat, wanneer, waar bewegen) helpt de deelnemer om zijn voornemen ook echt te gaan uitvoeren. Door het actieplan in te vullen worden de plannen van de deelnemer concreet. En daarmee meetbaar en controleerbaar.
De leefgezondcoach zet de gegevens van de deelnemer over zijn gedrag om in grafieken. En vermeldt daarbij of en hoeveel de deelnemer afwijkt van de Nederlandse norm en van het gedrag van

leeftijdgenoten. Zo krijgt de deelnemer feedback op zijn gedrag en kan hij zijn vorderingen vergelijken met die van leeftijdgenoten. De gegevens worden opgeslagen in een persoonlijk logboek van de deelnemer. Daarnaast is er een recepten'boek' en een e-mailservice om deelnemers te herinneren aan het programma.

Gebruik door professionals
De leefgezondcoach is ontwikkeld voor individueel gebruik. Maar ook professionals kunnen het programma gebruiken. Het programma en de behaalde scores kunnen een onderwerp van gesprek zijn in de begeleiding van patiënten. Het programma ondersteunt de gewenste gedragsverandering door de individuele doelen, de feedback en reminders. De professional kan daarbij aansluiten in zijn gesprekken.

Resultaten
Evaluatie laat zien dat de leefgezondcoach mensen inderdaad bewust maakt van hun gedrag ten aanzien van voeding en bewegen en dat die hen stimuleert plannen te maken voor een meer gezonde leefstijl. Gebruikers waarderen de coach goed. Bovendien blijkt de leefgezondcoach de doelgroep, mensen met overgewicht, aan te spreken. Ook mensen met een laag opleidingsniveau waarderen de leefgezondcoach.

8.4 Hartslag Limburg

In de jaren negentig van de vorige eeuw werd het project Hartslag Limburg opgezet. Er vonden preventieactiviteiten plaats, maar te versnipperd en te weinig effectief. En dat terwijl hart- en vaatziekten in Zuidelijk Zuid-Limburg meer voorkomen en een hogere sterfte laten zien dan elders in Nederland. Tegelijkertijd was de Nederlandse Hartstichting op zoek naar mogelijkheden om preventie van hart- en vaatziekten beter van de grond te krijgen. Tijd voor een nieuwe, integrale aanpak van hart- en vaatziekten.

Toen de Hartstichting een landelijke conferentie hield om preventie beter van de grond te krijgen, namen de burgemeester van Meerssen en een medisch specialist van het Academisch Ziekenhuis Maastricht het initiatief om in Zuid-Limburg met gemeenten, de universiteit, het ziekenhuis en de ggd bij elkaar te gaan zitten om het gezamenlijk goed aan te pakken. Daaruit is een tweeledig project ontstaan. Een deelproject dat zich richt op de algemene bevolking van Maastricht en omstreken, het communityproject. En een deelproject gericht op mensen die al een verhoogd risico hebben op hart- en vaatziekten of die aandoeningen hebben, het hoogrisicoproject. In beide projecten is er speciaal aandacht voor het bereiken van achterstandsgroepen, mensen met een lage sociaaleconomische status. De Hartstichting is de hoofdfinancier.
(Janneke Harting, onderzoeker gezondheidsvoorlichting Universiteit Maastricht en onderzoeker kwaliteit van zorg, Universiteit van Nijmegen; voorheen fysiotherapeut)

Voorbereiding
De voorbereiding nam ongeveer vijf jaar in beslag. De probleemanalyse is uitgevoerd, gedrags- en omgevingsdeterminanten zijn vastgesteld, doelen en doelgroepen zijn geformuleerd en de opzet is vastgesteld met een tweesporenbenadering. Er is veel geïnvesteerd in het betrekken van gemeentelijke en wijkorganisaties en huisartspraktijken, de polikliniek cardiologie van het ziekenhuis en de universiteit. Dat kostte veel tijd, evenals het opzetten van overlegstructuren. Het is een uniek project in deze jaren, de samenwerking tussen welzijns- en gezondheidssector, gemeente en particuliere instellingen. En samenwerking

tussen de nulde lijn (ggd), eerste lijn (huisarts) en tweede lijn (ziekenhuis) (Ruland e.a., 2006).

Opzet hoogrisicoproject
In 25 huisartspraktijken en op de poli cardiologie van het Academisch Ziekenhuis Maastricht werden mensen opgespoord met een groot risico om binnen tien jaar een CVA te krijgen. Hun behandeling werd zo nodig geoptimaliseerd en zij kregen het aanbod om met een gezondheidsadviseur een aantal gesprekken te voeren. Twee cardiologieverpleegkundigen, een diëtiste en een doktersassistente zijn extra geschoold om deze counselingsgesprekken te voeren, aan de hand van de stappenreeks van voorlichting (Openstaan, Begrijpen, Willen, Kunnen, Doen en Blijven doen), met als aandachtspunten stoppen met roken, gezonde voeding, meer bewegen, omgaan met stress.

Opzet communityproject
Er zijn allerlei maatschappelijke organisaties bij het project betrokken om interventies te ontwikkelen en uit te voeren. Het uitgangspunt was om bij de keuze van interventies rekening te houden met evidence, behoeften en wensen van de lokale bevolking en de langetermijnbelangen van samenwerking (voor kenmerken van wijkgericht werken, zie paragraaf 6.3).
Voorbeelden van gerealiseerde interventies zijn een voedingsadvies op maat, leefstijllezingen voor lokale organisaties en verenigingen, voedingsparty's in de vorm van een tupperwareparty, gezonde lunches en ontbijten bij scholen en sportverenigingen, publicaties in huis-aan-huisbladen, 'labeling' van producten in het bedrijfsrestaurant van het Academisch Ziekenhuis Maastricht bij de start van het project, wandel- en andere beweegactiviteiten.

> *De kracht van het communityproject van Hartslag Limburg is dat het is gelukt om gedurende langere tijd een aantal verschillende partijen met elkaar te laten samenwerken rondom gezondheid. En dat er vanuit die samenwerking ook mooie initiatieven zijn ontstaan. Mede doordat het project bekendheid kreeg, hebben andere partijen samenwerking gezocht om mee te liften op het positieve imago van Hartslag Limburg. Onder meer een grote slagerijketen, van Melick. Samen met die slagerijketen is er een interventie ontwikkeld, ik denk een van de eerste publiek-private partnerships rondom gezondheid die onderzocht zijn.*
> *En een ander voorbeeld is dat mensen in de schuldhulpverlening een cursus krijgen over budgetteren. De cursusleiders was het opgevallen dat veel deelnemers hun avondmaaltijd vulden met frituurhappen. Dat is goedkoop en het vult goed. De cursusleiders dachten: dat moet toch eigenlijk beter kunnen. Het bleek echter heel moeilijk om van het budget dat mensen in de schuldhulpverlening overhielden een gezonde maaltijd op tafel te zetten. Toen hebben ze contact gezocht met Hartslag Limburg of die een cursusmiddag wilde verzorgen over gezonde voeding. Wel praktisch, met een supermarktrondleiding met aandacht voor goedkope producten, hoe je kunt zien dat het gezonde producten zijn en een receptenboek met betaalbare recepten. Dat is een vast onderdeel geworden van de cursus. Overigens heeft de diëtiste de grootste moeite gehad om gezonde voeding bij een laag budget voor elkaar te krijgen.*
> *(Janneke Harting, onderzoeker gezondheidsvoorlichting Universiteit Maastricht en onderzoeker kwaliteit van zorg, Universiteit van Nijmegen; voorheen fysiotherapeut)*

Resultaten van beide projecten
Het communityproject heeft geleid tot een betere inschatting van de vetconsumptie, een lagere vetconsumptie en een kleine verbetering van de intentie om meer te gaan bewegen. Op roken heeft het geen effect gehad. De effectevaluatie (Schuit e.a., 2006; Bemel-

mans e.a., 2004) laat een afname zien in BMI, middelomtrek, systolische bloeddruk, totaal cholesterol (alleen voor vrouwen) en bloedglucosegehalte (idem). Uit de kosteneffectevaluatie blijkt een voor Hartslag gunstige kosteneffectiviteitsverhouding met minder dan € 1000 per gewonnen levensjaar.

In het hoogrisicoproject zijn mensen opgespoord met een hoog risico. Gezondheidsadviseurs voerden een beperkt aantal gesprekken over het aanpassen van roken, bewegen, voeding en omgaan met stress. De meeste patiënten waren tevreden over de gesprekken en gaven aan positiever te zijn gaan denken over een gezonde leefwijze en vaster van plan te zijn om die ook in praktijk te brengen. Meer dan de helft zei al veranderingen te hebben doorgevoerd.

Toch gaf een aanzienlijk deel van de patiënten aan meer schuldgevoel te hebben gekregen, vooral rokers en mensen met overgewicht. Gezondheidsadviseurs gaven zelf aan dat het veel tijd kost om vaardiger te worden in het voeren van de gesprekken (Harting, 2005). Een andere reden voor de beperkte resultaten is het feit dat de gesprekken in korte tijd gevoerd moesten worden, vanwege de onderzoeksopzet. Patiënten waren mogelijk meer bezig met emotionele verwerking en nog niet toe aan gesprekken over leefstijlverandering (Horstman & Houtepen, 2005).

Wat is er te leren van het project?
Hartslag Limburg was een degelijk project, maar nog te veel top-down. De mensen waar het om gaat zijn niet bij de opzet betrokken, bij beslissingen daarover. Pas bij de uitvoering zijn ze erbij gehaald.

Daarnaast is men te laat begonnen om de werkwijze en activiteiten een structurele plaats te geven in de diverse organisaties. Pas aan het eind is daarover nagedacht en dat is te laat om te implementeren. De ggd wilde het wel, maar de gemeente gaf er geen prioriteit aan. En zonder financiering bloedt het dood.

Spanning tussen doelen van het project en doelen van mensen zelf
Mensen blijken meer deel te nemen aan Hartslag om zich in het leven van nú beter te voelen, dan om op langere termijn ziekte te voorkomen. Ze zijn niet zozeer bezig met gezond blijven door eventuele risicofactoren te verminderen. Voor hen zijn gezondheid en welzijn met elkaar verweven. Ieder zoekt op een eigen manier zijn weg tussen gezond en lekker, tussen prettig nu en voordeel straks.

Hartslag had als doel een leefstijlverandering, bewoners willen daarentegen vertrouwde gewoonten en voorkeuren voortzetten. Om die los te laten is een heel proces. Daar moet het juiste moment zich in een leven voor aandienen. Dat is niet per se het moment en de tijdspanne waarin een project als Hartslag zich afspeelt.

De (leefstijl)thema's in het project blijken niet de prioriteiten van bewoners te zijn. Buurtwerkers, spil in de uitvoering in de wijken, komen daardoor in een spagaat. Bewoners willen liever cursussen over omgaan met stress dan cursussen over stoppen met roken. Het blijkt moeilijk om een gezamenlijk perspectief te ontwikkelen. Er blijft een spanning bestaan tussen de top-down vastgestelde doelen en het houden van draagvlak (bottom-up), tussen de verschillende opvattingen of beleving van gezondheid, tussen biomedisch en integraal, tussen evidence-based en pragmatisch werken.

(Harting, 2006)

Wat is gebleven?
In de huisartspraktijk is de gezondheidsadviseur geen aparte functie geworden. Er waren wel huisartsen die met die functie wilden doorgaan, maar de taken pasten ook bij de praktijkverpleegkundige of

praktijkondersteuner en daar werd landelijk op ingezet.
Bij de poli cardiologie was er wel meer belangstelling om de functie van gezondheidsadviseur voort te zetten. Eerst als een aparte functie, maar met extra medische ondersteunende taken, gedelegeerde zorgtaken. Later zijn de taken van gezondheidsadviseur weer ingebed bij de cardiologisch verpleegkundige, op het vaatcentrum.
De slagerijketen, een familiebedrijf, doet nog steeds iets met het concept 'gezondheid'. Een resultaat dat je niet zo goed kunt vastleggen, maar dat wel een spin-off heeft: gezondheid is wel een issue in zo'n bedrijf geworden.
En gezonde, betaalbare voeding is als vast onderdeel in de cursus voor mensen in de schuldhulpverlening opgenomen.
(Janneke Harting, onderzoeker gezondheidsvoorlichting Universiteit Maastricht en onderzoeker kwaliteit van zorg, Universiteit van Nijmegen; voorheen fysiotherapeut)

Kansen voor paramedici
Heel veel paramedici houden zich al bezig met leefstijlfactoren. Maar er ligt nog een groot stuk voor het grijpen op activiteitenniveau en participatieniveau. Dat betekent wel dat je met mensen gaat bespreken hoe ze omgaan met hun klachten, wat voor factoren daarop mogelijk invloed hebben in hun eigen omgeving of in hun bredere leefstijl. Ik heb het gevoel dat daar mogelijk nog heel veel in ontwikkeld kan worden.
Eigenlijk zou het niet alleen moeten gaan om het adviseren, maar om mensen te laten kennismaken met een andere leefstijl, te laten ervaren van wat het kan betekenen om een andere leefstijl te adopteren. Ik denk dat dat een belangrijke component is die binnen het Hartslagproject ontbroken heeft.

Paramedici kunnen veel meer verwijzen naar andere mogelijkheden, activiteiten, groepen. En ze zouden hun kennis en expertise ook in communityprojecten kunnen inbrengen.
(Janneke Harting, onderzoeker gezondheidsvoorlichting Universiteit Maastricht en onderzoeker kwaliteit van zorg, Universiteit van Nijmegen; voorheen fysiotherapeut)

Samenvatting
» De taak van paramedici in gezondheidsbevorderingsprojecten varieert van verwijzing tot ontwikkeling en/of uitvoering. In alle gevallen is het van belang dat paramedici op de hoogte zijn van het aanbod en de inhoud van de activiteiten. Soms zijn paramedici de intermediair (schakel) naar de doelgroep.
» Landelijke campagnes dienen om een onderwerp op de maatschappelijke agenda te plaatsen en onder de aandacht van velen te brengen. Om de volgende stappen van gedragsverandering te ondersteunen, is een combinatie van interventies nodig. Lokale organisaties zijn daarvoor meer geschikt omdat zij direct contact (kunnen) hebben met de doelgroep. Landelijke en lokale activiteiten vullen hierbij elkaar aan.
» Landelijke instellingen ontwikkelen samen met universiteiten programma's voor digitale adviezen op maat. De methodiek is nog in ontwikkeling.
» Hartslag Limburg is een combinatie van een wijkgericht gezondheidsbevorderingsproject en een project om mensen met een hoog risico op hart- en vaatziekten op te sporen en leefstijladviezen te geven. Zowel de ggd als huisartsen en het ziekenhuis voerden activiteiten uit.

Sites
www.gezondheidsmanagement.nl (gezondheidsbevordering op het werk)
www.bodyatwork.nl
www.nigz.nl

www.zonmw.nl > programma's > arbeid en gezondheid
www.leefgezondcoach.nl
www.kijkopdiabetes.nl
www.30minutenbewegen.nl
www.health-alert.nl (digitale voorlichting van Universiteit Maastricht in samenwerking met ZonMw)

9 Professioneel kader

9.1 Inleiding

Tot nu toe zijn we ervan uitgegaan dat een signaal over een gezondheidsprobleem aanleiding is voor een initiatief. En dat een initiatief leidt tot een preventie- of gezondheidsbevorderingsprogramma dat dan ook uitgevoerd wordt. Maar of dat gebeurt, hangt van meer factoren af dan van inhoudelijke betrokkenheid, deskundigheid en een goed draaiboek.

Voordat je als professional een probleem 'oppakt' dienen zich ethische en beroepsinhoudelijk vragen aan. Bovendien komen beleidszaken en financiën om de hoek kijken. In dit hoofdstuk bespreken we deze verschillende kaders voor het ontwikkelen en uitvoeren van preventie en gezondheidsbevordering.

9.2 Ethisch kader

Ethische vragen gaan over 'moeten' en 'mogen'
Bij preventie en gezondheidsbevordering dienen de volgende ethische vragen zich aan: 'Moeten we op morele gronden iets doen aan dit probleem?' en 'Mogen we bij dit probleem mensen beïnvloeden door middel van gedragsbeïnvloeding?' Wat zijn de morele gronden daarvoor? In de regelethiek vormen vier principes de grondslag voor ethische beslissingen: weldoen, geen kwaad doen, rechtvaardigheid en autonomie. We lichten deze principes uit de (regel)ethiek kort toe aan de hand van keuzemomenten die zich voordoen bij het ontwikkelen van preventie- en gezondheidsbevorderingsprogramma's.

Keuze van een probleem
Moet de minder gezonde voedingswijze van mensen met een lagere sociaaleconomische positie als probleem aangepakt worden? De epidemiologische gronden staan vast, maar wat is de morele verantwoording? Een belangrijk ethisch principe is dat van *rechtvaardigheid*. In dit kader is dat te vertalen in het verminderen van ongelijkheid zoals sociaaleconomische gezondheidsverschillen. Of bieden van gelijke kansen op gezondheid.

In het project 'Hartslag Limburg' zijn in vier Maastrichtse wijken met een lage sociaaleconomische positie activiteiten uitgevoerd gericht op gezonde voeding, bewegen en stoppen met roken. In deze wijken neemt een aantal mensen deel aan een schuldsaneringsregeling. Dat houdt in dat hun inkomen drie jaar lang 94% van het bijstandsniveau is. Daarna wordt hun schuld kwijtgescholden. Kun je bij deze mensen wel aankomen met een boodschap over goede voeding? Is gezonde voeding wel mogelijk met een inkomen onder bijstandsniveau? Een of twee keer in de week frites eten is goedkoper! Het blijkt te kunnen, met veel passen en meten, maar er blijft dan echt niets over voor een cadeautje of een extraatje. Is het acceptabel om ze te informeren hoe ze gezond kunnen eten? Met tips over goedkope, maar goede voeding?

Keuze van doelgroep en interventie

Mag je een interventie richten op een bepaalde groep? Het morele principe 'geen kwaad doen' stelt eisen aan de keuze van een doelgroep en interventie. Zo zou je de volgende eisen of vragen kunnen formuleren:
- de doelgroep mag niet gestigmatiseerd worden;
- de interventie moet waarden en normen van de doelgroep respecteren;
- de interventie moet privacy respecteren;
- (in hoeverre) mag een interventie gebruikmaken van angst, mag een interventie angst veroorzaken?;
- (in hoeverre) mag groepsdruk gebruikt worden?

Het principe 'weldoen' sluit hierbij aan. Het is niet voldoende als een interventie 'geen kwaad doet'. De interventie moet ook voordelen opleveren. Voordelen die zwaarder wegen dan de nadelen. Maar wie maakt dat uit? In elk geval moeten voordelen en nadelen in de interventie aandacht hebben.

Keuze van de boodschap

Bij de ontwikkeling van de interventie en het formuleren van de voorlichtingsboodschap komt het vierde principe, 'autonomie', het sterkst tot uitdrukking. De boodschap en de manier waarop die aan de doelgroep overgebracht wordt, moet mensen immers vrijlaten: zij bepalen uiteindelijk zelf wat zij wel en niet doen. Mensen kunnen alleen weloverwogen beslissingen nemen wanneer zij goed geïnformeerd zijn. Daarom moet de informatie volledig en juist zijn of minimaal niet misleidend zijn. Welke keuze mensen dan ook maken, respect voor die keuze is het uitgangspunt en het sluitstuk van voorlichting (Verheul & Van den Bergh, 1996).

Leg overwegingen en keuzes vast in het projectplan of draaiboek

Eigen waarden en normen spelen altijd mee bij keuzes. Bespreek daarom je overwegingen met vakgenoten of collega's uit de organisatie. Je kunt daarbij gebruikmaken van een stappenplan om ethische vraagstukken te hanteren (Van Willigenburg, Van den Beld & Verweij, 1998). Daarin wordt het ethische probleem geïdentificeerd en geëxpliciteerd (stap 1) en vervolgens geanalyseerd (stap 2). In stap 3 vindt een afweging van argumenten plaats en een inventarisatie van handelingsmogelijkheden. In stap 4 wordt de keuze gemaakt voor een bepaalde aanpak met de daaruit voortvloeiende acties.

De overwegingen en de uitkomst leg je vast in de onderbouwing van een activiteit of project. Je legt daarmee verantwoording af over de keuzes die je gemaakt hebt. Zo laat je zien dat je zorgvuldig te werk bent gegaan. Bovendien kun je niet verrast worden door vragen hierover.

9.3 Beroepsprofiel als kader

Is het mijn taak?

Ook moet een antwoord komen op de vraag of het de taak van jou of je organisatie is om voorlichting of andere gezondheidsbevorderende activiteiten uit te voeren om het probleem te helpen oplossen. Het beroepsprofiel biedt een (inhoudelijk) kader voor deze vraag. Het profiel maakt duidelijk of preventie en gezondheidsbevordering tot je beroep behoort. Dat wil overigens niet zeggen dat je altijd alle problemen en vragen die je pad kruisen, moet oppakken. Dat hangt namelijk ook af van de taak- en doelstelling van de eigen en andere organisaties. Voor een ziekenhuis zal dat anders zijn dan voor een eerstelijnspraktijk. Ook in de particuliere en commerciële sector en in de bedrijfsgezondheidszorg kan preventie of gezondheidsbevordering een vanzelfsprekende taak zijn. Overigens kan het best zo zijn dat een praktijk of organisatie nog niet actief is geweest op het gebied van preventie of gezondheidsbevordering. Een probleem of vraag kan dan een prikkel zijn om op dit gebied alsnog iets te gaan ontwikkelen.

9.4 Beleidskader

Beleid van een organisatie is (mede)bepalend
Het is gemakkelijker om een preventie- of gezondheidsbevorderingsprogramma op te zetten wanneer dat past binnen het beleid van de organisatie. Wanneer een organisatie zich wil profileren op het gebied van beweging voor mensen met een chronische ziekte maakt een project om (gezonde) jongeren te stimuleren meer te bewegen weinig kans. Wanneer een organisatie belang heeft bij samenwerking met het lokale ziekenhuis en de thuiszorg zal een projectvoorstel dat daarbij aansluit meer kans maken gehonoreerd te worden. Zo zijn de prioriteiten van de organisatie van belang. Dat kunnen inhoudelijke prioriteiten zijn, maar ook profilering en positionering in het veld. Ook het imago van een organisatie en het belang voor het netwerk kunnen van belang zijn. Overigens geven soms praktische redenen de doorslag.

Steeds meer (para)medische beroepsgroepen ontwikkelen beleid of programma's op het gebied van gezondheidsbevordering en preventie, zoals beweegprogramma's of programma's voor een gezond gewicht. In 2007 hebben huisartsenorganisaties (NHG en LHV) en de vereniging van doktersassistenten (NVDA), de vereniging van georganiseerde eerste lijn (gezondheidscentra, LVG), organisaties op het gebied van bewegen (NOC*NSF, NISB), enkele farmaceutische bedrijven en het KNGF een samenwerkingsovereenkomst gesloten om professionals in de huisartsenzorg te ondersteunen om mensen in Nederland aan het bewegen te krijgen: partnership bewegen. Ook afspraken over ketenzorg kunnen preventie- en gezondheidsbevorderingselementen bevatten.

Hoe het ook zij, de uitkomst van voorgaande overwegingen bepaalt of je als professional een initiatief neemt. Pas daarna begint het plannen maken.

> *We hebben met veel mensen in Utrecht Zuidwest gesproken. Niet alleen uit de gezondheidszorg, maar ook met politie, woningbouwvereniging, buurtwerk en migrantenorganisaties. Die gesprekken hebben problemen in de wijk aan het licht gebracht, zoals eenzaamheid bij ouderen, spanningsklachten en gebrek aan veilige speelplaatsen.*
> *Naar aanleiding daarvan hebben we met de wijkcommissie, de huisartsen, de thuiszorg en de gemeenteraad besproken welke problemen we het eerst zullen aanpakken. Een van de problemen die eruit sprong was het veel voorkomen van spanningsklachten bij Marokkaanse bewoners. Daar zijn we mee aan de slag gegaan.*
> (Hera Borst, wijkgezondheidswerker en projectleider 'Gezond leven en bewegen')

Gemeenten zijn verantwoordelijk voor lokaal gezondheidsbeleid
De taak 'ziekte te voorkomen en gezondheid te bevorderen' is via de Wet op de Collectieve Preventie Volksgezondheid (WCPV) neergelegd bij gemeenten. Zo moeten gemeenten zorgen voor veiligheid en infectieziektebestrijding, maar ook voor gezondheidsvoorlichting aan hun inwoners en bevordering van hun gezondheid. Gemeenten zijn verplicht een beleid te ontwikkelen voor de gezondheid van hun inwoners (gemeentelijk gezondheidsbeleid). Zij moeten dat elke vier jaar in een rapport vastleggen. Gemeenten stemmen hun plannen af op de landelijke prioriteiten en de gezondheidssituatie in hun gemeente. Daarom wordt de ggd vaak betrokken bij het opstellen van de gemeentelijke nota gezondheidsbeleid. Veel van deze gemeentelijke nota's gezondheidsbeleid zijn op internet te vinden in de Nationale Atlas Volksgezondheid, bij het onderwerp preventie > lokaal gezondheidsbeleid > gezondheidsnota's.

Ook de Wet maatschappelijke ondersteuning (WMO) legt gemeenten de verplichting op om het inwoners mogelijk te maken aan de maatschappij deel te nemen. Deze taak kan raakvlakken hebben met gezondheidsbevordering.

ggd-onderzoek biedt nieuwe bouwstenen voor gezondheidsbeleid gemeenten

De gezondheidspeiling uit 2004 onder ruim 5.000 volwassenen in regio Eemland levert informatie op over de lichamelijke en psychische gezondheid, leefgewoonten, zorg en preventie, woonomgeving. Dergelijk onderzoek laat zien wat de belangrijkste problemen zijn en bij welke groepen in de bevolking ze het meest voorkomen. Gemeenten kunnen daardoor gefundeerde keuzes maken en accenten leggen in het lokale gezondheidsbeleid.

Resultaten uit het onderzoek:
- Meer dan 50% heeft een chronische ziekte, bijna 10% een lichamelijke beperking, 16% een slechte psychische gezondheid.
- Eenzaamheid is niet alleen een probleem van ouderen.
- Bijna 25% ervaart financiële problemen; zij hebben vaker een minder goede lichamelijke en psychische gezondheid en voelen zich vaker eenzaam.
- 43% van de volwassenen heeft overgewicht, waarvan 9% ernstig overgewicht (obesitas).
- Een ongezonde leefwijze wordt niet herkend: 3% vindt de eigen manier van leven ongezond, 71% gezond, terwijl een ruime meerderheid niet voldoet aan de Richtlijnen Goede Voeding, 44% niet voldoet aan de Nederlandse Norm Gezond Bewegen en 10% inactief is.
- Geven van mantelzorg is psychisch zwaar.
- Mensen met een uitkering en mensen met een lage sociaaleconomische status hebben vaker problemen op diverse terreinen tegelijk.
- Ter voorkoming van chronische ziekten is aandacht voor leefstijlfactoren wenselijk. Deze leefstijlfactoren en overgewicht dienen een speerpunt te zijn in het gezondheidsbeleid van gemeenten.

(Naar: www.nieuwsbank.nl, 30-12-2005. Gemeente Woudenberg. ggd-onderzoek biedt nieuwe bouwstenen voor gezondheidsbeleid gemeenten)

De overheid zet een koers uit
Meestal zorgt de (rijks)overheid ervoor dat organisaties in het veld projecten opzetten en uitvoeren. De overheid zet daarin een koers uit door prioriteiten aan te geven en daarvoor geld beschikbaar te stellen. Zo financiert het ministerie van Volksgezondheid, Welzijn en Sport (VWS) stimulering van beweging, breedtesport en topsport op grond van de nota 'Tijd voor sport. Bewegen, meedoen, presteren' (Ministerie van VWS, 2005). In de preventienota 'Kiezen voor gezond leven' geeft het ministerie van VWS prioriteiten aan voor de periode 2007-2010: aanpak van roken, diabetes, overgewicht, depressie en schadelijk alcoholgebruik.

Preventienota 'Kiezen voor gezond leven'
Doelen:
- Langer leven (toename levensverwachting).
- Langer gezond leven (toename van aantal gezonde levensjaren).
- Minder verschil in gezondheid tussen mensen (verkleining van verschil in gezondheid tussen mensen uit hogere en lagere sociaaleconomische milieus).

Kern:
- Bevorderen gezonde leefstijl is hoofdthema preventiebeleid.

- Welvaartsziekten zijn grotendeels te vermijden.
- Aanpak: mensen stimuleren tot gezonde keuzes.
- Betere samenwerking binnen en buiten de overheid nodig.

(Ministerie van Volksgezondheid, Welzijn en Sport, 2006)

De rijksoverheid heeft daarnaast ZorgOnderzoek Nederland Medische Wetenschappen (Zon Mw) ingesteld. Deze organisatie formuleert prioriteiten en criteria, selecteert en financiert projecten die daaraan voldoen. Vanaf 2007 heeft het Rijksinstituut voor Volksgezondheid en Milieu (RIVM) een (kennis)Centrum Gezond Leven.
De overheid sluit ook samenwerkingscontracten af met organisaties 'in het veld'. Zo heeft de overheid in 2005 een convenant overgewicht gesloten met de levensmiddelenindustrie, horeca, werkgevers, zorgverzekeraars en sportorganisaties om overgewicht aan te pakken. Met andere partners is in 2002 het Partnership Stop Met Roken gesloten en in 2006 het Nationaal Programma Tabaksontmoediging 2007-2010 opgesteld.
Niet alleen de rijksoverheid financiert gezondheidsbevordering en preventie. Ook provinciale overheden financieren projecten, bijvoorbeeld sportprojecten via de Provinciale Sportraden.

Bij de regionale ggd is veel kennis aanwezig
Een organisatie die partner kan zijn in een project of je de weg kan wijzen, is de regionale ggd. De ggd is vaak betrokken bij het formuleren van het gezondheidsbeleid. Bij een ggd is immers veel informatie aanwezig over de gezondheid van de inwoners van een gemeente, activiteiten en instellingen die van belang zijn voor hun gezondheid. ggd'en en andere instellingen melden projecten op het gebied van preventie en gezondheidsbevordering aan bij www.quidatabank.nl. Maak er gebruik van.

Niet-overheidsinstellingen bepalen mede de koers
Categorale en non-profitorganisaties zoals de Nederlandse Hartstichting en het Voedingscentrum hebben ook invloed op wat er op een bepaald terrein gebeurt. Door voorwaarden te scheppen en financiering van projecten te koppelen aan voorwaarden kunnen zij ontwikkelingen in een bepaalde richting stimuleren. Ook bij hun prioriteiten kun je aansluiting zoeken. Dat vergroot de kans dat een subsidieaanvraag gehonoreerd wordt.
Daarnaast kun je denken aan organisaties op hetzelfde terrein, zoals het NOC*NSF, NISB en NEBAS (Nederlandse bond voor aangepast sporten) als het om beweging gaat: je houdt je bezig met hetzelfde probleem (bijvoorbeeld sportdeelname), dezelfde doelgroep (mensen met een beperking), dezelfde of aanverwante taak (bijdragen aan gezondheid, maatschappelijke participatie) of dezelfde doelstelling (meer sportdeelname van mensen met een beperking).

Kanttekeningen bij het huidige beleid
Er valt wel wat af te dingen op de focus op individueel (gezondheids)gedrag en op individugerichte interventies. Gezondheid is weliswaar een individueel goed, dat sterk wordt beïnvloed door individueel gedrag. Vanuit deze visie kan coaching naar gezonder gedrag leiden tot een betere gezondheid. Het gedrag zelf echter is niet alleen een resultante van kennis en welbewuste keuzes, maar van allerlei maatschappelijke omstandigheden, zoals mate van opleiding, mate van geletterdheid, migratie, welvaart, verkeer, prestatiedruk, economie, industrie.
In hoofdstuk 1 zijn sociaaleconomische gezondheidsverschillen aan bod gekomen: verschillen in gezondheid tussen mensen met een hogere en lagere sociaaleconomische status. Die verschillen zijn hardnekkig. Karien Stronks pleit in haar rede bij het aanvaarden van haar hoogleraarschap sociale geneeskunde in 2007 (Stronks, 2007) ervoor om ge-

zondheid veel meer als resultante van maatschappelijke processen te beschouwen. Deze visie kan leiden tot een andere benadering, die meer kan bijdragen aan de gezondheid en aan het verminderen van verschillen tussen hoog- en laagopgeleiden. Maatregelen die zij bepleit zijn: meer investeren in onderwijs, in alfabetisering, wijkverbetering, sociaal contact.

9.5 Financieel kader

Gezondheidsbevordering en preventie vragen om goede voorwaarden

Meestal doe je als paramedicus preventie- en gezondheidsbevorderingsactiviteiten er niet 'even' bij. Dat betekent dat voor een professionele, methodische aanpak voldoende tijd, geld en deskundigheid beschikbaar moet zijn. Dat geldt zowel voor kleinschalige activiteiten zoals een eenmalige bijeenkomst als voor (beweeg)programma's, projecten, freelance activiteiten of activiteiten die vanuit een organisatie worden uitgevoerd. Sommige beroepsverenigingen hebben een honorariumrichtlijn voor dergelijke activiteiten, anderen brengen een honorarium overeenkomstig de consulttijd in rekening. Professionals zelf of hun organisaties bepalen of ze dat bedrag in rekening brengen of daarvan willen afwijken. Niet iedereen brengt de vaak ruime voorbereidingstijd in rekening.

Is er een budget?

Een organisatie met gezondheidsbevordering en preventie als reguliere taak heeft daarvoor waarschijnlijk een budget (uren en geld voor materiële kosten) en voert binnen dat budget activiteiten uit. Daarom is het belangrijk om bij de eigen organisatie na te gaan of er een budget beschikbaar is voor gezondheidsbevordering. Doe dat ook bij andere organisaties waarmee je in een project wilt samenwerken (zie paragraaf 6.3). Wanneer een budget ontbreekt zal de financiering op een andere manier geregeld moeten worden, zoals bijdragen van zorgverzekeraars, bijdragen van deelnemers, sponsorgelden, subsidies.

Is er een bijdrage van de zorgverzekeraar?

Waar vroeger zorgverzekeraars zich vrijwel uitsluitend richtten op curatieve zorg op individuele indicatie oriënteren ook zij zich steeds meer op preventie. Zo is er een voorzichtige trend om 'zorgproducten' met een preventief (of gezondheidsbevorderend) doel aan verzekerden aan te bieden of te vergoeden. Ook de overheid overweegt om preventieproducten in de zorgverzekering op te nemen, naar aanleiding van een rapport van Het College voor Zorgverzekeringen, waarin wordt gesteld dat 'een hoog risico hebben op een ziekte' voor de zorgverzekering en AWBZ niet principieel afwijkt van 'het hebben van de ziekte' (Kroes e.a., 2007). In 2007 vergoeden verzekeraars soms (een deel van de) kosten van cursussen voor gezond leven, een gezond gewicht, fitness en beweegprogramma's, meestal via aanvullende verzekeringen. En er wordt een formele verwijzing en indicatiestelling verlangd. Dat is precies waar het soms wringt: gezondheidsvoorlichting, gezondheidsbevordering en preventie zijn meestal bedoeld voor een groep mensen met een verhoogd risico, niet voor individuen met klachten.

Zorgverzekeraars stellen eisen aan 'preventieproducten'

Zorgverzekeraars zullen over het algemeen pas een 'product' vergoeden wanneer de kwaliteit vaststaat, de doelmatigheid is aangetoond en het product aansluit bij de vraag van hun verzekerden. Of aansluit bij de behoefte van hun andere klanten zoals werkgevers. Steeds meer zorgverzekeraars bieden werkgevers preventieproducten aan.

Niet alle initiatieven op het gebied van gezondheidsbevordering en preventie en niet elk paramedisch aanbod met een preventief doel komen zonder meer voor een bijdrage of vergoeding in aanmerking. In de ontwikkel- en pilotfase van een gezondheidsbevorderingsactiviteit staat de effectiviteit en doelmatigheid vaak (nog) niet vast, maar soms is al wel aannemelijk te maken dat de activiteit een positief effect heeft op gezondheidsgedrag. Daarom kan het toch de moeite waard zijn in deze fase de stap naar een zorgverzekeraar te zetten.

> Als zorgverzekeraar willen wij een maatschappelijk ondernemer zijn. Wij willen verantwoordelijkheid nemen voor de gezondheid en gezondheidszorg in onze regio. Als zorgverzekeraar zijn we preventie steeds belangrijker gaan vinden. Niet alleen in woorden, maar ook in ons beleid. We zien dat er steeds meer evidence komt om met preventieve programma's aan de gang te gaan. Dat kan op allerlei terreinen. Beweging is een heel mooi preventief instrument tegen een heleboel kwalen en klachten. Daarom zijn we bereid daarin te investeren. Daarin proberen we ons te onderscheiden van andere zorgverzekeraars.
> Maar we kijken ook naar 'best practice'-zorg en ketenzorg, waarmee je kunt voorkomen dat er veel comorbiditeit ontstaat. Zo contracteren we diabeteszorg die multidisciplinair is ontwikkeld, all in onezorg. Dat mensen met hun kwaal zo gezond mogelijk verder kunnen. Zo investeren wij ook in beweegprogramma's zoals Big!Move. Dat deden we al in de pilotfase, omdat het programma veelbelovend was, inhoudelijk en financieel deugdelijk. Geld werd ingezet in groepsactiviteiten in plaats van in individuele behandelingen. Dat konden we verantwoorden. Maar in principe contracteren we goede, bewezen effectieve zorg. Het ontwikkelen daarvan ligt bij de aanbieders.
> (Theo van der Bom, fysiotherapeut, accountmanager zorg, Agis zorgverzekeringen)

Vaak is aanvullende financiering nodig

Het gereserveerde budget van een organisatie is vaak niet groot genoeg om (grote) nieuwe activiteiten uit te voeren, laat staan om ze te ontwikkelen of om projecten op te zetten. Dan is aanvullende financiering nodig uit de organisatie zelf of uit een externe bron. Daarbij kun je denken aan inkomsten door subsidie, aanbieden van (commerciële) producten en diensten of aan sponsoring.
Zoeken naar financiële bronnen is des te meer nodig wanneer er helemaal geen budget voor gezondheidsbevordering of preventie bestaat.

> Je kunt je product voorleggen aan de zorgverzekeraar. Maar ik zou ervoor willen pleiten om eerst te kijken of je een programma binnen de bestaande financiering kunt uitvoeren. Als mensen via de aanvullende verzekering 10 keer naar de fysiotherapeut kunnen, dan kun je zeggen: voor dat bedrag – ze zijn vaak voor een bedrag verzekerd – kun je ook 20 keer in een groep. En dan is dat vaak akkoord. Het hangt van je populatie af. Zit je in een wijk met veel mensen die niet aanvullend verzekerd zijn, dan heb je een probleem om voldoende deelnemers te krijgen. Zo is met VGZ afgesproken dat binnen de gezondheidscentra van de SGE het 'metabool project' wordt vergoed uit het aanvullende pakket. Onderdeel daarvan is dat diabetespatiënten gedurende 3 maanden in een groep trainen.
> (Vincent Gerris, fysiotherapeut, centrummanager gezondheidscentrum Prinsejagt, Eindhoven)

Financieringsbronnen

Bijdrage van eigen organisatie en samenwerkingspartners
Bijdrage van zorgverzekeraar
Subsidie:
– van overheid;
– van categorale of non-profitorganisaties.
Andere externe bronnen:
– bijdrage van deelnemers;
– sponsoring;
– verkoop van producten en diensten.

Het is een kunst de juiste personen te benaderen

Binnen die organisaties moet je de juiste afdelingen en personen zien te vinden: mensen die warmlopen voor het onderwerp en in de positie zijn dat binnen hun organisatie op de agenda te zetten. Binnen een gemeente kan het uitmaken of je een project aankaart bij de ambtenaar voor sportstimulering of de ambtenaar voor lokaal gezondheidsbeleid.

Een goed 'verhaal' moet bij de juiste mensen terechtkomen
In alle gevallen moet je een goed 'verhaal' hebben: een duidelijk en onderbouwd idee, van probleem tot en met een (voorlopig) plan. Dat verhaal moet ook duidelijk maken waarom je juist die organisatie benadert. En dat je dat niet alleen doet voor de financiering, maar liefst ook voor andere inbreng. Maak duidelijk wat het gemeenschappelijk belang is. Bereid je voor op eventuele bezwaren of belemmeringen. Geef aan welke voordelen de andere organisatie heeft door mee te doen. Zorg ervoor dat het voor beide partijen winst oplevert en maak dat ook de ander duidelijk. Uiteindelijk moet je eerst de mensen meekrijgen om de financiering rond te krijgen. Een degelijk projectplan kan helpen de ander over de streep te trekken.

9.5.1 SUBSIDIE
Subsidie is een financiële vergoeding voor welomschreven activiteiten en doelen. De subsidie wordt toegekend onder strikte voorwaarden. Bovendien moet de ontvanger van de subsidie de uitgaven achteraf verantwoorden. Een subsidieaanvraag wordt ingediend bij een organisatie die in de positie verkeert een financiële bijdrage te leveren. Dat kan een klassieke subsidieverstrekker zijn zoals gemeentelijke, provinciale of rijksoverheid maar ook een categorale organisatie.

Voor het stimuleren van bewegen en sport heeft de overheid drie lijnen uitgezet in de nota 'Tijd voor sport. Bewegen, meedoen, presteren'.

- Gezond door sport (Nationaal Actieplan Sport & Bewegen en gezonde sportbeoefening);
- Meedoen door sport (Opvoeden door sport en school, meedoen allochtone jongeren, integrale buurtaanpak en sport);
- Sport aan de top (stipendium voor topsporters, coaches aan de top, voorkomen dopinggebruik).

Zowel het ministerie van Volksgezondheid, Welzijn en Sport als het ministerie van Onderwijs, Cultuur en Wetenschappen reserveren voor de financiering daarvan een budget. De overheid doet daarnaast een beroep op organisaties in het veld van sport en bewegen om ook een extra financiële bijdrage te leveren. En steeds vaker ook op het bedrijfsleven en partijen in de gezondheidszorg zoals zorgverzekeraars, om samen te werken aan bewegingsstimulering.

(Ministerie van Volksgezondheid, Welzijn en Sport, 2005)

Een professioneel financieel 'plaatje' is een visitekaartje
In een subsidieaanvraag worden het probleem en de voorgenomen interventie in een projectplan beschreven. Daarin moet ook duidelijk zijn welke kosten aan het project verbonden zijn (begroting), op welke posten ze betrekking hebben en voor welke kosten financiering gevraagd wordt.
Salariskosten zijn via de leidinggevende of afdeling personeelszaken op te vragen. Vaak wordt voor deelname aan een project een uurtarief berekend. Ook veel externe medewerkers doen dat, waarbij ze al dan niet de tariefrichtlijn van hun beroepsorganisatie gebruiken.
Soms zijn financiers bereid tijdelijke kosten op zich te nemen maar niet bereid om vaste kosten te betalen. Voor activiteitskosten (voorbereiding, organisatie, materiaal) is fi-

nanciering vaak gemakkelijker te verkrijgen dan voor personele kosten. Sommige financiers zijn eerder bereid om een bijdrage te leveren wanneer de aanvragende organisatie en andere participanten ook zelf een financiële bijdrage leveren. Zo kent een project vaak een combinatie van financiers.

- subsidies, van gemeente, provinciale of landelijke overheid, categorale organisaties, (beroeps)verenigingen
- sponsoring, door bedrijven, verenigingen.

Begroting van een project, cursus of activiteit
(kennismakingsactiviteit zoals gratis conditietest, demonstratie, cursus, beweegprogramma)

Personele kosten:
- coördinator (uren x tarief)
- medewerker promotie (werving) en organisatie (uren x tarief)
- overleg en instructie uitvoerenden (aantal x uren x tarief)
- uitvoering (uren x tarief)
- evaluatie (uren x tarief)
- rapportage (uren x tarief).

Materiële kosten:
- kosten van mailing (repro en porto) naar relevante organisaties
- advertentie in lokale dagbladen en huis-aan-huisbladen
- ontwerp en druk flyers en posters, cursusboek, evaluatie
- attentie voor deelnemers
- koffie/thee voor deelnemers
- huur zaal
- huur/aanschaf materialen
- transportkosten
- reiskosten uitvoerenden.

Financieringsplan:
- eigen middelen, voor personele kosten en materialen of activiteiten
- reguliere financiering, bijvoorbeeld via aanvullende verzekering van deelnemers

9.5.2 SPONSORING

Bij sponsoring wordt een tegenprestatie verwacht
Ook in de gezondheidszorg heeft sponsoring zijn intrede gedaan. Bij sponsoring stelt de ene partij middelen (in natura of geld) ter beschikking in ruil voor diensten van de andere partij. Zo kan een sponsor gratis consumptiegoederen of spelartikelen aanbieden, accommodatie ter beschikking stellen of een financiële bijdrage leveren. De tegenprestatie kan bestaan uit naamsvermelding op uitnodigingen en programmaboekjes, een stand of uitdelen van folders van de sponsor gedurende een activiteit.

Start to Run
Elke week komt in een park in Amsterdam-West een groepje Marokkaanse vrouwen bij elkaar. Ze doen mee aan de cursus hardlopen Start to Run, opgezet om ze uit hun isolement te halen en plezier in lopen te bieden. Sportief samen lopen en samen leren staat voorop. Sommigen dragen een trainingspak, anderen een lange rok en een lange jas of een djellaba. En Nikes eronder, want Nike sponsort de groep. Alle deelnemers krijgen een gratis paar schoenen op voorwaarde dat ze de cursus afmaken en deelnemen aan de recreatieloop in het Amsterdamse Bos ter afsluiting van de cursus. Het bedrijf FitLijfStijl levert geschoolde train(st)ers. De deelnemers werken aan hun conditie en looptechniek. De cursus is geschikt voor beginners, maar ook vrouwen die al wat vaker hardlopen kunnen verder werken aan hun techniek. Een gediplomeerde train-

ster geeft advies over goede schoenen, sportkleding, voeding en gezondheid.

(Naar: Kouters, 2007)

Er moet een waarborg zijn voor inhoudelijke onafhankelijkheid
Zorg ervoor dat je inhoudelijk geen water bij de wijn doet. Dan creëer je immers afhankelijkheid van de sponsor. Je verliest daarmee je geloofwaardigheid. Maak daarom vooraf goede afspraken over de voorwaarden waarop je akkoord gaat met sponsoring.

Tips voor sponsoring
1 Zoek dichtbij (in eigen kring) naar sponsors.
2 Begin vroeg met het leggen van contacten. Het kost enige tijd om te achterhalen welke mensen (namen!) zich in een bedrijf bezighouden met sponsoring. Bovendien hebben de meeste sponsors enige tijd nodig om te beslissen.
3 Zorg ervoor dat je niet alleen iets vraagt, maar ook iets te bieden hebt.
4 Stuur het sponsorverzoek aan de persoon in het bedrijf die zich bezighoudt met sponsoring.
5 Neem na twee weken contact op om te vragen of de brief is aangekomen. Vraag of al bekend is op welke termijn een beslissing wordt genomen.
6 Maak duidelijk waarvoor sponsorgeld gebruikt wordt. Wees daarbij zo specifiek mogelijk: voor fullcolourdrukwerk, voor de huur van accommodatie.
7 Bewaak de inhoudelijke onafhankelijkheid.
8 Leg afspraken zwart op wit vast.
(Dijkstra, 2001)

Samenvatting

» Gezondheidsbevordering en preventie kent behalve een ethische en beroepsinhoudelijke context ook een beleids- en financieel kader. De ethische context wordt bepaald door afwegingen op basis van ethische principes 'geen kwaad doen', 'weldoen', 'rechtvaardigheid' en 'autonomie'. Het beroepsinhoudelijk kader wordt bepaald door het beroepsprofiel, het type organisatie waarin de professional werkt en de doelstellingen van de organisatie. Beleid van de eigen en andere organisatie(s) en overheidsbeleid stellen kaders waarbinnen een voorstel voor een activiteit moet passen om uitgevoerd te kunnen worden. De kaders zijn richtinggevend. Het is belangrijk om daarbinnen te zoeken naar mogelijkheden door aan te sluiten bij prioriteiten. De ggd beschikt over veel informatie over gezondheidsbevorderingsactiviteiten en -prioriteiten in de regio. Tot slot vormt de financiering een essentieel kader. Activiteiten moeten binnen een budget uitgevoerd worden. Bijdragen aan financiering kunnen komen uit de reguliere begroting, (project)subsidie en sponsoring. Soms vergoedt een zorgverzekeraar de kosten van bewezen effectieve 'preventieproducten'.

Sites

www.zonmw.nl
www.minvws.nl > onderwerpen > gezond leven en preventie > sport
www.nationaalkompas.nl
www.sport.nl/nocnsf
www.nisb.nl
www.quidatabank.nl

Verklarende woordenlijst

allochtone zorgconsulent	Zie zorgconsulent.
ASE-model	Theoretisch model voor (beredeneerd, bewust) gedrag van mensen. Het model beschrijft de factoren die van invloed zijn op het tot stand komen van gedrag (gedragsdeterminanten). Attitude (A), sociale invloed (S) en eigen effectiviteit (E) bepalen de intentie tot gedragsverandering.
attitude	Houding, denkbeelden en opvattingen ten aanzien van een bepaald onderwerp.
AWBZ	Algemene Wet Bijzondere Ziektekosten. Deze wet regelt de collectieve verzekering tegen de kosten van langdurige zorg.
best practice	Een samenhangend geheel van processen en activiteiten (in gezondheidsbevordering) dat past bij de uitgangspunten, theorieën en *evidence* van gezondheidsbevordering en rekening houdt met de omgeving, waarvan verwacht mag worden dat het in een bepaalde situatie leidt tot beoogde gezondheidsverbetering of voorwaarden daarvoor.
BRAVVO	Gezondheidsgedrag wat betreft **B**ewegen, **R**oken, **A**lcohol- en drugsgebruik, **V**oeding, **V**eilig vrijen. Sommigen voegen daaraan toe: **V**eiligheid in en om het huis en **O**ntspanning.
collectieve preventie	Bewaking en bevordering van de volksgezondheid voor zover deze samenhangt met collectieve risico's (risico's voor de gehele bevolking of grote groepen in de bevolking).
communicatiekenmerken	Factoren die van invloed zijn op communicatie, zoals cultuur, waarden, normen, gedragscodes, gewoonten, opvattingen, zelfbeeld, interesse, taal en dagelijks taalgebruik, gebruik van media en voorkeur voor manier van leren.

communicatieproces of -reeks	Reeks van elementen die onderdeel uitmaken van communicatie: ontvanger, boodschap, middel, kanaal en zender; of in vraagwoorden: voor wie, waartoe, wat, hoe, door wie.
communitybenadering	Communitybenadering wordt ook wel aangeduid met socialenetwerkbenadering of lokaal initiatief. De wijze waarop een project wordt ontwikkeld, aangeboden en uitgevoerd in een lokale gemeenschap (wijk of gemeente) wordt gekenmerkt door gebruikmaking van sociale structuren. Zie ook: wijkgericht werken.
demografische kenmerken	Leeftijd, sekse, leefvorm, kinderen, woonomgeving, sociaaleconomische status (SES).
determinanten	Beïnvloedende factoren.
determinanten van gedrag	Factoren die bijdragen aan het tot stand komen of in stand blijven van bepaald gedrag.
determinanten van gezondheid	Factoren die (een positieve of negatieve) invloed hebben op de gezondheid van mensen. Volgens Lalonde: fysische factoren, endogene factoren, sociale factoren, leefstijl en zorg.
doel	Gewenst resultaat van een interventie.
doelgroep	Mensen met een gemeenschappelijk gezondheidsprobleem of -gedrag die met dezelfde communicatieve interventie te bereiken zijn.
draaiboek	Beschrijving van geplande activiteiten. De beschrijving is stap voor stap, gefaseerd naar tijd en persoon, zodat het draaiboek kan dienen als handleiding voor gebruik tijdens de voorbereiding en/of uitvoering van activiteiten.
eigen effectiviteit	De verwachting van mensen over de mate waarin ze in staat zijn uit te voeren wat ze zich voornemen.
evaluatie (procesevaluatie, effectevaluatie)	Verzamelen van gegevens over het resultaat en/of het proces.

evidence-based	Gebaseerd op gegevens uit kwantitatief en/of kwalitatief wetenschappelijk onderzoek. Welke gegevens als *evidence* gelden in het veld van de ziektepreventie en gezondheidsbevordering is nog aan discussie onderhevig. Gezondheidswinst is moeilijk aan te tonen, zeker in kortlopende projecten. Belangrijke aandachtspunten bij het verzamelen van evidence zijn: – procesvariabelen en/of uitkomstvariabelen; – welke variabele of parameter wordt gemeten (de keuze hiervan wordt mede bepaald door de gestelde doelen); – methode van onderzoek en onderzoeksopzet.
gedrag	Handelen, doen.
gedragsintentie	Bereidheid of voornemen om bepaald gedrag te vertonen.
gedragsverandering, stap, fase	Op weg naar nieuw gedrag zijn achtereenvolgens de volgende stappen (fasen) te onderscheiden: – Openstaan, Begrijpen, Willen, Kunnen, Doen en Blijven doen (Van der Burgt & Verhulst, 2003). – Aandacht, Bewustwording, Intentie, Barrières, Gedragsverandering, Gedragsbehoud (Kok e.a., 2005). – Bewustwording, Afweging, Besluitvorming, Gedragsverandering, Gedragsbehoud, Preventie van terugval (Gerards, 1997). – Precontemplatie, Contemplatie, Preparatie, Actie, Behoud (Prochaska & DiClemente, 1994).
gezondheidsbescherming	Gezondheidsbescherming is het geheel van activiteiten en maatregelen die ertoe bijdragen dat mensen minder worden blootgesteld aan schadelijke stoffen en schadelijke omstandigheden.
gezondheidsbevordering	Gezondheidsbevordering is een combinatie van gezondheidsvoorlichting en omgevingsveranderingen die samen gezond gedrag en gezonde leefcondities stimuleren (Green & Kreuter, 1999). Vaak wordt met het woord gezondheidsbevordering ook het geheel van planmatige activiteiten aangeduid dat tot doel heeft de gezondheid te bevorderen. Zie ook: ziektepreventie.
gezondheidsgedrag	Gedrag dat de gezondheid ten goede komt of bedreigt. Deze gedragingen maken deel uit van iemands leefstijl.

gezondheidsvoorlichting (GVO)	Gezondheidsvoorlichting omvat alle combinaties van leerervaringen die bedoeld zijn om op vrijwillige basis gedrag te stimuleren (Green & Kreuter, 1999). Gezondheidsvoorlichting is naast voorzieningen en wet- en regelgeving een middel voor gezondheidsbevordering en ziektepreventie.
GVO	Gezondheidsvoorlichting en -opvoeding; zie gezondheidsvoorlichting.
Health Belief Model	Theoretisch model dat de gedragsintentie beschrijft als uitkomst van de subjectieve inschatting van de kans op ziekte (waargenomen kans) maal de subjectieve inschatting van de ernst van de ziekte (waargenomen ernst).
Health Counseling Model	Een model voor begeleiding bij verandering van gezondheidsgedrag (Gerards, 1997). Het model onderscheidt drie fasen: voorbereiding van het advies, uitvoeren van het advies en nazorg. Binnen de fasen worden stappen onderscheiden.
implementatie	Implementatie is een procesmatige en planmatige invoering van vernieuwingen en/of veranderingen van bewezen waarde met als doel dat deze een structurele plaats krijgen in het (beroepsmatig) handelen, het functioneren van organisatie(s) of in de structuur van de gezondheidszorg.
intermediair	Persoon of groep die als tussenschakel fungeert in de communicatie naar een (eind)doelgroep. Het kan daarbij gaan om een sleutelfiguur van de doelgroep of om een beroepsbeoefenaar die (meer) contact heeft met de doelgroep.
intersectorale samenwerking	Samenwerking tussen verschillende sectoren, zoals gezondheidszorg, sport, onderwijs, economische zaken.
interventiemix	Combinatie van interventies. In gezondheidsvoorlichting wordt een combinatie van interventies toegepast om aan te sluiten bij de verschillende fasen van gedragsverandering en verschillende leerstijlen binnen een doelgroep.
Intervention Mapping Model	Model voor planning en onderbouwing van GVO (Bartholomew, Parcel & Kok, 1998, 2006).
leefstijl	Min of meer stabiel patroon van gedragingen op het gebied van voeding, kleding, huisinrichting, relaties en recreatie.

modelling	Modelling is een leerprincipe, gebaseerd op imitatie. Met het woord modelling wordt ook de voorlichtingsmethodiek aangeduid die op dit principe gebaseerd is. Daarbij worden rolmodellen ingezet die voor de doelgroep aantrekkelijk en herkenbaar zijn.
norm	Nederlandse Norm Gezond Bewegen: minimaal een half uur per dag matig zware inspanning, gedurende minimaal vijf dagen per week geldt als norm voor de minimale hoeveelheid beweging voor een goede gezondheid.
peer (peer education)	Een 'peer' (Engels) is een groepsgenoot: iemand met dezelfde achtergronden en communicatiekenmerken als de beoogde doelgroep, afkomstig uit de doelgroep. Peer education of de voor-en-door-methode is een voorlichtingsmethodiek waarin een peer voorlichting geeft aan de doelgroep.
pilot	Proefuitvoering.
pretesten	Ter becommentariëring voorleggen van een concept-voorlichtingsproduct aan mensen uit de doelgroep of mensen die de doelgroep goed kennen. Op basis van het commentaar wordt het concept verbeterd.
programma	Kader of richtinggevende uitgangspunten voor beleid. Landelijke organisaties en subsidiegevers stellen vaak een programma op voor enkele jaren. Een dergelijk programma wordt nader uitgewerkt in projecten of biedt een handvat om ingediende projectvoorstellen (of subsidieaanvragen) te beoordelen.
project	Activiteit of samenstel van activiteiten gericht op een welomschreven resultaat. Een (gesubsidieerd) preventie- of gezondheidsbevorderingsproject moet passen binnen het 'programma' van de opdracht- of subsidiegever.
Richtlijnen Goede Voeding	Opgesteld om tekorten te voorkomen en ter preventie van welvaartsziekten: – zorg voor voldoende lichaamsbeweging; – zorg voor een gevarieerde voeding; – gebruik dagelijks ruime groente, fruit en volkoren graanproducten; – gebruik zo weinig mogelijk producten met veel verzadigde vetzuren; – eet regelmatig (vette) vis; – beperk de frequentie van gebruik van producten met suikers en voedingszuren; – beperk de inname van keukenzout; – beperk de inname van alcohol. Vet: <10 energieprocent verzadigde vetzuren. Twee porties (vette) vis per week. Vezels: 30-40 gram per dag, uit groente, fruit en volkoren graanproducten. Koolhydraten: maximaal 7 eet- of drinkmomenten per dag als die veel suikers en voedingszuren bevatten. Groenten en fruit: 150-200 gram groenten en 200 gram fruit per dag. Zout: maximaal 6 gram per dag.

risicofactor	Factor die de (statistische) kans op ziekte vergroot.
risicoperceptie	Iemands subjectieve inschatting van zijn kans op ziekte.
rolmodel	Iemand die identificatiemogelijkheden biedt voor een bepaalde doelgroep en een voorbeeldfunctie vervult voor die doelgroep.
SES	sociaaleconomische status.
SMART	SMART zijn de criteria waaraan de formulering van een doel moet voldoen: specifiek, meetbaar, acceptabel, relevant, tijdgebonden.
sociale kaart	De sociale kaart (van een regio) beschrijft welke instellingen en personen op een bepaald terrein of onderwerp werkzaam zijn, hun taken en activiteiten. In het kader van gezondheidsvoorlichting en gezondheidsbevordering omvat de sociale kaart niet alleen instellingen en activiteiten uit de gezondheidszorg, maar ook uit de sectoren welzijn, sport en onderwijs. De kaart vermeldt ook provinciale of landelijke organisaties die op het betreffende terrein van belang (kunnen) zijn.
stages of change-model	Het stages of change-model (Prochaska & DiClemente, 1994) heet ook wel het transtheoretisch model. Het beschrijft vijf fasen van gedragsverandering. In de beschrijving staat het begrip contemplatie (overwegen van gedragsverandering) centraal.
transtheoretisch model	Zie stages of change-model.
vetc'er	Voorlichter eigen taal en cultuur. Persoon afkomstig uit een niet-Nederlandstalige groep en cultuur die opgeleid is als gezondheidsvoorlichter. De vetc'er geeft de voorlichting in de taal van de doelgroep en aangepast aan de cultuur van de groep.
voorlichting	Zie gezondheidsvoorlichting.
WCPV	Wet Collectieve Preventie Volksgezondheid. Op basis van deze wet hebben de gemeentelijke, provinciale en landelijke overheid de taak om voor hun burgers maatregelen te treffen in het kader van 'ziektepreventie', bijvoorbeeld preventie van infectieziekten, gezondheidsbevordering en vermindering van sociaaleconomische gezondheidsverschillen. De overheden zijn verantwoordelijk voor het ontwerpen van regelgeving, creëren van voorzieningen en (laten) uitvoeren van preventie- en gezondheidsbevorderingsactiviteiten.

wijkgericht werken	Aanpak van gezondheidsbevordering waarbij de activiteiten gericht worden op een bepaalde wijk of buurt en waarbij de aanpak gebaseerd is op:
WMO	Wet maatschappelijk ondersteuning. Op grond van deze wet hebben gemeenten de taak om het hun inwoners mogelijk te maken om aan de maatschappij deel te nemen. Door gezondheid te bevorderen kunnen de participatiemogelijkheden van mensen worden vergroot.

- een integrale visie op gezondheid;
- samenwerking met verschillende sectoren (niet alleen gezondheidszorg, maar ook sport en recreatie, welzijnswerk, onderwijs, overheden);
- actieve participatie van de bewoners van de wijk bij het ontwikkelen en uitvoeren van de activiteiten.

ziektepreventie	Ziektepreventie is het voorkomen van een ziekte of een risicofactor voor een ziekte. Middelen om het doel ziektepreventie te realiseren zijn voorlichting, voorzieningen, verdragen en voorschriften. In dit boek ligt de nadruk op het stimuleren van gezond gedrag. Vaak wordt met het woord ziektepreventie ook het geheel van planmatige activiteiten aangeduid dat tot doel heeft ziekte te voorkomen. Zie ook gezondheidsbevordering.
zorgconsulent	(Allochtone) zorgconsulenten zijn opgeleid om een schakel te vormen tussen allochtone patiënten en hulpverleners. Ze bemiddelen in de communicatie en bevorderen en adequate hulpverlening. Meestal zijn ze ook voorlichter in de eigen taal en cultuur.

Literatuur

Aarts, H., Paulussen, T. & Schaalma, H. (1997). Physical exercise habit: on the conceptualization and formation of habitual health behaviors. Health Education Research, 12, 3, 363-374.

Annema, P. (2007). Jeugd valt wel af aan de hand van Davids of Cocu. de Volkskrant, 26 mei 2007.

Baal, P.H.M. van, Wit, G.A. de, Feenstra, T.L. e.a. (2006). Bouwstenen voor keuzes rondom preventie in Nederland. Bilthoven: RIVM.

Baart, P., Roerink, G. & Selie, M. (1996). Gezondheidsbevordering op de werkplek. Een toekomstig element van bedrijfsvoering. Den Haag/Amsterdam: Centrum GBW/NIA.

Bartholomew, L.K., Parcel, G.S. & Kok, G. (1998). Intervention mapping: a process for designing theory- and evidence-based health education programs. Health Education & Behavior, 25, 545-563.

Bartholomew, L.K., Parcel, G.S., Kok, G. (2006). Planning health promotion programs; an Intervention Mapping approach. San Francisco, CA: Jossey-Bass.

Bemelmans, W.J.E., Wendel-Vos, G.C.W. e.a. (2004). Interventies ter preventie van overgewicht in de wijk, op school, op het werk en in de zorg. Een verkennende studie naar de effecten. Bilthoven: RIVM.

Beroepsprofiel fysiotherapeut (2005). Amersfoort/Houten: KNGF/Bohn Stafleu van Loghum.

Bij, A. van der, Laurant, M. & Wensing, M. (2000). Implementatie van bewegingsprogramma's voor ouderen. Verslag van een literatuurstudie. Den Haag: ZorgOnderzoek Nederland, in samenwerking met WOK van Universiteit Nijmegen/Universiteit Maastricht.

Boekaerts, M. & Simons, P.R. (1993). Leren en instructie. Assen: Dekker & van de Vegt.

BOR-rapportage 2006, project Bewegen op recept (2006). Den Haag: STIOM.

Borst, H., Ben Chakra, F. & Cinar, Y. (tekst). (2003). Gezond leven en bewegen. Het draaiboek. Een cursus voor Turkse en Marokkaanse vrouwen met spanningsklachten. Utrecht: GG&GD.

Brinkman, J. (1995). Communiceren met effect. Overtuigen van individuen, groepen en het grote publiek. Groningen: Wolters-Noordhoff.

Brug, J. & Lenthe, F. van (red.). (2005). Environmental determinants and interventions for physical activity, nutrition and smoking: a review. Samenvatting, conclusies en aanbevelingen. Rotterdam: Erasmus MC.

Brug, J., Schaalma, H. & Kok, G. (2000). Gezondheidsvoorlichting en gedragsverandering. Een planmatige aanpak. Assen: Van Gorcum.

Brug, J., Vries, H. de & Vries, N. de (2002). Nieuwe kijk op gezond gedrag. In: J. Jansen, A.J. Schuit e.a., Tijd voor gezond gedrag. Bevordering van gezond gedrag bij specifieke groepen. Bilthoven: RIVM.

Brussaard, T. e.a. (2000). Aandacht voor de voeding van Turkse, Marokkaanse en Nederlandse kinderen en hun moeders. Voeding Nu, 2, 1, 9-11.

Bulk-Bunschoten, A.M.W., Renders, C.C. e.a. (2005). Overbruggingsplan voor kinderen met overgewicht. Methode voor individuele primaire en tertiaire preventie in de jeugdgezondheidszorg. Amsterdam: Sociale geneeskunde (JGZ), EMGO.

Burdorf, A., Miedema, H.S. e.a. (2003). Risicofactoren voor lage-rugklachten in het beroep. Tijdschrift voor bedrijfs- en verzekeringsgeneeskunde, 11, 6-13.

Burgt, M. van der, Mechelen-Gevers, E. van & Lintel-Hekkert, M. te (2006). Introductie in de gezondheidszorg. Houten: Bohn Stafleu van Loghum.

Burgt, M. van der & Verhulst, F. (2003). Doen en Blijven doen. Voorlichting en compliancebevordering door paramedici. Houten: Bohn Stafleu van Loghum.

Chorus, A.M.J. & Hopman-Rock, M. (2003). Chronisch zieken en bewegen. Een Quick scan. Leiden: TNO.

Cuijpers, P., Jonkers, R. & Keijsers, J.F.E.M. (2000). Leefstijlcampagnes in Nederland. Analyse en aangrijpingspunten voor kwaliteitsverbetering. Leiden: Zorg-Onderzoek Nederland.

Dijkman, M. (2003). Wat beweegt kinderen om te bewegen. Maastricht: Universiteit Maastricht, Faculteit Gezondheidswetenschappen.

Dijkstra, N. (2001). Bewegingsstimulering. Financiering en ondersteuning van projecten. GGD-nieuws, 1, februari, 21-24.

Doak, C.M., Visscher, T.L.S. e.a. (2006). The prevention of overweight and obesity in children and adolescents: review of interventions and programmes. Obesity Reviews 7, 1, 111-136.

Dochy, F.J. & Luyk, S.J. van (1987). Handboek vaardigheidsonderwijs. Lisse: Swets & Zeitlinger, 54-55.

Drewes, M. & Haastrecht, P. van (1998). Voorlichting geven in de eigen taal. Methodiekboek. Woerden: NIGZ.

Fishbein, M. & Ajzen, I. (1975). Belief, attitude, intention and behavior. New York: Wiley.

Geerts, A. (2007). Kort leefstijladvies lijkt te werken. Gratis cholesteroltest in supermarkt. Voedingsmagazine, 20, 2, 15-17.

Gerards, F. (1997). Health counseling. Het adviesgesprek in de (para)medische en verpleegkundige zorg. Baarn: Nelissen.

Gezondheidsraad (2006). Plan de campagne. Bevordering van gezond gedrag door massamediale voorlichting. Den Haag: Gezondheidsraad. Publ. Nr. 2006/16.

Green, L.W. & Kreuter, M.W. (1999). Health promotion planning: an educational and ecological approach (3rd ed.). Mountain View, CA: Mayfield.

Harting, J. (2005). Individual lifestyle advice: development, implementation and evaluation within the Hartslag Limburg cardiovascular prevention project. Maastricht: Universiteit van Maastricht.

Harting, H. & Assema, P. (2006). Community projecten in Nederland: de eeuwige belofte? Maastricht: Universiteit van Maastricht.

Hekman, M. (2005). FLASH! Elke dag in actie in Zuid-Holland Noord. Activiteitenplan 2006. Leiden: GGD Zuid-Holland Noord.

Herten, L.M. van, Oudshoorn, K. e.a. (2002). Gezonde levensverwachting naar sociaal-economische status. Leiden: TNO Preventie en Gezondheid.

Hildebrandt, V.H., Ooijendijk, W.T.M. & Hopman-Rock, M. (2007). Trendrapport bewegen en gezondheid 2004-2005. Leiden: TNO.

Hirasing, R. & Gouwerok, M. (2007). Kinderen en overgewicht, een actieplan voor ouders. Rean uitgeverij.

Hopman-Rock, M., Jong, R.J. de & Staats, P.G.M. (1999). Projectbeschrijving implementatie van de preventieprogramma's Omgaan met artrose en hup met de heup. Leiden: TNO Preventie en Gezondheid.

Horstman, K. & Houtepen, R. (2005). Worstelen met gezond leven. Ethiek in de preventie van hart- en vaatziekten. Amsterdam: het Spinhuis.

In balans. Cursistenboek (2000). Arnhem: NISB.

Jonge, O.R.W. de, Hopman-Rock, M. e.a. (2004). An implementation study of two evidence-based exercise and health education programmes for older adults with osteoarthritis of the knee and hip. Health Education Research, 19, 3, 316-325.

KNGF (2007). Kansen voor de fysiotherapie onder de WMO. Informatiebrochure januari 2007. Amersfoort: KNGF.

Koelen, M. (2001). GGD Rotterdam. Heet hangijzer. Tijdschrift Gezondheidsvoorlichting, 18, 3, 14-15.

Kok, H., Molleman, G., Saan, H. e.a. (2005). Handboek Preffi 2.0. Richtlijn voor effectieve gezondheidsbevordering en preventie. Woerden: NIGZ.

Kooiker, S. & Velden, K. van der (2007). Een nuchtere kijk op gezond gedrag. Vier thema's voor gezondheidsbevordering. Den Haag: SCP.

Korswagen, C.J.J. (red.) (1993). Drieluik Mondelinge communicatie. Deel III: Doeltreffend leiding geven en deelnemen aan informatie-, discussie- en vergaderbijeenkomsten. Houten: Bohn Stafleu van Loghum.

Kouters, S. (2007). Als bloemen die opengaan. Volkskrant Magazine, 13, 13 januari 2007.

Kramer, M. (2000). Hoe gebruik ik een pretestvragenlijst? Tijdschrift Gezondheidsvoorlichting, 17, 2, 16-17.

Kreijl, C.F. van, Knaap, A.G.A.C. van der e.a. (2004). Ons eten gemeten. Bilthoven: RIVM.

Kroes, M.E., Mastenbroek, C.G., Couwenbergh, C.T.L.E. e.a. (2007). Van preventie verzekerd. Diemen: CVZ.

Kruijer, H.P., Hermers, S., Bemelmans, W.J.E. e.a. (2001). Intensieve groepsvoorlichting over mediterrane voeding uitgaande van gedragsveranderingsmodellen. Nederlands Tijdschrift voor Diëtisten, 56, 6, 117-125.

Kuiper, C., Heerkens, Y., Balm, M. e.a. (2005). Arbeid en gezondheid. Preventie, behandeling en re-integratie. Een handboek voor paramedici. Houten: Bohn Stafleu van Loghum.

Lang, G. & Molen, H.T. van der (2003). Psychologische gespreksvoering, een basis voor hulpverlening. Baarn: Nelissen (11e druk).

Leemrijse, C., Westhoff, M.H., Borghouts, J.A.J. e.a. (2001). Preventie, arbeidsgerelateerde zorg en fysiotherapie, logopedie, oefentherapie Cesar en oefentherapie Mensendieck. Een Quick scan. Utrecht: Nivel.

Maertens, N. & Maris, N. (1992). *Patiëntgericht voorlichten. Leerboek voor verpleegkundigen.* Utrecht: Landelijk Centrum GVO.

Mechelen, W. van, Vet, R. de & Twisk, J. (2000). BRAVO: meer Bewegen, niet Roken, minder Alcohol, gezondere Voeding, voldoende Ontspanning. *Tijdschrift Sociale Gezondheidszorg, 78,* 4, 193-194.

Mechelen-Gevers, E. van, Burgt, M. van der. (2003). Aan de slag in voorlichtings- en bewegingsprogramma's. Kant-en-klaar op maat. *Fysiopraxis, 12,* 6, 30-35.

Meer, C.P. van & Robroek, W.C.L. (1994). Vaardigheidstraining. In: J.W.M. Kessels, C.A. Smit. *Handboek opleiders in organisaties.* Deventer: Kluwer Bedrijfwetenschappen.

Ministerie van VWS (2002). *Preventienota Kiezen voor gezond gedrag.* Den Haag: Sdu.

Ministerie van VWS (2005). *Tijd voor sport. Bewegen, meedoen, presteren.* Den Haag: Sdu.

Ministerie van VWS (2006). *Kiezen voor langer gezond leven 2007-2010.* Den Haag: Ministerie van Volksgezondheid, Welzijn en Sport.

Ministerie van VWS (2006). *Preventienota Kiezen voor gezond leven.* Den Haag: Sdu.

Ministerie van VWS (2007). *Preventienota Gezond zijn, gezond blijven. Een visie op gezondheid en preventie.* Den Haag: Sdu.

Ministerie van WVC (1986). *Nota 2000. Over de ontwikkeling van gezondheidsbeleid: feiten, beschouwingen en beleidsvoornemens.* Tweede Kamer vergaderjaar 1985-1986, 19500, 1-2. Rijswijk: ministerie van WVC.

Mol, H. de (2007). *Draaiboek groepsvoorlichting diabetes.* Breda: GGD en Thuiszorg West Brabant.

Nederlands WHO-FIC Collaborating Centre (2002). *International Classification of human Functioning, Disability and Health ICF.* Geneve: WHO.

NIGZ (Nationaal Instituut voor Gezondheidsbevordering en Ziektepreventie) (2005). *Vijftien normen voor een gezond gewicht.* Woerden: NIGZ.

Nooijer, J. de, Oenema A., Kloek, G. e.a. (2005). *Bevordering van gezond gedrag via internet. Nu en in de toekomst.* Maastricht/Rotterdam: Universiteit Maastricht, Erasmus Medisch Centrum.

Ooyendijk, W.T.M., Hildebrandt, H.V. & Hopman-Rock, M. (2007). *Trendrapport bewegen en gezondheid 2004-2005.* Leiden: TNO.

Overgoor, L. & Aalders, M. (2004). *Big!Move Evaluatieverslag Gezondheidscentrum Venserpolder.* Amsterdam: Gezondheidscentrum Venserpolder.

Overgoor, L., Aalders, M. & Status Muller, I. (2006). Big!Move beweging in gedrag van patiënt en huisarts. *Huisarts en Wetenschap, 49,* 1, 42-45.

Paulussen, Th. (1997). *Jongeren en de preventie van hart- en vaatziekten. Een leefstijl- en determinantenanalyse.* Den Haag: Nederlandse Hartstichting.

Peters, L., Molleman, G. e.a. (2003). *Toelichting Preffi 2.0.* Woerden: NIGZ.

Pijnappels, M. Balansherstel na struikelen bij ouderen (2004). *Beweegreden: Vakblad voor Oefentherapeuten Cesar en Mensendieck,* 1, 1, 12-17.

Pijnappels, M. (2005a). Vallen bij ouderen: spierkracht een aandachtspunt voor training? Stimulus: *Evidence-based handelen in de fysiotherapeutische praktijk 24,* 2, 215-229.

Pijnappels, M. (2005b). Waarom schieten ouderen soms tekort in hun balanshandhaving? *Fysiotherapie & Ouderenzorg, 19,* 2, 6-12.

Prochaska, J.O. & DiClemente, C.C. (1994). Stages of change and decisional balance for twelve problem behaviors. *Health Psychology, 13,* 1, 39-46.

Projectplan Kinderkoken, onderdeel van de campagne *Move your heart, eat smart.* (2005). GGD West-Brabant en GGD Hart voor Brabant.

Putten, L. van der & Tanoti, N. (2003). *Tips voor communicatie met allochtone doelgroepen.* Woerden: Steunpunt Lokale Aanpak Gezondheidsverschillen, NIGZ.

Ramsaransing, G.N., Kesarlal-Sadoeram, S.M. & F.L. van Leeuwen e.a. (1999). Suikerziekte bij Hindostanen. Een interventieproject. *Epidemiologisch Bulletin, 34,* 4, 9-12.

Ravensberg, C.D., Akihary, S.C.N., Streek, M.D. van de e.a. (2006). *Integrale benadering van vrouwelijke migranten met chronische pijnklachten. Deel I en deel II.* Amersfoort: NPI.

Ravensberg, D. & Wams, H.W.A. (2006). Vrouwelijke migranten met groepsprogramma op weg naar gezonder leven. *Issue,* 1, 5.

Riet, H. van 't & Boer, J. de (2006). *Draaiboek gezonde leefgewoonten Westerpark voor Marokkaanse en Turkse bewoners.* Amsterdam: GG&GD Amsterdam, cluster EDG.

Rijkers, T. (1999). *Effectief opleiden voor praktijkbegeleiders.* Baarn: Nelissen.

Ronda, G.M. (2003). *The Dutch heart health community intervention Hartslag Limburg: an evaluation (dissertation).* Maastricht: Universiteit van Maastricht.

Ruland, E., Assema, P. van, Ament, A. e.a. (2006). Hartslag Limburg: integrale gezondheidsbevordering in buurten, gemeenten, bij huisartsen en in het ziekenhuis. De opbouw: bundeling van praktijk, onderzoek en beleid. *Tijdschrift Sociale Gezondheidszorg*, 84, 2, 83-89.

Sadhoeram, S.M. e.a. (1997). De Voeding van Surinaams Hindostaanse vrouwen met diabetes in Den Haag. *Epidemiologisch Bulletin 's-Gravenhage*, 3, 1, 21-25.

Schuit, A.J. & Leest, L.A.T.M. van (2005). Zijn er verschillen naar sociaal-economische status? In: Volksgezondheid Toekomst Verkenning, Nationaal Kompas Volksgezondheid. Bilthoven: RIVM, <http://www.nationaalkompas.nl> Gezondheidsdeterminanten\ Leefstijl\ Lichamelijke activiteit, 23 september 2005.

Schuit, A.J., Wendel-Vos, G.C. e.a. (2006). Effect of 5-year community intervention Hartslag Limburg on cardiovascular risk factors. *AM J Prev Med*, 30, 3, 237-242.

Staats, P.G.M., Westhoff, M.H. & Tak, E.C.P.M. e.a. (1999). 'Hup met de heup', een advies- en trainingsprogramma voor mensen met heupartrose. Verslag van de effectevaluatie. Leiden: TNO-PG. Rapportnummer PG/VGZ/99.040.

Steenstra, I.A., Verbeek, J.H. e.a. (2005). Prognostic factors for duration of sick leave in patients sick listed with acute low back pain: a systematic review of the literature. *Occup Environ Med*, 62, 12, 851-860.

Stegerhoek, R. & Janssen, N. (2001). Praktijkwerk groepsvoorlichting. De uitvoering. *Tijdschrift voor Gezondheidsvoorlichting*, 10 (www.nigz.nl > dossiers > allochtonen en gezondheid).

Storm, I., Zoets, F. van & Broeder, L. den (2007). *Integraal gezondheidsbeleid: theorie en toepassing*. Bilthoven: RIVM.

Stronks, K. (2007). *Maatschappij als medicijn*. Rede uitgesproken bij de aanvaarding van het ambt van hoogleraar sociale geneeskunde aan de Universiteit van Amsterdam. Amsterdam: Universiteit van Amsterdam.

Tak, E.C.P.M., Hopman-Rock, M., Westhoff, M.H. e.a. (1999). *Omgaan met artrose van knie en/of heup. De evaluatie van een leefstijlprogramma*. Leiden: TNO Preventie en Gezondheid. Rapportnummer PG/VGZ/00.020.

Terra, H., Mechelen-Gevers, E. van & Burgt, M. van der (2004). *Doen wat kan. Patiëntenvoorlichting door verpleegkundigen*. Maarssen: Elsevier Bedrijfsinformatie.

Tillen met zorg. Preventie fysieke belasting. Een programma voor verpleegkundigen en verzorgenden (2007). Brochure; uitgave van het Arboconvenant Academische Ziekenhuizen.

TNS/NIPO (2007). *Kun je gezond genieten?* Amsterdam: TNS/NIPO.

Valk, S. van der (red.) (1998). *Tien jaar voorlichting eigen taal en cultuur*. Woerden: NIGZ.

Verheul, E. & Bergh, B. van den (1996). *Wankel evenwicht. Ethiek van preventie en GVO*. Woerden: NIGZ.

Visscher, T., Kremers, S. & Kromhout, D. (2007). *Preventie van gewichtsstijging en richtlijnen voor gewichtsbeheersing*. Den Haag: NHS-NRG groep.

Visscher, T.L.S. & Seidell, J.C. (2006). Neemt het aantal mensen met overgewicht toe of af? In: Volksgezondheid Toekomst Verkenning, Nationaal Kompas Volksgezondheid. Bilthoven: RIVM, <http://www.nationaalkompas.nl> Gezondheidsdeterminanten\ Persoonsgebonden\ Lichaamsgewicht, 16 juni 2006.

Voedingscentrum (2007). *Handleiding preventie van overgewicht in lokaal gezondheidsbeleid*. Den Haag: Voedingscentrum.

Voorham, A.J.J. & Kocken, P.L. (2000). Kenmerken van de voorlichter bij het effect van seniorenvoorlichting. Een kwantitatieve procesevaluatie. *Tijdschrift Sociale gezondheidszorg*, 78, 5, 303-308.

Wagenaar, W.A. (1996). *Het houden van een presentatie*. Rotterdam: NRC-Handelsblad.

Wammes, B. (2007). *'Maak je niet dik!' Evaluation of a nationwide mass media campaign aimed at prevention of weight gain in Dutch young adults*. Proefschrift. Rotterdam. Erasmus Universiteit.

Weerdesteyn, V. (2005). *From the mechanism of obstacle avoidance towards the prevention of falls*. Proefschrift. Nijmegen: Radboud Universiteit.

Weerdt, I. de, Kuijpers, H.P. & Kok, G.J. (2007). *Kijk op diabetes met perspectief op de toekomst. Eindverslag van de eerste fase*. Amersfoort: Nederlandse Diabetes Federatie.

Weinstein, N.D. & Sandman, P.M. (1992). A model of the Precaution adoption process: evidence from radon testing. *Health Psychology*, 11, 170-180.

Welbie, M. (2007). *De multiculturele fysiotherapiepraktijk door de ogen van de fysiotherapeut*. Utrecht: Universiteit Utrecht.

Wensing, M., Splunteren, P. van & Hulscher, M. (2000). *Praktisch nieuw. Implementatie van vernieuwingen in de gezondheidszorg*. Assen: Van Gorcum.

WHO (1985). *Targets for health for all. Targets in support of the European regional strategy for health for all*. Kopenhagen: WHO Regional Office for Europe.

WHO-FIC Collaborating Centre (2002). Nederlandse vertaling van de WHO-publicatie *International Classification of Functioning, Disability and*

Health: ICF. Bilthoven/Houten: RIVM/Bohn Stafleu van Loghum.

Wijlhuizen, G.J., Chorus, A.M.J., Fleuren, M. e.a. (2006). *Haalbaarheid voorbeeldproject ketenzorg preventie van valongevallen bij ouderen.* Leiden: TNO.

Wilde, J.A. de, Middelkoop, B.J.C. e.a. (2003). Overgewicht bij Haagse schoolkinderen. *Epidemiologisch Bulletin, 38,* 4, 12-23.

Willigenburg, T. van, Beld, A. van den & Verweij, M.F. (1998). *Ethiek in praktijk.* Assen: Van Gorcum (2e druk).

Woerkum, C. van & Megeren, P. van (1999). *Basisboek communicatie en verandering.* Amsterdam: Boom.

Bijlage 1
Checklist 'verzoek om een voorlichtingsprogramma voor een groep te verzorgen'

Je krijgt een telefoontje met de vraag of je voorlichting aan een groep wilt verzorgen. De voorlichting wordt al enige tijd uitgevoerd, eenmaal per drie maanden. Voordat je ja of nee wilt zeggen, wil je meer achtergrondinformatie hebben.

Verhelder het verzoek
- Ga na van wie het verzoek afkomstig is: wie, uit welke organisatie of discipline. Wie is de formele opdrachtgever? En wie coördineert de voorlichting? Wie is je contactpersoon?
- Waarom wordt de vraag nu gesteld? Wat is de aanleiding een nieuwe voorlichter te zoeken?
- Waarom wordt de vraag aan jou gesteld? Waarom niet aan je collega of iemand van een andere discipline of een andere organisatie? Of krijgen meer mensen het verzoek?
- In welk kader wordt de voorlichting als reguliere activiteit gegeven?

Verhelder de inhoud
Doelgroep
- Wie zijn de deelnemers precies? Nemen ze vrijwillig deel?
- Hoe zijn ze als groep bij elkaar gekomen (geworven, groep in het kader van)? Hoeveel deelnemers zijn er?
- Waarin komen de deelnemers overeen en waarin verschillen ze?
- Wat is de beginsituatie van de deelnemers: wat weten ze over …? Wat denken ze over …? (gedragsdeterminanten)
- Welke taal- en cultuurkenmerken zijn van belang?

Doel
- Wat is het doel van de bijeenkomst? Is het een eenmalige bijeenkomst? Of een van een reeks?

Boodschap
- Wat is het onderwerp van de voorlichting? Welke boodschap draagt men uit?

Kanaal
- Hoe ziet het programma eruit? Welke werkvormen worden gebruikt? Welke werkvormen ga je uitvoeren?
- Wat zijn de ervaringen tot nu toe met het voorlichtingsprogramma? Zijn er evaluatiegegevens bekend?
- Van welk voorlichtingsmateriaal maakt men gebruik?

Zender(s)
- Zijn er ook andere sprekers/voorlichters tijdens deze bijeenkomst(en)? Wie zijn de andere voorlichters?

Verhelder je rol/ruimte
- Bespreek welke ruimte er is om je rol in te vullen: wat je volgens het programma 'moet' en 'mag'. Ga na welke ruimte er is om af te wijken van het programma.

Bespreek praktische zaken
- Wanneer vindt de bijeenkomst plaats: datum, tijdstip, tijdSduur?
- Wie regelt praktische zaken (koffie, thee; zaal open; materiaal aanwezig; apparatuur aanwezig)?

- Is er een financiële vergoeding voor de uitvoering? En voor de voorbereiding? Hoeveel voorbereidingstijd is naar schatting nodig?

Bespreek hoe je met het verzoek verder gaat
Neem bij voorkeur even bedenktijd en geef aan hoeveel bedenktijd je wilt hebben. Ook als de vraag helder is, moet je immers nog een aantal vragen voor jezelf beantwoorden, waar de ander niets mee van doen heeft.
- Ben ik deskundig genoeg in het onderwerp? En in het geven van voorlichting?
- Vind ik het tot mijn taak horen (van mijn organisatie, van mijn discipline, van mijzelf)?
- Vind ik het interessant of leuk?
- Heb ik tijd?

Bespreek wat er verder nodig is
Bespreek wat je nog meer wilt weten om een beslissing te kunnen nemen: heb je aanvullende informatie nodig? Wil je het programma en het materiaal bekijken? Wil je contact met degene die de voorlichting tot nu toe heeft uitgevoerd?
- Geef ten slotte eventueel aan dat je het verzoek met je collega's of teamhoofd zult bespreken.
- Maak afspraken:
  - Spreek af wanneer je nog aanvullende informatie krijgt.
  - Vraag de ander het verzoek en de bijbehorende informatie op schrift te zetten en toe te sturen.
  - Spreek af wanneer je uiterlijk een beslissing neemt. Spreek ook af wie wie belt, op welke datum.

Bijlage 2
Checklist 'verzoek om een voorlichtingsbijeenkomst op te zetten en/of uit te voeren voor een bestaande groep'

Je krijgt een telefoontje of je een groep voorlichting wilt geven. Het gaat om een bestaande groep. De voorlichting is geen vast onderdeel van de activiteiten voor die groep maar het onderwerp is nu actueel. Het verzoek is een programma op te zetten en uit te voeren. Voordat je ja of nee wilt zeggen, wil je meer achtergrondinformatie hebben.

Verhelder het verzoek
- Ga na van wie het verzoek afkomstig is: wie, uit welke organisatie of discipline. Wie is de formele opdrachtgever? En wie is aanspreekpunt?
- Wat is de aanleiding? Bij een probleem: wie ervaart dat als probleem: de organisatie/de medewerkers of de groep? Is er een conflict waarvoor deze voorlichting een oplossing moet bieden?
- Is 'voorlichting' een idee van de organisatie en medewerkers of van de doelgroep zelf? Is de doelgroep betrokken bij de keuze van het onderwerp en de aanpak (voorlichting)?
- Wat wil de organisatie met de bijeenkomst bereiken?
- Waarom voert degene die het verzoek doet de voorlichting niet uit? Of diens collega? Waarom is de vraag aan jou gesteld? Waarom niet aan je collega of aan iemand van een andere discipline of een andere organisatie?

Met deze vragen kun je onder meer achterhalen waarom een externe deskundige wordt ingeschakeld: inhoudelijke en strategische argumenten of oneigenlijke argumenten (achterliggend conflict).

Verhelder de inhoud
Doelgroep
- Hoe zijn ze als groep bij elkaar gekomen (geworven, groep in het kader van)?
- Hebben ze een keuze om te komen naar de bijeenkomst?
- Hoe groot is de groep (meestal)?
- Wat zijn overeenkomsten en verschillen binnen de groep?
- Hoe is de beginsituatie: wat weten ze, denken ze over ...? (probleem en gedragsdeterminanten)
- Welke taal- en cultuurkenmerken zijn van belang?

Doel
- Wat is het doel van de bijeenkomst?

Boodschap
- Wat is het onderwerp van de voorlichting? Welke boodschap draagt men uit?

Kanaal
- Staat de vorm 'bijeenkomst' vast? Waarom deze vorm? Is het eenmalig? Of een reeks?

Zender
- Zijn er ook andere voorlichters tijdens de bijeenkomst(en)?
- Wie zijn de andere voorlichters? Welke boodschap dragen zij uit?

Soms wordt het probleem tijdens dit gesprek niet voldoende duidelijk of krijg je onvoldoende informatie over de kennis en opvattingen van de doelgroep over het probleem. Vraag dan een gesprek met een contactpersoon of iemand uit de groep zelf voor aanvullende informatie.

Verhelder de mogelijkheden en ruimte (vrijheid) bij het opzetten van de voorlichting
- Bespreek welke ruimte er is om je rol in te vullen: wat je 'moet' en 'mag'.
- Op welke termijn wil men de voorlichting laten plaatsvinden?
- Zijn er eisen wat betreft dag in week, tijdstip, tijdSduur en locatie?
- Eventueel: is een voorgesprek mogelijk met een contactpersoon of iemand uit de groep zelf?
- Kan de groep betrokken worden bij het opstellen van het programma?
- Met wie heb je te maken als je het programma opzet? Wie geeft wanneer het fiat aan het concept?
- Is er financiële ruimte om voorlichtingsmateriaal aan te schaffen?
- Is er een financiële vergoeding voor de ontwikkeling en uitvoering? Komt die overeen met de richtlijnen van je beroepsgroep of met het bedrag dat je werkgever in rekening brengt? Is er onderhandelingsruimte? Zijn er redenen om een bijdrage te leveren wanneer er geen financiële vergoeding is?

Parkeer praktische zaken tot een later tijdstip
- Wie regelt praktische zaken (koffie, thee; zaalinrichting; materiaal, apparatuur aanwezig)?

Bespreek hoe je met het verzoek verder gaat
Geef aan hoeveel bedenktijd je wilt hebben. Ook als de vraag helder is, moet je immers nog een aantal vragen voor jezelf beantwoorden.
- Ben ik deskundig genoeg in het onderwerp?
- Vind ik het tot mijn taak horen (van mijn organisatie, discipline, van mijzelf)?
- Vind ik het interessant of leuk?
- Heb ik tijd?
- Is er voldoende financiële ruimte om kwaliteit te kunnen leveren?

Bespreek wat er verder nodig is
Bespreek welke informatie je nog nodig hebt om een beslissing te kunnen nemen.
- Geef eventueel aan dat je het verzoek intern, met je collega's of teamhoofd, zult bespreken.
- Maak afspraken:
  - Spreek af wanneer je nog aanvullende informatie krijgt.
  - Vraag om het verzoek op papier te zetten en met de informatie toe te sturen.
  - Spreek af wanneer je een beslissing neemt of overlegt over randvoorwaarden. Spreek ook af wie wie belt, op welke datum.

Bijlage 3
Pretest (beknopt)

Vragenlijst over de folder '...'

Onze organisatie wil graag weten wat mensen van deze folder vinden. Daarom vragen we u en anderen om hun mening. Het gaat niet om uw kennis maar om wat u vindt. Uw mening is voor ons belangrijk om de folder te verbeteren.

De eerste vraag gaat over de voorkant van de folder. Wij willen graag weten of de folder er interessant uitziet.

1 Als u naar de voorkant kijkt, denkt u dan dat anderen de folder zullen pakken en inkijken?
☐ Ja, want ...
☐ Nee, want ...
☐ Weet niet.

De volgende vragen gaan over bladzijde 1 tot 4 van de folder.

2 Is de folder gemakkelijk te lezen?
☐ Ja, want ...
☐ Gaat wel, want ...
☐ Nee, want ...
☐ Anders, want ...

3 Zijn er stukken niet goed te lezen?
☐ Nee.
☐ Ja; kunt u hieronder opschrijven welke stukken tekst niet goed te lezen of onduidelijk zijn?
- moeilijk/onduidelijk op bladzijde 1 is:
- moeilijk/onduidelijk op bladzijde 2 is:
- moeilijk/onduidelijk op bladzijde 3 is:
- moeilijk/onduidelijk op bladzijde 4 is:

4 Is de hoeveelheid informatie goed?
☐ Ja, niet te veel, niet te weinig.
☐ Nee, te veel informatie. Te veel is: ...
☐ Nee, te weinig informatie. Ik mis: ...

5 Staat er in de tekst iets wat u niet gelooft of wat volgens u onjuist is?
☐ Nee.
☐ Ja, namelijk ...

6 Staat er in de tekst iets wat u vervelend vindt?
☐ Nee.
☐ Ja, namelijk ...

7 Wat vindt u van de tekeningen? U kunt meerdere hokjes aankruisen.
☐ leuk, vrolijk
☐ kinderachtig
☐ treurig
☐ informatief
☐ saai
☐ onduidelijk
☐ passend
☐ niet passend
☐ anders, namelijk ...
want: ...

8 Vindt u de tekeningen duidelijk?
☐ Ja.
☐ Nee, ik vind de volgende tekening niet duidelijk:
- de tekening op pagina 2, want ...
- de tekening op pagina 3, want ...

De volgende vragen gaan over de adviezen over ... op bladzijde ... in de folder.

9 Staan er adviezen in de folder die niet uitvoerbaar zijn?
☐ Nee.
☐ Ja, namelijk ...

10 Is na het lezen van de folder duidelijk hoe u ...?
☐ Ja, dat is duidelijk.
☐ Een beetje:
- wel duidelijk is: ...
- niet duidelijk is: ...

☐ Nee, dat is niet duidelijk, want ...

Tot slot vragen wij uw oordeel over de gehele folder
11 Is de informatie interessant?
☐ Ja, want ...
☐ Nee, want ...

12 Zou u de folder aan anderen aanraden?
☐ Ja, want ...
☐ Nee, want ...
☐ Anders, namelijk ...

U kunt hieronder opmerkingen en adviezen schrijven om de folder te verbeteren.

Hartelijk bedankt voor uw medewerking.
Als u deze vragenlijst en folder inlevert ontvangt u als dank een attentie.

Bijlage 4
Evaluatieformulier van een bijeenkomst

Toelichting bij het invullen

We willen graag van u horen wat u van de cursus vindt. Uw mening is voor ons belangrijk. Door uw mening te geven, helpt u ons de cursus verder te verbeteren.

Kruis het antwoord aan dat voor u het meest van toepassing is. Er is ruimte om uw antwoord toe te lichten.

1 Hoe wist u dat deze bijeenkomst zou plaatsvinden?
☐ Via huisarts/fysiotherapeut/apotheek/thuiszorgmedewerker.
☐ Via een poster.
☐ Via een folder.
☐ Via een bericht in de krant.
☐ Anders, namelijk ...

2 Wat was voor u een reden om deel te nemen aan de bijeenkomst?
☐ Ik heb zelf last van ...
☐ Ik heb mensen in mijn omgeving die last hebben van ...
☐ Ik denk dat het voor mij belangrijk is te weten wat ik kan doen om ...
☐ Anders, namelijk ...

3 Wat vond u van de duur van de bijeenkomst?
☐ Precies goed.
☐ Te kort.
☐ Te lang.

4 Wat vindt u van het tijdstip van deze bijeenkomst? (van ... tot ... uur)
☐ Prettig.
☐ Onprettig.

5 Wat vindt u van deze ruimte?
☐ Goed.
☐ Redelijk.
☐ Slecht.
Toelichting: ...

6 Hoe bereikbaar is dit gebouw voor u?
☐ Goed.
☐ Redelijk.
☐ Slecht.
Toelichting: ...

7 Heeft u voldoende informatie gekregen?
☐ Ja, dat was precies goed.
☐ Nee, ik miste informatie, namelijk informatie over ...
☐ Nee, er was te veel informatie. Overbodige informatie was ...

8 Aan welk onderdeel van de bijeenkomst heeft u het *meest* gehad?
☐ Aan de presentatie (lezing).
☐ Aan de demonstratie.
☐ Aan de oefeningen.
☐ Aan het gesprek in kleine groepen.
Toelichting: ...

9 Aan welk onderdeel van de bijeenkomst heeft u het *minste* gehad?
☐ Aan de presentatie (lezing).
☐ Aan de demonstratie.
☐ Aan de oefeningen.
☐ Aan het gesprek in kleine groepen.
Toelichting: ...

10 Wat vindt u van de inhoudelijke bijdrage van ... aan de bijeenkomst?
☐ Goed, namelijk ...
☐ Gaat wel, namelijk ...
☐ Slecht, namelijk ...

11 Wat vindt u van de manier waarop ... de bijeenkomst heeft begeleid?
☐ Goed, namelijk ...
☐ Gaat wel, namelijk ...
☐ Slecht, namelijk ...

12 Wat denkt u met de informatie uit deze bijeenkomst thuis te kunnen doen?

13 Heeft u nog andere opmerkingen over de bijeenkomst?

14 Welk cijfer geeft u aan de bijeenkomst als geheel?

15 Zou u anderen aanraden naar deze bijeenkomst te gaan?
☐ Ja, want ...
☐ Misschien, want ...
☐ Nee, want ...

16 Heeft u suggesties om de bijeenkomst te verbeteren?

Hartelijk bedankt voor uw medewerking!

Bijlage 5
Evaluatieformulier van een cursus

Deze tekst is een bewerking van de evaluatievragenlijst uit de cursus 'Leren leven met een chronische ziekte' van P. Cuijpers en C. Zoutewelle. Trimbos-instituut, Utrecht, 1998.

Toelichting bij het invullen
We willen graag van u horen wat u van de cursus vindt. Uw mening is voor ons belangrijk. Door uw mening te geven helpt u ons de cursus verder te verbeteren.

Kruis het antwoord aan dat voor u het meest van toepassing is. Meestal is er ruimte om uw antwoord toe te lichten.

1 Hoe vond u de eerste bijeenkomst (kennismakingsbijeenkomst)?
☐ Goed.
☐ Redelijk.
☐ Slecht.
Toelichting: …

2 Hoe vond u de grootte van de groep?
☐ Goed.
☐ Te groot.
☐ Te klein.

3 Hoe vond u het aantal bijeenkomsten?
☐ Precies goed.
☐ Te veel.
☐ Te weinig.

4 Hoe vond u de duur van de bijeenkomsten?
☐ Precies goed.
☐ Te kort.
☐ Te lang.

5 Hoe vond u het tijdstip van de bijeenkomsten? (van … tot … uur)
☐ Prettig.
☐ Onprettig.

6 Hoe vond u de ruimte waar de bijeenkomsten werden gehouden?
☐ Goed.
☐ Redelijk.
☐ Slecht.
Toelichting: …

7 Hoe bereikbaar voor u was het gebouw waar de bijeenkomsten werden gehouden?
☐ Goed.
☐ Redelijk.
☐ Slecht.
Toelichting: …

8 Hoe vond u de sfeer in de groep over het algemeen?

slecht	1	2	3	4	5	goed
gespannen	1	2	3	4	5	ontspannen
weinig respect	1	2	3	4	5	veel respect

9 Hoe vond u de begeleiding tijdens de bijeenkomsten over het algemeen?

slecht   1   2   3   4   5   goed

10 Heeft u nog opmerkingen over de begeleiders?

11 Welk onderdeel van de cursus vond u het leukst en waarom?

12 Welk onderdeel van de cursus vond u het minst leuk en waarom?

13 Aan welk onderdeel van de cursus heeft u het meest gehad en waarom?

14 Hoe leerzaam of nuttig vond u de cursus over het geheel gezien?
- ☐ De cursus vond ik leerzaam/nuttig.
- ☐ De cursus vond ik soms leerzaam/nuttig.
- ☐ De cursus vond ik niet leerzaam/nuttig.

Toelichting: ...

15 Vindt u de cursus geschikt voor mensen met ...?
- ☐ Ja.
- ☐ Enigszins.
- ☐ Nee.

Toelichting: ...

16 Vindt u dat de cursus aansluit bij uw problemen?
- ☐ Ja.
- ☐ Enigszins.
- ☐ Een beetje.
- ☐ Nee.

Toelichting: ...

17 Heeft u iets gemist in de cursus?
- ☐ Nee.
- ☐ Ja, namelijk ...

18 Vindt u bepaalde onderdelen van de cursus overbodig?
- ☐ Nee.
- ☐ Ja, namelijk ...

19 Voelt u zich door de cursus ... (gesteund, minder alleen, minder somber, ...)?
- ☐ Ja.
- ☐ Een beetje.
- ☐ Nee.

20 Kunt u/doet u meer ... sinds u de cursus volgde?
- ☐ Ja, namelijk ...
- ☐ Enigszins, namelijk ...
- ☐ Nee.

21 In grote lijnen ben ik over de cursus

niet tevreden   1   2   3   4   5   tevreden

22 Welk rapportcijfer zou u de cursus willen geven (1 = slecht; 10 = uitstekend)?
Ik geef het cijfer ...

23 Zou u iemand met ... de cursus aanraden?
- ☐ Ja, zeker.
- ☐ Ja.
- ☐ Misschien.
- ☐ Nee.
- ☐ Zeker niet.

Toelichting: ...

24 Heeft u nog opmerkingen over de cursus?

25 Heeft u suggesties voor verbetering van de cursus?

Hartelijk dank voor uw medewerking!

Bijlage 6
Open dag (open huis)

Een open dag of open huis is vooral geschikt om de relatie met genodigden en bezoekend publiek te verbeteren en de beeldvorming over de organisatie bij de bezoekers positief te beïnvloeden (aandacht, Openstaan). Doelgroepen voor een open dag of een open huis zijn dan ook de 'genodigden' zoals besturen en medewerkers van organisaties waarmee men samenwerkt, gemeentebestuur, wethouders en andere relaties. Daarnaast kan deze activiteit zich richten op een breder publiek van belangstellenden.

Het programma van de open dag moet informatief en aantrekkelijk zijn. Bezoekers moeten een beeld kunnen krijgen van het werk van de organisatie. Door het gebouw kunnen lopen, heeft informatiewaarde op zich maar dit moet aangevuld worden met presentaties, demonstraties, exposities en de mogelijkheid om antwoord te krijgen op allerlei vragen.

Voorbereiding
- Verstuur de uitnodigingen bijtijds, minimaal een maand tevoren. Vermeld daarin of er activiteiten voor kinderen zijn en of kinderopvang aanwezig is.
- Nodig instellingen en personen uit de directe omgeving ('de buren') persoonlijk uit.
- Om een idee te krijgen van het aantal te verwachten bezoekers is het nuttig bij de uitnodiging een antwoordkaart mee te sturen die zonder kosten verstuurd kan worden (via een antwoordnummer of een gefrankeerde envelop). Vermeld liefst ook een e-mailadres of website waar belangstellenden zich kunnen aanmelden.
- Nodig een breder publiek van belangstellenden uit via huis-aan-huisbladen en/of een lokaal dagblad. Vermeld ook daar activiteiten en/of opvang voor kinderen. Neem in de advertentie een antwoordcoupon op waarmee belangstellenden zich zonder kosten kunnen aanmelden (verzenden naar antwoordnummer). Vermeld in de antwoordcoupon de mogelijkheid informatie aan te vragen, waaronder een routebeschrijving.
- Zorg voor voldoende gastheren en gastvrouwen die de bezoekers ontvangen. Zij moeten voldoende geïnformeerd zijn om bezoekers de weg te wijzen, te attenderen op programmaonderdelen en te verwijzen naar degenen die specifieke vragen kunnen beantwoorden. Zorg dat er voldoende medewerkers zijn die niet gebonden zijn aan een bepaalde plaats (entree, informatiestand).
- Maak een duidelijke plattegrond van het gebouw, het terrein en de activiteiten. Vermeld duidelijk de plaats van toiletten, liften, catering/kantine en EHBO-post. Zorg voor een duidelijke bewegwijzering die begint bij bushaltes, een station en parkeerplaatsen.
- Richt een EHBO-post in.

Bijlage 7
Stand

Inleiding
Onder een stand verstaan wij een ruimte met een visuele presentatie van informatie. Deze vorm wordt ook wel aangeduid met 'informatieve tentoonstelling'. Soms is de stand groot opgezet, met gebruik van verschillende media: tekst, beeld, bewegend beeld, geluid en tastbare voorwerpen. Een dergelijke stand kan een onderdeel zijn van een informatiemarkt, expositie of beurs. Vaak gaat het om een kleinschalige stand, zoals een informatiehoek of een informatiewand.
Een stand is een geschikt middel voor informatieoverdracht aan allerlei publieksgroepen, ook die met een laag opleidingsniveau. Wel moeten de gekozen media in de stand afgestemd zijn op de beoogde groepen. Wanneer een voorlichter aanwezig is, kan deze de aanwezige mensen aanspreken, informatie toelichten, korte gesprekken aangaan en vragen beantwoorden.

De stand moet de belevingswereld van bezoekers raken
Meestal wordt een stand geplaatst in een hal of andere ruimte van een organisatie zoals een gezondheidscentrum of bibliotheek. De stand moet de aandacht en interesse van de aanwezigen trekken en deze als 'bezoekers' naar zich toe halen om de informatie te bekijken. Daarom verdient het aanbeveling om niet alleen een rationele invalshoek te gebruiken, maar ook gebruik te maken van een aansprekende, emotionele invalshoek. Die prikkelt de aandacht en nodigt uit om te gaan kijken. Om daarna de functie 'informatie aanbieden' te realiseren, moet de informatie en informatieroute goed gestructureerd zijn.

Er zijn reizende stands te leen of te huur
Niet altijd hoeft een organisatie zelf een stand te ontwerpen. Soms hebben (landelijke) organisaties expositiepanelen te leen of te huur. Daar zijn meestal wel kosten aan verbonden, in elk geval transport- en verzekeringskosten, maar in de prijs is ook vaak een deel van de ontwikkelkosten verdisconteerd. Toch kan dit goedkoper zijn dan zelf een stand ontwerpen en (laten) maken.

Voorbereiden van een stand
Doel
– Formuleer het doel van de stand. Is het doel dat het publiek even stilstaat bij het onderwerp (aandacht, Openstaan). Is de bedoeling dat het publiek geïnspireerd en gemotiveerd wordt (Willen, intentie)? Wil je bereiken dat het publiek meer begrip toont voor mensen met bepaalde gezondheidsproblemen (sociale steun)?
– Stel vast voor welk gebruik de stand bedoeld is. Houd daarbij al rekening met de toekomstige locaties ervan. Het maakt uiteraard nogal een verschil of de stand eenmalig in de wachtruimte van een praktijk wordt opgezet of meerdere keren in centrale ruimtes van verschillende grote organisaties wordt geplaatst.
– Met een stand profileer je de eigen organisatie, ook als je een reizende tentoonstelling plaatst. Het is belangrijk de bezoekers duidelijk te maken wat je als organisatie beweegt om over het onderwerp informatie te verschaffen. Je kunt dan ook duidelijk maken wat je organisatie nog meer te bie-

den heeft. Zo kun je bekendheid geven aan de (activiteiten van de) eigen organisatie.

Strategie
- Ga na welk budget beschikbaar is.
- Onderzoek of bestaande stands geschikt en beschikbaar zijn.
- Zo niet, formuleer dan op basis van het geformuleerde doel de eisen voor de inhoud van de informatie. Ga na welke combinatie van middelen geschikt is om dat doel te bereiken.

Vormgeving
- Stel daarna de eisen voor de vormgeving op. De vormgeving bepaalt mede of een product de aandacht trekt. De vormgeving moet de boodschap ondersteunen. Denk daarbij ook aan andere 'overtuigingsmiddelen' zoals kleurgebruik en belichting.
- Bepaal een rode draad. Bezoekers kunnen het geheel meestal niet overzien. Daarom moet de stand de bezoekers de informatie stap voor stap aanreiken. Door de wijze waarop de stand is opgebouwd, wordt de informatie in een kader geplaatst.
- Bij een grotere stand bepaalt de volgorde de looproute van de bezoekers. Overigens is het aan te bevelen de mogelijkheid voor bezoekers te scheppen afzonderlijke onderdelen te bekijken die elk op zich informatief zijn.
- Maak een ontwerp van de stand wanneer het gaat om kleinschalig gebruik.

Productie
- Geef vervolgens aan, aan welke functionele eisen het product moet voldoen. Moet de stand bemenst zijn? Van welke afstand moet de informatie te lezen zijn? Hoeveel mensen moet de stand tegelijkertijd kunnen 'herbergen'? Hoeveel mensen moeten tegelijk bij een informatiewand kunnen staan? Hoeveel en welke folders, brochures en andere middelen moeten een plaats krijgen?
- Wanneer een stand voor grootschalig gebruik ontworpen moet worden, bepaal dan ten slotte de ontwerpeisen. Hoe groot mag of moet het product zijn? Wat is het maximumgewicht? Moet het lichtgewicht en/of opvouwbaar zijn? Wat zijn de eisen ten aanzien van gebruiksvriendelijkheid? Hoe schadebestendig moet het product zijn? Moet het voor transport in een gewone personenauto passen?

Organisatie
- Stel een kleine groep met coördinator aan die het ontwerp- en productieproces begeleidt.
- Zorg voor adequate publiciteit: tijdig en gericht.

Randvoorwaarden
- Zorg ervoor dat de stand verzekerd is tijdens transport en tijdens gebruik.

Gebruik
- Zorg bij een grote stand voor een plattegrond.
- Geef de looproute duidelijk aan, zowel op de plattegrond als in de stand.
- Wanneer de stand deel uitmaakt van een grote beurs, markt of expositie, ga dan na of een duidelijke plattegrond aanwezig is van het gebouw, het terrein en de activiteiten. Controleer of de plaats van toiletten, liften, catering/kantine en EHBO-post duidelijk aangegeven is. Wanneer je aanwezig bent in de stand, zorg dan dat je zelf weet waar de toiletten, enzovoort te vinden zijn.

Bijlage 8
Persbericht voor een cursus voor mensen met chronische klachten

Op (datum) start ... (naam organisatie) met de cursus 'Handig zelfstandig!', een cursus voor mensen met langdurige gezondheidsproblemen die informatie willen over chronische gezondheidsklachten, hulpverleningsmogelijkheden en voorzieningen in ... (wijk, gemeente). De cursus van zes bijeenkomsten vindt plaats op ... (dag en tijd) in ...

Langdurige gezondheidsklachten hebben veel invloed op het leven van elke dag. Je kunt niet meer wat je daarvoor nog wel kon en je moet steeds aan anderen uitleggen wat er aan de hand is. Leren omgaan met de beperkingen en problemen van de ziekte is niet gemakkelijk. Soms is het ook moeilijk contacten te onderhouden. Dan kunnen gevoelens van eenzaamheid ontstaan. Ook weten mensen vaak niet welke voorzieningen er bestaan en waar zij voor hulp terechtkunnen.

Voor deze mensen organiseert de ... (organisatie) in samenwerking met ... (organisatie) de cursus 'Handig zelfstandig!'. In deze cursus krijgen de deelnemers informatie over verschillende thema's, zoals het leven met een chronische aandoening, mogelijkheden voor hulp en voorzieningen. Deelnemers krijgen de gelegenheid kennis te maken met contactpersonen van hulpverleningsinstellingen. Ook kunnen ze hulpmiddelen uitproberen. Daarnaast leren deelnemers vaardigheden om met de klachten om te gaan. Bij iedere bijeenkomst staat een thema centraal. Deelnemers voeren tussen de bijeenkomsten thuis enkele opdrachten uit.

De cursus 'Handig zelfstandig!' bestaat uit zes bijeenkomsten. Ze worden gehouden op zes achtereenvolgende ... dagen van ... tot ... De cursus begint op ... (datum). De bijeenkomsten vinden plaats in ... (gebouw van organisatie) op ... (adres). De groep bestaat uit acht tot tien deelnemers. De cursus wordt begeleid door ... (naam, functie, organisatie).
De cursus en het cursusmateriaal zijn gratis. Van de deelnemers wordt ... euro gevraagd als bijdrage voor koffie en thee tijdens de bijeenkomsten.

Vóór de cursus begint heeft iedere deelnemer een kennismakingsgesprek. Wanneer u denkt dat de cursus iets voor u zou kunnen zijn, kunt u een afspraak maken voor een gesprek. Dat gesprek verplicht u tot niets. U beslist pas daarna of u wilt deelnemen.

Voor meer informatie en/of aanmelding kunt u bellen naar ... (naam contactpersoon, organisatie), telefoon ... van maandag tot en met vrijdag van ... uur tot ... uur. e-mail: ...

Register

A
advies op maat, digitaal 145
arboconvenant 66
Arbowet 66
ASE-model 18, 24
attitude 18

B
begeleider (van activiteiten) 35
begroting (project, cursus, activiteit) 159
beïnvloedingsmethoden 87
beleid van organisatie 153
beroepsprofiel 152
Beroepsprofiel fysiotherapeut 13
beweegprogramma's 53
 –, Bewegen op Recept (BOR) 60
 –, Big!Move 58
 –, 'Diabetes in beweging' 55
Bewegen op Recept (BOR) 60
Big!Move 58
boodschap 76
 –, positief karakter 76
boodschap, voorlichtings- 145
BOR (Bewegen op Recept) 60
BRAV(V)O 15
budget 156

C
campagnes 139
classificaties van gezondheidsproblemen 13
communicatiekenmerken (van doelgroep) 125
communicatiematrix 26, 129
communicatievaardigheden zie ook gespreksvaardigheden 82
communitybenadering 121
communityproject 147
convenant 21, 27
 –, arbo- 66
 –, overgewicht 155

D
definities van gezondheid 13
demografische kenmerken (van doelgroep) 125
demonstratie 104
deskundige begeleiding 35, 80
determinanten van gezond gedrag 117
Diabetes in beweging 55
didactiek 77
doel 31, 126
 –, specifiek 32
doel formuleren 126
doelgroep 29, 124
 –, homogeniteit 30, 125
 –, kenmerken 125
 –, segmentatie 125
draaiboek 36, 74
 –, voorbeeld 36

E
effectevaluatie 45, 135
effectieve elementen 78
eigen effectiviteit 18
ethische vragen 151
evaluatie 46, 134
 –, doel 44
 –, effect- 45
 –, onderwerpen 47
 –, proces- 45
 –, van programma 44

F
financiering 157
fysieke omgeving 15
fysiotherapeut, Beroepsprofiel 13

G
gedrag 14
 –, analyse 114
 –, diagnose 115
 –, gezond 12

gedragsdeterminanten, analyse 116
gedragskenmerken (van doelgroep) 125
gedragsverandering, stappen van 23, 33
gemeentelijke nota gezondheidsbeleid 153
gespreksvaardigheden zie ook communicatievaardigheden 82
gewoontegedrag 20
gezond gedrag 12
 –, determinanten van 117
gezondheid
 –, definities 13
 –, determinanten van 14
gezondheidsbeleid
 –, gemeentelijke nota 153
 –, lokaal 153
gezondheidsbescherming 20
gezondheidsbevordering
 –, doelgroep 29
 –, op de werkplek 65
 –, succesfactoren voor 34
gezondheidsgedrag, verklaringsmodellen van 17
gezondheidsindicatoren 113
gezondheidskenmerken (van doelgroep) 125
gezondheidsproblemen, classificaties 13
gezondheidsvoorlichting 21
ggd 155
groepsgesprek 100

H
Hartslag Limburg 146
Health Belief Model 19

I
ICF (International Classification of human Functioning, disability and health) 13, 59
implementatie 136
 –, proefproject 137
In balans (cursus) 50
incidentie 113
integrale aanpak 27
intermediairs 129, 141
International Classification of human Functioning, disability and health (ICF) 13, 59
interventie
 –, gedragsgericht 25
 –, keuze 129
 –, mix 129
interventiemix 25, 124
Intervention Mapping 25
 –, model 141

L
Lalonde, determinantenmodel van 14
leefstijl 12, 14, 15, 16
leerstijl 77
lokaal gezondheidsbeleid 153

M
materiaal (voorlichtings-) 131
meetbaarheid (van doelen) 126
migrantenprotocol 60
model
 –, ASE- 24
 –, stages of change- 24
modelling 80

N
Nederlandse Norm Gezond Bewegen 16
normen en waarden 152
normen voor opgroeien met een gezond gewicht 21

O
obesogene omgeving 17
oefenen 105
omgeving 111, 114
 –, analyse 114
 –, fysiek 15
 –, obesogeen 17
 –, sociaal 15
overgewicht 17
 –, convenant 155
overheid 154

P
peer 80
peer education 80
planning 132
positieve boodschap 76
precede-proceed-model 141
preffi (preventie-effectmanagementinstrument) 112, 141
presentatie 98
pretest 95, 131
prevalentie 113
preventie van ziekte 22
preventie-effectmanagementinstrument (preffi) 112, 141
preventienota (overheid) 26, 154
preventieproducten 156
primaire preventie 22
probleemanalyse 112
procesevaluatie 45

Q
Qaly (Quality adjusted life years) 113

R
randvoorwaarden 118
risicoperceptie 19
rolmodel 35, 80, 81

S
samenwerken 118
–, in- en extern 119
secundaire preventie 22
SEGV (sociaaleconomische gezondheidsverschillen) 17
SES (sociaaleconomische status) 16, 17, 117
SMART 32, 126
sociaaleconomische gezondheidsverschillen (SEGV) 17
sociaaleconomische status (SES) 16, 17, 117
sociale invloed 18
sociale kaart 119
sociale omgeving 15
spel 109
sponsoring 159
stages of change-model 24
stappen van gedragsverandering 23, 33
stappenreeks van voorlichting 23
subsidie 158

T
tertiaire preventie 22
tolk 42
transferscholing 66
transtheoretisch model zie stages of change-model 24

V
valpreventie 49, 52
valtraining 52
verklaringsmodellen van gezondheidsgedrag 17
vetc'er (voorlichter eigen taal en cultuur) 42, 80, 81
voorlichter eigen taal en cultuur (vetc'er) 42, 80, 81
voorlichting
 –, activiteit, uitvoering 42
 –, bijeenkomst 74
 –, boodschap 76
 –, effectieve elementen 78
 –, materiaal en middelen 87
 –, op maat zie ook advies op maat 145
 –, stappenreeks van 23
voorlichtingsmiddelen 87
voorwaarden (voor gezondheidsbevordering en preventie) 156
voorzieningen in omgeving 21

W
waarden en normen 152
werkvormen 87
wijkgericht werken 121
WMO (Wet maatschappelijke ondersteuning) 153

Z
zender 80
zender (van boodschap) 35
ziektepreventie 22
ZonMw (ZorgOnderzoek Nederland Medische Wetenschappen) 27, 155
zorgverzekeraar 156

GPSR Compliance

The European Union's (EU) General Product Safety Regulation (GPSR) is a set of rules that requires consumer products to be safe and our obligations to ensure this.

If you have any concerns about our products, you can contact us on

ProductSafety@springernature.com

In case Publisher is established outside the EU, the EU authorized representative is:

Springer Nature Customer Service Center GmbH
Europaplatz 3
69115 Heidelberg, Germany